U0332187

第 2 版

Everything You Want to
Know about Heart Disease

心脏医学
全接触

罗鹰瑞　杨清源　著

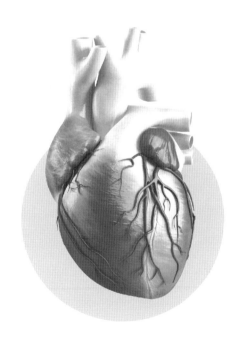

复旦大學 出版社

作者简介

罗鹰瑞，心脏科专科医生。美国芝加哥大学医学院医学博士（1978年），并获得美国内科医学委员会文凭(内科及心血管)，为美国心脏科学院院士、加拿大皇家内科医学院院士、英国爱丁堡皇家内科医学院荣授院士、英国格拉斯哥皇家内科医学院荣授院士、香港中文大学医学院名誉临床副教授、香港医学专科学院院士(内科)、香港内科医学院院士。在国际及中国香港地区曾经发表60余篇关于心脏病学文章（包括书籍章节、学术期刊和医学社论）。1987年回港后私人执业至今。兴趣包括医疗知识的推广，盼能将医疗健康知识普及化。

杨清源，心脏科专科医生。美国哈佛大学医学院医学博士（1984年），现为美国斯坦福大学李嘉诚心脏医学讲座教授、临床内科心血管学系主任，及心脏介入性治疗内科教授。

谨将此书献给

我的父母、妻子

罗鹰瑞

谨将此书献给

我的父母

杨清源

目　录

序（沈祖尧教授）　　　　　　　　　　　　　　　　　　1

前言　　　　　　　　　　　　　　　　　　　　　　　1

1. 认识心脏　　　　　　　　　　　　　　　　　　　1
　　心脏的结构　　　　　　　　　　　　　　　　　　1

2. 与心脏病可能有关的常见症状　　　　　　　　　　3
　　晕厥　　　　　　　　　　　　　　　　　　　　　3
　　心悸　　　　　　　　　　　　　　　　　　　　　5
　　胸痛　　　　　　　　　　　　　　　　　　　　　8
　　呼吸困难　　　　　　　　　　　　　　　　　　　11
　　腿部肿胀　　　　　　　　　　　　　　　　　　　13

3. 心血管病的检查方式　　　　　　　　　　　　　　14
　　心脏病检查：临床评估　　　　　　　　　　　　　14
　　静态心电图与运动负荷心电图检查　　　　　　　　16
　　24 小时心电图监测　　　　　　　　　　　　　　20
　　X 线检查　　　　　　　　　　　　　　　　　　　21
　　放射性核素扫描（何志礼、罗鹰瑞合撰）　　　　　22
　　冠状动脉计算机断层扫描血管造影（黄浩文、罗鹰瑞合撰）　23
　　心脏磁共振扫描（许向捷、罗鹰瑞合撰）　　　　　25
　　磁共振冠状动脉血管造影（许向捷、罗鹰瑞合撰）　26
　　心导管检查：冠状动脉血管造影　　　　　　　　　27
　　心脏超声波扫描　　　　　　　　　　　　　　　　31

周围血管超声波　　34

4. 冠心病　　36
　冠状动脉粥样硬化性心脏病　　36
　心绞痛的诊断：个案研究　　45
　心肌梗死　　51
　预防冠心病　　55
　冠心病危险因素专题　　57
　　胆固醇　　57
　　新陈代谢综合征　　57
　　同型半胱氨酸　　60
　　二手烟　　62
　　C-反应蛋白　　64
　　女性患心血管病　　66
　生活协调、幽默与笑对心脏健康有好处　　69

5. 治疗冠心病：冠状动脉血运重建　　71
　经皮冠状动脉介入治疗术　　71
　　手术过程简介　　71
　　手术过程：导管、球囊、支架　　72
　　腹股沟与手腕做法的差别　　77
　　康复和预后　　77
　经皮冠状动脉介入治疗专题　　79
　　涂药性支架降低血管再狭窄率　　79
　　可吸收生物血管支架　　80
　　经皮腔内旋磨术　　81
　　血管内超声　　81
　　血流储备分数　　82
　冠状动脉搭桥术　　83
　　手术过程简介　　83
　　术后监护治疗　　85

　　　术后过渡性治疗　　　　　　　　　　　　　　　86

　　　术后家中康复治疗　　　　　　　　　　　　　　86

　　　术后危险因素的控制　　　　　　　　　　　　　88

　　经皮冠状动脉介入治疗术和冠状动脉搭桥术,患者怎样选择　89

6. **冠心病与胆固醇的关系**　　　　　　　　　　　　93

　　高胆固醇血症有什么危险?　　　　　　　　　　93

　　怎样治疗高胆固醇血症?　　　　　　　　　　　94

　　　非药物治疗　　　　　　　　　　　　　　　　94

　　　药物治疗　　　　　　　　　　　　　　　　　95

　　如何治疗低水平高密度脂蛋白胆固醇?　　　　98

　　冠心病与Lp(a)的关系　　　　　　　　　　　　99

7. **心脏瓣膜疾病**　　　　　　　　　　　　　　　101

　　心脏瓣膜疾病　　　　　　　　　　　　　　　101

　　后天性心脏瓣膜疾病　　　　　　　　　　　　103

　　心瓣疾病概览　　　　　　　　　　　　　　　105

　　　主动脉瓣疾病:主动脉瓣狭窄及主动脉瓣关闭不全　105

　　　主动脉瓣疾病:二叶主动脉瓣　　　　　　　109

　　　二尖瓣疾病:二尖瓣狭窄及二尖瓣关闭不全　112

　　　二尖瓣疾病:二尖瓣脱垂　　　　　　　　　115

　　　三尖瓣疾病:三尖瓣狭窄及三尖瓣关闭不全　117

　　　肺动脉瓣疾病:肺动脉瓣狭窄及肺动脉瓣关闭不全　119

　　心瓣膜性心脏病的介入治疗　　　　　　　　　121

　　　经皮球囊心脏瓣膜成形术　　　　　　　　　121

　　　经皮二尖瓣修补手术　　　　　　　　　　　122

　　　经皮导管主动脉瓣置换术　　　　　　　　　123

　　　外科心脏瓣膜手术　　　　　　　　　　　　124

　　感染性心内膜炎　　　　　　　　　　　　　　125

　　风湿热和心脏瓣膜疾病之间的关系　　　　　　127

8. 心力衰竭　　131

心力衰竭　　131

心脏移植　　135

心脏再同步治疗　　137

9. 心律问题　　140

心律不齐　　140

期前收缩(早搏)　　141

窦性心动过速　　142

窦性心动过缓　　143

心房颤动　　144

　导管消融术或药物治疗　　147

　左心耳堵塞术　　151

心房扑动　　154

室上性心动过速　　156

室性心动过速　　159

心室颤动　　161

预激综合征(WPW)　　162

病态窦房结综合征　　164

射频消融术　　166

人工心脏起搏器　　168

无导线起搏器　　172

内置心脏除颤器　　173

直流电电复律　　178

10. 心因性猝死　　180

心因性猝死　　180

心因性猝死的病因　　180

内置心脏除颤器　　186

咳嗽式心肺复苏法,应否使用?　　187

20. 动脉粥样硬化性心脏疾病的另类疗法 290

　　激光治疗 290

　　体外反搏治疗 290

　　螯合疗法 293

21. 随机对照试验及安慰剂效应 295

鸣谢 298

中英文词汇对照表 299

15. **肺与心脏** 238

　肺心病 238

　肺栓塞（彭志刚、罗鹰瑞合撰） 240

16. **血压问题** 243

　高血压 243

　症状性低血压 249

17. **性生活与心脏病** 251

　心脏病患者可以有正常性生活 251

　性交时人体生理变化 251

　心脏病患者恢复行房的指南 254

　传言及错误观念 256

　勃起功能障碍药物治疗（PDE5 抑制剂与冠心病） 258

18. **肥胖、运动与心脏** 260

　肥胖的问题（岑杨毓湄、罗鹰瑞合撰） 260

　身体体质指数 267

　减肥秘诀 268

　哪种减肥餐单是最有效的？（岑杨毓湄、罗鹰瑞合撰） 271

　减肥与运动 272

　有氧运动初学者 10 周计划 274

　如何评估减肥计划是否安全？（吴希素、罗鹰瑞合撰） 276

　运动与心脏病 278

19. **心脏病与药物** 281

　常用的心脏及高血压药物种类 281

　如何选择治疗心脏病和高血压的药物？ 283

　他汀类药物的潜在不良反应 285

　他汀类药物以外的降胆固醇药物 287

11. **先天性心脏病** 189

　　成年人先天性心脏病 189

　　儿童先天性心脏病(梁平、罗鹰瑞合撰) 190

　　常见的先天性心脏病 196

　　　　心漏症:房间隔缺损、室间隔缺损 196

　　　　动脉导管未闭 199

　　　　法洛四联症 200

　　　　主动脉狭窄 204

　　　　大血管转位 206

　　　　二叶主动脉瓣 208

　　丰唐手术 208

12. **血管病(郑永强、罗鹰瑞合撰)** 210

　　主动脉瘤 210

　　主动脉夹层 213

　　周围血管病变 215

　　马凡综合征 217

　　静脉曲张 219

　　深静脉血栓形成 221

13. **心包病** 225

　　心包炎 225

　　心包积液 227

14. **心肌病** 229

　　心肌病 229

　　　　扩张型心肌病 229

　　　　肥厚型心肌病 231

　　　　限制型心肌病 231

　　心肌炎 234

序

　　《心脏医学全接触》(第2版)的两位著者,都是卓绝群伦的心脏科专家,治疗和研究心脏疾病经验丰富,深得同行和患者敬重;我身为医生,也是二人的读者,能为此书作序,实在快慰万分。此书曾于2007年面世,这次再版,不仅是患者及其家属的喜讯,也证明社会对健康教育的关注,实在可喜可贺。

　　心脏疾病成因纷杂,有遗传而得,也有因饮食起居不调、生活紧张所致;其病理、治疗、预后护理等,真是千头万绪。要有条不紊地逐一阐述,若非医术精湛如罗鹰瑞、杨清源两位名医,又岂能胜任?

　　《心脏医学全接触》(第2版)内容翔实,文字简洁,摒除艰涩难懂的术语,扼要解释关乎人体和健康的概念,有助推广心脏健康常识;此书对正在学习临床诊断的医学生也极具参考价值,是医者案头必备的好书。

　　两位名医不但悬壶济世,也著书立论,毫不吝啬把所学所知与人共享,可谓德术兼备的典范。我相信《心脏医学全接触》(第2版)这一健康教育瑰宝,必能一纸风行,使更多市民受益。

香港中文大学莫庆尧医学讲座教授

香港中文大学前校长(2010~2017)

沈祖尧

2018年6月

前　言

　　心血管病向来都是都市人致命的杀手,每年因各种心血管问题入院,甚至死亡的人数众多。烦嚣的社会,令人气喘吁吁的生活,加上不良的饮食习惯,增加了市民患上高血压病、糖尿病、高胆固醇血症、新陈代谢综合征等的风险,而这些均与心脏病有密不可分的关系。

　　每当普通市民患病求医,医生要在短时间内解释复杂的病理,并让患者理解及明白,实际上是相当困难的。有鉴于此,我们希望以深入浅出的方式,介绍各种心脏病的知识,并着重解释有效预防心脏病的方法,希望增加大众对心脏病的认识。对于心脏病患者而言,本书亦尝试提供主要的治疗方法,帮助他们了解自己的患病情况以及疾病治愈的可能性。

　　随着信息科技的普及,患者对医疗资讯的需求日益增加,很容易在互联网上找到各种疾病的资料,但此举同时亦引起不少问题,因为在互联网上获得的资讯可能并不可靠。我们要强调的是,以主流心脏病学方法医治心脏病是很重要的,因为这是以科学证据为依归的医学——意思是所有建议的诊断和治疗应该尽可能以合乎科学的基础进行。希望本书的面世,能将主流心脏学的方法介绍给公众,患者阅后能与医生就本身病况做理性的讨论,而不会自行判断、胡乱服药。

　　本书分多个章节讲述不同的心脏病病理、检查方式,以及与心脏有关的问题,冀能令读者一目了然,容易翻查。在此亦感谢几位协助撰文的医护友好:何志礼医生、黄浩文医生、许向捷医生、梁平医生、郑永强医生、彭志刚医生、岑杨毓湄营养师、吴希素营养师,令本书内容更丰富。另外,本书能顺利出版,亦有赖各编辑人员的努力,包括王美华、曾颖欣、麦景瑜及复旦大学出版社同仁。

　　本书的第1版出版于2007年。由于在过去10余年中心脏病学研究的快速发展,本书内容已作大幅度更新。我们希望,第2版将被证明比第1版更为有用。

罗鹰瑞　杨清源

2018 年 6 月

1. 认识心脏

● 心脏的结构是怎样的？

心脏是一个由肌肉组成而中空的器官,负责将氧化及含有丰富营养的血液泵到身体各个部分。心脏位于胸部中央,倾向左边,被胸骨和肋骨所包围保护着。心脏分为 4 个腔室:右边两个称为"右心房"及"右心室",负责接收从静脉带回来的血液;左边两个称为"左心房"及"左心室",负责泵出已氧化的血液至身体所有其他的器官。心脏内有 4 个心脏瓣膜,它们就好像一扇门,只允许血流单向流动;心隔则将心脏分为左右两边(图 1)。

● 右边心脏有什么功能？

右边心脏负责接收全身的血液,然后通过静脉输送到肺部。血液流动的途径为:右心房→三尖瓣→右心室→肺动脉瓣→肺动脉→肺部。血液在经过肺部的时候被氧化。

● 左边心脏有什么功能？

左边心脏负责接收已经接受氧化并从肺部流出的血液,输送到身体所有器官。血液流动的途径为:肺部→左心房→二尖瓣→左心室→主动脉瓣→主动脉→身体各个部分。

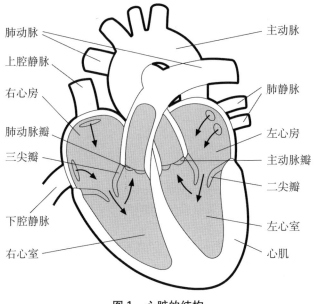

肺动脉

上腔静脉

右心房

肺动脉瓣

三尖瓣

下腔静脉

右心室

主动脉

肺静脉

左心房

主动脉瓣

二尖瓣

左心室

心肌

图 1 心脏的结构

2. 与心脏病可能有关的常见症状

晕 厥

● **什么是晕厥（syncope）？**

晕厥是因为脑部血流大量减少而导致突然、短暂性失去知觉。很多情况均可引致晕厥，包括心脏问题（例如某些恶性心律不齐）、癫痫、突发的焦虑和恐惧、血糖过低，以及控制血压的神经系统出现问题。即使是完全健康的人都可能出现晕厥，而有些类型的晕厥属家族性倾向的。晕厥亦可以是某些潜在疾病的征兆。大部分晕厥是短暂的，旁人如让患者平卧在地、抬高双腿，一般来说，几分钟内便可完全恢复清醒。

老年人若出现晕厥现象，则问题可能会较为严重，因为他们的平衡力较差，晕倒时有可能会因跌倒引致严重受伤，如骨折或脑震荡。

● **晕厥有哪些类型？成因为何？**

晕厥的类型及成因很多，包括如下。

普通晕厥（common faint）：又称为血管迷走神经性晕厥（vasovagal syncope），是最常见的晕厥类型，患者以儿童和年轻的成年人为主，尤其以女性为多。迷走神经性晕厥发作主要令血压下降或心跳减慢，或两者并存导致脑部的血流减少，继而失去知觉。患者晕厥前多处于站立姿态，在发作前可能会感到发热、恶心、头晕眼花和视力灰暗。如果晕倒时间过长，小部分患者可能触发癫痫。

患者亦可以是由于焦虑、恐惧、痛楚、严重精神压力、饥饿、使用药物或酒精而出现普通晕厥,绝大部分有普通晕厥的患者没有潜在的心脏或脑神经问题。

体位性低血压(postural/orthostatic hypotension):有些人的身体在控制血压方面出现问题,特别是当他们从平卧或坐着的姿势迅速站立起来时,血压会骤降,这种情况称为体位性低血压,可能导致严重的晕厥。这类型的晕厥最常见于年长人士,以及一些因长期患病而要卧床、导致肌肉过度松弛者。这些人的运动体适能较差,肌肉亦较松弛软弱。体位性低血压可以是因为自主神经系统疾病(sympathetic/autonomic insufficiency)出现问题。自主神经系统控制不随意的生命功能,例如心脏跳动、血管收缩、松弛和呼吸功能等。自主神经系统可能出现不同类型的障碍,最常见的病因是糖尿病。患者可能同时出现其他问题,例如勃起功能不良、膀胱和肠道控制失调、瞳孔失去正常反应,或者无故出汗、流泪、唾液分泌减少等。

心血管病干扰脑部血流(cardiovascular disease):包括心电流传导隔断(heart block)、病态窦房结综合征(sick sinus syndrome),这会令患者心跳过慢及引起晕厥。相反,恶性心律不齐则有可能令患者心跳过快而晕厥。其他病变如肺栓塞(pulmonary embolism)、心脏主动脉瓣狭窄(aortic stenosis)、心肌肥厚(hypertrophic cardiomyopathy)或某些心脏结构问题,也有可能导致流向脑部的血液不足而引致晕厥。

处境性的(situational):包括排尿性晕厥(micturition syncope)、咳嗽性晕厥(cough syncope)。部分患者会在排尿或咳嗽期间晕厥。

脑神经或脑血管的(neurological):脑部缺血引起晕厥,严重者会导致脑卒中或癫痫。

影响血压和心跳的疾病(systemic illness):包括糖尿病、酗酒、甲状腺功能亢进、营养不良及一种称为淀粉样病变(amyloidosis)的罕见疾病等,均有可能令患者出现晕厥。

药物引致的(drug-related):正服用某些降压药物的人士,如果服药过量或忘记饮水(因怕尿频),或服用多种降压药物,亦可能出现晕厥情况,尤其是在缺水的情况下。

换气过度(hyperventilation):如果因强烈的焦虑和惊恐而呼吸太急促的话,便可能因换气过度而晕厥。患者若是在剧痛、恶心、惊恐的情况下出现晕厥,而能在短时间内完全恢复过来,则多数没有潜在的严重疾病,绝大部分患者属于上述普遍晕厥。然而,有复发性晕厥的患者,尤其是年长者,或在晕倒后数分钟内未能苏醒的人士,则患上严重疾病的概率较高,需要做进一步的检查。

● 晕厥的预后怎样?

曾有研究评估在 1971 ~ 1998 年参加 Framingham 心脏跟进研究计划的个案,分析其出现晕厥的明确原因、发生率和预后情况。结果发现在这 17 年内的跟进调查中,7 814 名参加者中有 822 人曾出现晕厥。最常见的原因是普通晕厥,超过 20% ,心脏病引起的晕厥亦超过 9% ,而体位性晕厥约占 9% ,另有约 37% 原因不明。

那些原因不明的晕厥者以及因脑神经疾病而导致晕厥者,出现死亡率较高;而因普通晕厥、包括站立性晕厥和药物有关的晕厥个案,其因心血管病而致命的概率则并没有增加。

研究总结认为,因为心脏病而引起晕厥的患者,日后因心脏病或任何原因导致死亡率便会增高;而原因不明的晕厥者,则因任何原因而死亡率亦会提升。至于普通晕厥,则预后良好。

心　悸

● 什么是心悸(palpitations)?

绝大多数健康正常的人士如不触摸脉搏,是不会感到自己的心脏在跳动的。心悸是一种心跳急促及重而有力的感觉,可以在胸口、咽喉及颈项感觉得到。

● 什么原因会引起心悸?

- 发热;
- 受惊、焦虑;
- 贫血;

- 甲状腺功能亢进;
- 换气过度;
- 心脏病(如主动脉瓣关闭不全、心力衰竭等);
- 血氧过少(如严重肺病或心力衰竭);
- 某些药物治疗亦会引起心悸,尤见于甲状腺激素、抗心律不齐药物、α-受体阻滞剂(alpha blocker)、治疗精神异常或拟交感神经药物(sympathomimetic drugs)、咖啡因(caffeine)及某些抑制食欲的药物;其他如哮喘药物及烟草中的尼古丁也会令人心跳加速。

其他情况也可导致心悸,上述原因并不包括所有可能的因素。此外,医生评估心悸的成因,会考虑患者的年龄及性别、出现症状时的情况和时间、使心悸加剧或缓和的因素等。

● 怎样知道自己的心跳是否正常?

健康正常的人士,在静止的情况下,正常的心跳为每分钟 50 ~ 80 次;做运动、焦虑或受惊,心跳率均会正常上升。长期受训的运动员或经常定期做有氧运动的人,静止时心跳会比一般人缓慢。正服用某些血压或心脏药物,如 β-受体阻滞剂(beta blocker)的人,心跳会较慢。当发热、甲状腺功能过度活跃、近期有急性严重失血或有其他疾病,静止时心跳可能会每分钟 100 次以上。

每个人,包括健康人及运动员,总有可能出现心悸的情况,如进行剧烈运动或有强烈情感变化的时候,但极少人会与严重疾病有关。部分人未必有心脏病而出现心悸现象,可能是因为过分忧虑自己是否患有心脏病,尤其是一些即使对于正常心脏跳动也异常敏感的人。其他正常人在睡觉或安静地休息时,尤其是在很疲倦或缺乏充足睡眠的情况下,也可能会感受到自己的心跳。

● 什么情况才需要看医生?

身体若发生以下情况时,要立即看医生:

- 持续心跳急促,每分钟 120 次以上,或呼吸短促、胸痛、不正常出冷汗、头晕眼花或昏倒。

- 多次额外的心跳,例如大力而不规律性的,即所谓的期前收缩(早搏),尤其是与严重胸痛有关的。
- 在没有运动、焦虑或发热情况下,脉搏每分钟跳动 100 次以上。

● 医生会进行什么检查?

医生会询问患者以下有关心悸的问题:

- 你是否感到心动过速?
- 你是否感到心动过缓?
- 不正常的心跳感觉是否有规律性?
- 心悸的感觉是否突然出现或突然终止?
- 是否因胸部创伤后而出现心跳不正常?
- 有没有其他症状? 例如是否伴随胸口压迫感等。

在检查时,医生会测量脉搏、呼吸、体温、血压等。具体如下。

- 静态心电图;
- 胸部 X 线摄片,尤其是有心肺病症状者;
- 24 小时心电图检查,可以准确判断心跳感觉不正常期间与心电图有否关联,并将 24 小时内所有不正常的心律记录下来,以便在计算机上分析;
- 心脏超声波扫描,可以评估是否有心力衰竭或心脏瓣膜病;
- 实验室检查是否有贫血、甲状腺功能亢进、肝或肾功能异常等。

● 经检查后,有什么地方要注意?

如果有引起心跳加快的病因,应确诊以便对症下药。患有贫血者应医治贫血;如果是甲状腺功能亢进,应针对甲状腺问题;如果由精神紧张引起,应学习舒缓压力。生活压力过高而引致症状严重者,或可暂时依靠镇静剂。心律不齐分很多种,某些属恶性的,有可能引起生命危险,需心脏科医生处理;然而大部分的心律不齐问题不大,多数不需要使用药物治疗。医治心律不齐的药物均可能会产生不良反应,部分患有严重心脏病的人士,甚至可能会引发有危险的室性心动过速,因此不可轻易给患者处方。

胸　痛

● 什么是胸痛(chest pain)?

胸痛是指胸部出现痛楚、郁闷、压力或不舒服的感觉。

● 什么原因会引起胸痛?

引起胸痛的原因较多,通常因年龄、性别、胸痛位置、胸痛发作时间、恶化因素、缓和因素等而有所不同。

引起胸痛的原因如下:

- 稳定型心绞痛(stable angina),由冠心病引起,大多数患者在使劲时病发,但绝大部分心绞痛患者不用"痛"来形容,请参见《何为心绞痛?》一文(第 38 页);

- 不稳定型心绞痛(unstable angina),由冠心病引起,患者可以在使劲时或休息时发病,持续时间较稳定型心绞痛长,发生次数比稳定型心绞痛多,严重程度也较高;

- 心肌梗死(myocardial infarction),由冠心病引起,患者的胸痛情况较普通心绞痛严重得多;

- 胸膜炎(pleuritis),由感染引起,患者深呼吸时,胸痛程度会变得明显严重;

- 肺部换气过度(hyperventilation),患者因焦虑、压力而引起急促的呼吸;

- 十二指肠或胃溃疡(duodenal/stomach ulcer),由幽门螺杆菌引起,大多数患者上腹部痛楚,但亦可能反射至胸部;

- 胆囊炎(cholecystitis),由胆石引起,大多数患者右上腹范围感到痛楚,放射至背部,亦可伴随胸痛;

- 胆结石(gallstones),由胆固醇或血红素引起,痛楚的位置与胆囊炎相似;

- 焦虑(anxiety),大多数患者在不使劲的情况下出现胸痛;

- 肺炎（pneumonia），由感染引起，通常与肺部扩散至胸膜的感染有关；
- 肋软骨关节炎（costochondritis），由创伤引起或是没有原因的，患者在移动或接受触诊时较为疼痛；
- 长期咳嗽（chronic cough），由肺结核、哮喘、慢性支气管炎、气管敏感引起，患者可能因咳嗽引致肌肉扭伤；
- 单纯疱疹（herpes simplex），由感染引起，患者在不用使劲的情况下都可感到痛，是属于表皮的痛楚；
- 消化不良（indigestion），胃灼热或胃食管反流（gastroesophageal reflux），胃食管括约肌（sphincter）松弛，患者平卧时情况较差，坐起来时会好转；
- 二尖瓣脱垂（mitral valve prolapse），很多时胸痛成因不明，非特定的胸痛，疼痛性质因人而异；
- 胸部伤口（surgical wound），由创伤引起，伤口范围感到痛楚；
- 哮喘（asthma），由呼吸道发炎引起，哮喘发作时，呼吸困难和胸部有挤压感。

当然尚有其他引起胸痛的原因并未能全部包括在内。许多人以为胸痛是心脏病的症状，但其实大部分胸痛可以由其他与心脏完全无关的原因引起。最需要留意的重点是，大多数胸痛的个案经医生诊断后均证实不是心脏问题引起，许多时候都是一些无生命危险的问题。如痛楚是由于肌肉受伤或肋骨和胸骨的关节痛引起，这类痛楚毋须治疗可能也会自行消退。但是，任何新出现的胸痛或胸痛情况有别于以往，或产生痛楚的地方不能具体描述，或用手可以感触到的，都应咨询医生。

● **怎样诊断胸痛的病因**？

对身体健康人士而言，轻微突发持续一至数秒的胸痛，许多都是无关重要的，毋须过分担心。刺痛或针刺的感觉通常不是心脏病引起的。心脏问题引起的胸痛可以是轻微的，或是强烈的。但心绞痛患者多不会以"痛"这种字眼来形容其胸部症状，大部分冠心病患者会主诉胸部有受压或挤紧的感觉（pressure/tightness/squeezing），详见《何为心绞痛?》一文(第38页)。

与冠心病有关的胸部受压或挤紧的感觉通常在胸部中央、胸骨之下,下巴或肩膀(通常是左边),扩展至左手手臂,有时更会是两侧手臂,也可能罕见地延伸至背部,偶尔可能只在下巴出现。严重缺氧者也可能伴有恶心、出汗、眩晕或呼吸困难。

稳定型心绞痛是因为心脏肌肉血流短暂不足而引起胸部不适,通常持续3~10分钟不等,劳累会激发心绞痛,而休息或使用舌下含服硝酸甘油(sublingual nitroglycerin)可以舒缓症状。不稳定型心绞痛则可以在休息时出现,不一定与劳累有关,发生次数比之前频繁,或比过往稳定型心绞痛的严重性加剧。不稳定型心绞痛亦有可能是急性心肌梗死的先兆。心肌梗死引起的胸部不适一般持续30分钟以上,而休息或使用舌下含服硝酸甘油均不能舒缓痛楚。

胸壁痛(chest wall pain),即痛楚源自胸壁组织而不是心脏,尤其是用手指按压胸部时受压位置会感到不适,增加痛楚或令疼痛增加。病因可能是肌肉过劳、扭伤、运动过度、抬举过重物件、肋骨创伤等。但有些患者的心绞痛和胸壁痛可能同时出现,此时诊断会变得较困难。

胸膜炎(pleuritis)引起的胸痛通常会在深呼吸或咳嗽时恶化,但由心脏问题引起的则没有此情况,除非同时患有心包炎。肺部换气过度也是引起胸痛的原因之一,尤其是年轻患者。肠胃(尤其是十二指肠)溃疡性痛楚在空腹时可能非常剧烈,饭后便会好转,但通常是在上腹出现症状,而非胸部。胆囊病变或胆结石引起的痛楚通常在饭后更为剧烈,痛楚一般在右上腹位置,并伸展至肩胛间的后背位置。

● **怎样治疗胸痛**?

在评估患者胸痛情况时,体格检查会集中在胸部、肺部及心脏;如胸痛程度严重或胸痛原因不明,又或医生认为属心脏急症,需立即住院观察及治疗。

很多胸痛并非由心脏病引起,大部分是因肌肉、骨骼或关节而引起。若胸痛的原因与肌肉扯伤有关,一般可以在药房购买口服止痛药乙酰氨基酚(扑热息痛,paracetamol)或使用含薄荷脑的摩擦膏,并保持足够的休息。如症状持续超过3日,应看医生。如有任何疑问,亦应咨询医生意见。

如胸痛是心肌梗死引起的,需要紧急接受深度治疗,并可能需要进行紧急导管手术。患者是否患心肌梗死,可以根据患者的详细病史及体格检查得知。检查血液和心电图可帮助确诊。

如患者有急性严重胸痛,可能需要接受下列检查,以作诊断:

- 血液检查:包括心脏肌钙蛋白(cardiac troponin)、肌酸磷酸激酶(CPK)、心肌肌酸磷酸激酶(CPK-MB)、全血细胞计数(CBC);
- 心电图检查;
- 胸肺 X 线摄片;
- 心导管检查(如高度怀疑冠心病时);
- 肺部计算机断层扫描(如果可能是主动脉撕裂时)。

视乎患者临床症状或胸痛的原因,可能需要做其他更复杂的检查。不是每个患者都需要接受以上所有检查,需要做哪项检查由主治医生决定,并且因人而异。例如,不稳定型心绞痛患者不可以接受运动测试;严重冠心病患者需要接受经皮冠状动脉介入治疗。而怀疑有主动脉撕裂的患者,则需要进行主动脉计算机断层扫描血管造影。

呼吸困难

呼吸困难(dyspnea)是心力衰竭(简称心衰)患者常见的临床症状,但很多疾病均可导致呼吸困难。当患者感到呼吸困难时,涉及很多的可能性,未必一定与心脏问题有关。

心力衰竭(heart failure):呼吸困难是心力衰竭的主要症状。心力衰竭患者步行太远的路,便会感到呼吸困难。心力衰竭情况越严重,呼吸便越困难,严重者可能步行 5 码(1 码 = 0.914 4 米)已气喘。心力衰竭患者亦可能宁愿端坐而不愿平卧,因为患者要坐着才能保持呼吸畅顺。患者更可能在午夜时分因呼吸困难而醒来,坐起才会觉得呼吸舒畅。原因是仰卧的姿势会使更多血液流回心脏,心脏却未能有效从肺部泵走血液,导致肺部充血,因而呼吸困难。

冠心病:大部分冠心病患者会出现心绞痛的症状,特别是做一些用力的活动,如提举重物或走上斜坡时。不过部分冠心病患者并没有心绞痛症状,唯一症状便是呼吸困难。例如患糖尿病超过 20 年的患者若同时患有冠心病,症状可能不是典型的心绞痛,当他们做用力活动时,如上楼梯、跑步或举重物,可能只感到呼吸困难,原因是糖尿病可影响及降低神经系统传递痛楚信息的功能。

心律不齐:部分有心房颤动(简称房颤)的患者做用力活动时容易出现呼吸困难,因为其心脏泵血功能因房颤存在而减少 20% ~ 30%。纠正房颤可降低呼吸困难严重性。患有病态窦房结综合征的患者亦容易有呼吸困难,因其心跳太慢,未能足够配合患者活动的需要。这些患者可安装人工心脏起搏器以改善病情。

肺部疾病:慢性阻塞性肺疾病、哮喘和肺气肿均可导致呼吸困难。长期咳嗽有痰是典型慢性支气管炎的症状。胸肺 X 线检查可显示典型的肺气肿,肺功能测试可帮助诊断哮喘。不过,临床有时可能很难从呼吸困难中区分是心脏还是肺部的问题。

神经系统失调:某些神经系统失调,会使呼吸系统肌肉虚弱和瘫痪,引起呼吸困难。

末期疾病:末期肝衰竭、肾衰竭或末期癌症患者都容易出现呼吸困难,因为其身体比较虚弱,有时只是极少量的活动亦可导致呼吸困难。

各式各样的失调:甲状腺功能减退、严重贫血患者亦容易感到疲倦和呼吸困难。

焦虑恐惧症:焦虑患者可能会因换气过度而主诉呼吸困难。但一般焦虑患者在睡觉时,呼吸模式便会恢复正常。

● 什么测试可以帮助诊断呼吸困难的病因?

详细的病史和身体检查可以帮助医生找出患者呼吸困难的原因。胸肺 X 线、心电图、运动心电图和心脏超声波扫描均有助于诊断心脏或肺部疾病。有一种血液测试名称为 NT-proBNP,可帮助医生评估呼吸困难是否由心力衰竭引起。极高血清 NT-proBNP 值,代表心脏有问题;反之,正常血清值伴有呼吸困难,就为非心脏病因。血液检查可提示患者是否患有肝病、肾病或甲状腺疾病,而缺铁性贫血亦很容易诊断出来。针对潜在疾病的治疗,可直接和间接地减少呼吸困难的情况。

腿部肿胀

腿部肿胀可能由心力衰竭引起，但亦可能有其他病因。以下是引致腿部肿胀的常见原因。

心力衰竭：当心力衰竭患者服用利尿剂及减少盐分摄取，又或是心力衰竭得到适当治疗，水肿情况便会减轻。一般心力衰竭患者双腿会同时出现肿胀，而两边胀大程度相差不多。除了足踝肿胀，患者亦会同时有其他心力衰竭的症状，如使劲时容易呼吸困难，或夜半时分因呼吸困难而醒过来。医生通常会依靠病史和身体检查诊断心力衰竭，亦会要求患者做其他检查，包括血液、胸肺 X 线、心脏超声波和心电图等。

深静脉血栓形成（deep vein thrombosis）：深层静脉血栓亦会导致患者腿部肿胀，一般受其影响腿部会呈现红肿和疼痛，受影响范围的皮肤亦可能变成红色。进行血液检查和血管多普勒（Doppler）超声波检查大／小腿静脉，可帮助作出诊断。另外，一种血液检查血浆 D-二聚体（D-dimer），也可以帮助确诊；如果血浆 D-二聚体值是正常的话，则深层静脉栓塞的可能性便大幅度降低。

肾衰竭、肝衰竭和甲状腺功能减退：这些因素也会导致腿部肿胀，血液检查可帮助确诊。

严重营养不良可令血液中蛋白质（protein）降低而导致腿部肿胀。血液检查会显示有非常低的血清蛋白质（serum protein）和血清清蛋白（serum albumin）。

药物不良反应：某些药物，例如降压药钙离子通道阻滞剂（calcium channel blocker）、苯磺酸氨氯地平（amlodipine）和硝苯地平（nifedipine），均可引起水肿。

怀孕：孕妇亦较容易出现水肿，但分娩后水肿情况便会消退。

无故水肿：部分患者亦可能无故出现轻微水肿，但多数是女性。

3. 心血管病的检查方式

心脏病检查:临床评估

- **医生怎样检查患者的心脏状况呢?**
- **什么临床表现可以帮助医生评估心脏病患者的心脏健康?**

  - 详细研究病史;
  - 用听诊器仔细聆听心脏的声音(图2);
  - 无创伤性检查,包括静态心电图、运动负荷心电图、X线检查、放射性核素(同位素)扫描、冠状动脉计算机断层扫描血管造影、心脏磁共振扫描、心脏超声波扫描;
  - 部分患者需要接受侵入性心导管血管造影。

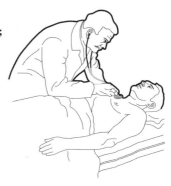

图2　医生听诊心脏的位置

- **病史对诊断心脏病有何重要作用?**

  诊断患者是否有心脏病,其中最重要的就是详细了解病情:①如何起病;②怎样的症状;③症状维持多久;④在患者主观上属严重、中度,或是轻微;⑤有否服用药物及看过医生;⑥服药的效果如何。

- **心脏病有什么常见的症状?**

  心脏病常见的症状有6种:①胸口不适;②气喘;③心跳;④晕

眩；⑤疲倦/虚弱；⑥水肿。

胸口不适：患者在走路时，胸口有压迫感；休息片刻后，症状缓和或消失，这有可能是冠心病引起的症状。需注意胸痛的部位以及痛楚向何处反射，常见反射的地方包括颈、下巴、左肩、左手。疼痛的程度和持续时间也需注意。肌肉或神经性胸痛多会带来尖锐或刀割样的感觉。如果疼痛只维持一两秒，则大多数不是由心脏病所引发。

气喘：患有心力衰竭或严重心脏瓣膜狭窄或关闭不全的患者，走路时会感到呼吸困难，在上楼梯或拿重物时更甚，严重者于休息时也会气喘。当午夜时分，更可能因呼吸困难而起床。

心跳：如无缘无故感到心跳加速，可能是由心律失常或心力衰竭所引起。当然，也不能排除贫血、甲状腺功能亢进等可能性。

晕眩：主动脉瓣严重狭窄的患者，用力过度时可能会突然晕倒；严重原发性心肌肥厚的患者，可能在做剧烈运动时晕倒。严重心动过速（如室性心动过速，ventricular tachycardia）亦可能引起同样问题。而治疗心脏病的药物有时令血压降得太低，而导致患者头晕眼花。

疲倦/虚弱：心力衰竭或严重的心瓣膜病，都有可能令患者觉得气力不足及经常感到疲倦。

水肿：心力衰竭所引起的水肿，会导致双脚水肿。通常于早上起床时脚肿较轻微，黄昏时情况会加重；而上床后，将双脚搁起，水肿又可能减轻。

● 体格检查对诊断心脏病有何重要作用？

脉搏、血压、呼吸：一般的体格检查是看患者发育是否健全、是肥或瘦、是高或矮、营养状况如何、脸色是否苍白等。正常脉搏在每分钟 50 ~ 80 次之间，正常呼吸在每分钟 12 ~ 16 次，正常血压则在 120/80 mmHg 或以下。双眼凸出的现象显示可能存在甲状腺功能亢进症问题。而出现双眼和脸部水肿，则要注意有没有甲状腺功能降低。通过检查双眼和指甲，可评估患者是否有贫血或黄疸。医生把脉时通常按住手腕桡动脉，但如果把脉位置是在足背的话，则按住足背动脉。正常的脉搏是规律而有力的。

颈静脉检查：一般人在平卧时，颈部两旁的静脉轻微扩张是正常的。但如果在坐起时,颈部的静脉持续显著胀起,便可能存在问题,因为这可能显示静脉压升高,代表心脏功能异常,例如心力衰竭或严重的三尖瓣反流等。

心音、心脏杂音:正常的心尖搏动(apical pulse)是在第五肋骨之间及乳头的内侧。但如果心脏增大,心尖搏动便会向下及向左移。心脏听诊是检查心脏非常重要的一环,主要是听第一心音和第二心音。绝大多数正常的儿童、青少年及孕妇都可听到第三心音,但如果已年届35～40岁而仍听到第三心音,便可能不正常了。至于第四心音,于青少年是不正常的,但在年长人士则不一定代表病态。

心脏杂音共分为3种:收缩期杂音(systolic murmur)、舒张期杂音(diastolic murmur),以及连续性杂音(continuous murmur)。

(1)收缩期杂音:从第一心音开始,至第二心音之前结束。收缩期杂音又分喷射性(ejection)和反流性(regurgitation)两种。有些喷射性杂音,特别是很短促的那种,都不是病理性的,正常的儿童和青少年都有这种喷射性杂音。但如果主动脉瓣狭窄或二尖瓣关闭不全,亦会引起收缩期杂音。

(2)舒张期杂音:从第二心音开始,至第一心音之前结束。所有舒张期杂音都是病理性的,包括二尖瓣狭窄或主动脉瓣关闭不全。

(3)连续性杂音:从收缩期开始,跨过第二心音,直至舒张期为止。所有连续性杂音都是病理性的,通常是某种先天性心脏病引起,如动脉导管未闭(patent ductus arteriosus)。

静态心电图与运动负荷心电图检查

● 在心脏检查中,心电图有什么用途?

心脏肌肉收缩与舒张会发出一些轻微但有特性的电波。这些电波可以用仪器记录在纸上,而电波的正常或不正常均可以给予医生重要的资料。在心脏检查中,静态心电图检查(resting ECG test)是常用的方法(图3、图4)。而有些患者误以为心电图检查是对身体通电,担心

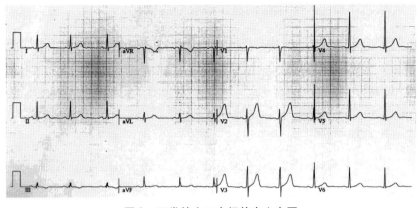

图3　正常的十二电极静态心电图

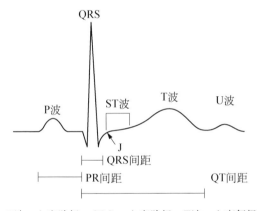

P波，心房除极；QRS，心室除极；T波，心室复极

图4　正常的心电图

对心脏构成损害，这是错误的见解，因为该检查对身体是完全无害的。

需要知道，正常的心电图并不保证心脏一定无病，不正常的心电图亦未必表示心脏一定有问题。医生一般是用心电图的资料，配合患者的症状和体格检查，从而评估患者是否有心脏问题，或是否需要做进一步检查。

冠状动脉血管狭窄（冠心病）患者在处于静态时，其心电图可能不会出现缺血的情况。如果患者在运动时心跳加速、血压增高和心脏肌肉负荷上升，其心电图便可能出现缺血、缺氧的变化。

- **心电图本身是否足以帮助医生诊断心脏病?**

不可以,心电图只能够为医生提供辅助性的资料。事实上,即使患者有严重的血管阻塞,但若以前从未出现过心肌梗死的话,其心电图仍然有可能是正常的。某些情形之下,即使患者的心脏没有什么特别严重的问题,心电图都有可能局部呈现不正常的电波,所以心电图通常不可作为最终的诊断。

- **运动负荷心电图检查有什么用途?**

静态心电图在大多数情况下不能帮助医生诊断冠心病。统计学上,运动负荷心电图检查(exercise ECG stress test)可以帮助医生评估患者是否有冠心病,但不可以用来证实冠心病的存在。对于证实已有冠心病的患者来说,这种检查可用来帮助评估所服用的药物或所做的手术有多大效用。进行运动负荷心电图检查时,患者须在一块踏板上行走(图5)。踏板的速度和倾斜度会每3分钟上升,患者的运动量亦随之增加。此时,健康的心脏血管会输送更多血液和营养到心脏,但如果血管有严重病变或狭窄,心脏便未能获得足够的氧气和营养。在此情况下,患者便会出现心绞痛;而心肌缺氧时,心电图亦会呈现不正常的模式。

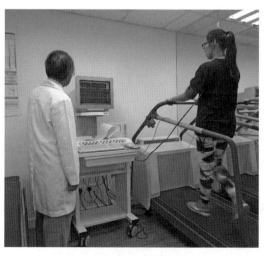

图5   运动负荷心电图检查

在医学统计资料中,阳性(positive)的测试结果表示异常(abnormal)的结果,而阴性(negative)的测试结果则表示正常。测试结果存在4种可能性:真阳性(true positive)、真阴性(true negative)、假阳性(false positive)和假阴性(false negative)。

真阳性结果表示当测试异常,患者实际上真的有病。真阴性结果表示当测试正常,患者真的没有病。假阳性结果则表示患者本身没有病,测试却显示阳性结果。假阴性结果表示患者真的有病,测试却显示没有病的阴性结果。血管狭窄的程度越严重,运动负荷心电图检查出现真阳性结果的比率越高。而测试前患病可能性越大,运动负荷心电图测试便越有用。例如,一名65岁的吸烟患者患有糖尿病及典型的心绞痛症状,如其测试结果为阳性,则患者有真阳性的测试结果的可能性颇高。另一方面,一名28岁的女士有非典型的胸痛,又没有冠心病的危险因素,换言之测试前患病可能性极低,即使测试结果显示为阳性,其真阳性的可能性是极低的。而如果一名冠心病患者在未做手术前,运动负荷心电图有阴性结果,则多数是假阴性的测试结果。因此,运动负荷心电图检查的分析是要考虑测试前患病的可能性(pretest likelihood disease)。

● 如何预备运动负荷心电图检查?

检查者应穿着舒适宽松的衣服和运动鞋,亦要让医生知道本身是否因某些健康问题(如关节炎)而不能进行运动测试。在检查中,如有任何胸部挤压或不适,应立即通知在场医生或其他医护人员。而在测试前也应避免大量进食,以免增加运动时不适情况的产生。

● 运动负荷心电图检查如何进行?

检查者会先接受平卧和站立的静态心电图检查,然后测量血压。医护人员会将数条塑胶电导线贴在检查者的胸前和腹部,以便在测试中记录心电图模式,测试进行时自动监测仪亦会检查血压和心跳。检查者会在仪器上步行5~15分钟,期间仪器的速度和倾斜度会逐步增加。如检查者有胸部挤压或郁闷、呼吸困难、脚痛、脚软或其他不平常的症状,或觉得不能持续下去,应立即通知医护人员。当完成测试时,医护人员会再测量一次血压。

● 运动负荷心电图检查是否安全？

如果是冠心病患者，在运动测试时可能出现胸部挤压的感觉，这是心脏缺氧的症状。检查者如有此情况，应立即通知医护人员终止测试。很多人担心这项运动测试对冠心病患者有危险，其实医生会在测试前检查患者，确保他们的身体状况足以应付测试，因此普遍来说应该是很安全的。

如果运动测试时，血压呈现不寻常的高水平或突然下降，医护人员会在停止测试后的数分钟再测量血压，亦会继续监测心电图。如检查者有胸部挤压症状，医生可能会处方舌下硝酸甘油含服以缓和检查者的胸部不适，扩张血管，降低心脏的负荷。

24 小时心电图监测

● 24 小时心电图监测（24-hour Holter monitor）有什么用途？

24 小时心电图监测是为患者安装一个可携式的心电图记录仪，以便在医院及诊所以外记录患者的心律。一般静态心电图是检查患者在 1 分钟内的心脏电流活动，而 24 小时心电图监测则可在持续的时间内（通常是 24～48 小时）检查患者日常活动时的心电图。医生利用这种监测仪器，评估与心律异常有关的症状。

● 24 小时心电图监测需要哪些预备工作？

进行 24 小时心电图监测一般毋须特别的准备，但如果男士胸口的毛发比较浓密，便可能需要先剃去局部毛发。

● 如何进行 24 小时心电图监测？

医护人员会替检查者安装 24 小时心电图监测仪器。安装仪器须在检查者胸部贴上几个电极贴，用以连接仪器的电导线，记录资料，让医生日后在计算机上分析。检查者可将仪器挂在腰带上。

　　检查者在心电图监测期间,可以进行日常活动,但有两件事情需要留意:①视乎仪器的种类,某些产品规定检查者在佩戴心电图监测仪器期间不能洗澡,但可以冲洗下身;而有些新产品则比较方便,可以在监测期间洗澡。②检查者应记录任何症状及其发生时间。

　　医生会检查检查者的日记记录和仪器的资料,判断有关症状是否由潜在心律问题所致。最重要的是将出现症状的时间与心电图当时的模式作关联分析。这项检查基本是没有任何不良反应的(除不方便之外),一般在一天内就会有检查结果。如果医生考虑患者情况紧急,更可在数小时后进行计算机检查分析。

X 线检查

● 在心脏检查中,X 线有什么作用?

　　进行胸肺 X 线检查除了可看到肺部有否病变外,亦可看到心脏的大小和形状(图 6)。心脏的大小有助于评估患者的心脏有否扩大,有否心力衰竭;心脏的形状则有助于评估患者有否心瓣膜病或心包积水,而主动脉是否有动脉瘤或撕裂也可以用 X 线进行评估。

　　很多不同的心脏测试形式均涉及 X 线检查,包括计算机断层扫描技术(computed tomography, CT)。在医学

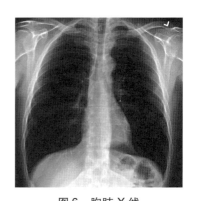

图 6　胸肺 X 线

上,CT 已使用了一段很长的时间。但在 10 多年前开始,冠状动脉计算机断层扫描血管造影(CCTA)(见第 23 页)技术有大幅度改善,很多医生会选择以这种技术初步评估及诊断冠心病,但其主要的限制是辐射量,以及少数患者可能对造影剂过敏。幸好,随着计算机技术的发展,CT 辐射量近年已大量降低。

放射性核素扫描

撒文：何志礼医生（香港大学内外全科医学士、香港大学医学
　　　博士、美国核子医学委员会文凭、美国核子心脏科文
　　　凭）、罗鹰瑞医生

● 什么是放射性核素扫描(isotope scan, nuclear medicine)？

　　核医学用的放射性核素(isotope)是一种带有微量放射性的液体药物。将放射性核素注射入患者的静脉之后，放射性核素便会经血液循环到达患者的心脏，随着冠状动脉的血流供应量而被吸收。接受正常血液灌注的心脏肌肉细胞会相应地摄取正常份量的放射性核素，因冠状动脉严重狭窄而引起减少血液供应则不然。

　　在开始测试之前，技术人员将静脉导管插入患者的手臂或手中，并将电极贴片贴在患者胸部、腿部和手臂上，透过电极线连接到心电图仪器上。

　　如果患者无法充分运动，可以通过静脉进行药物注射、模拟运动的功能进行测试。而使用哪种药物，取决于医生的偏好和经验。

　　开始测试时，患者躺在床上，技术人员先通过静脉导管注射放射性核素入患者的血液中，拍摄静止时心脏肌肉血液灌注模式的图像。然后，患者会慢慢地在跑步机上行走。随着测试的进行，跑步机的速度和倾斜度会增加，直到心率达到设定的目标。此时，达到运动的高峰，又再次注射放射性核素入患者的血液内，然后再拍摄心脏运动时的图像。根据心脏肌肉血液灌注模式的差异，扫描可分辨出正常与缺氧的心脏肌肉，从而评估冠状动脉狭窄的严重性。

● 在心脏检查中，放射性核素扫描有什么用途？

　　在心血管病学中应用的放射性核素扫描，所需费用较普通心电图运动检查高出好几倍。虽然放射性核素扫描的准确度不及心导管检查，但在某些特定情况下，可代替心导管检查，帮助诊断患者是否有冠心病，其灵敏度(sensitivity)方面的评估视乎血管狭窄程度。通常如果

血管狭窄程度不超过 50% 的话,心脏血液灌注需求在最高运动量时仍未超过冠状动脉血流储备,不会形成缺氧;但当血管狭窄程度达 50% ~ 70% 时,严重狭窄血管的心肌血流量会相对正常血管大幅减少,放射性核素扫描在此情况下确诊冠心病的灵敏度可高达 80% ~ 90%(即当有 100 个患者患有严重冠心病,放射性核素扫描可诊断出 80 ~ 90 人)。放射性核素扫描诊断也取决于疾病的严重性,病情越严重,扫描诊断冠心病的灵敏度则越高。

高危患者不需要接受放射性核素扫描测试,而应该考虑直接进行心导管的血管造影。对于诊断只有中度风险患冠心病的人士,放射性核素扫描应该有助于诊断的选择。

放射性核素心脏扫描的使用亦包括以下情况:①心脏手术后的例行随访,以评估冠状动脉狭窄有否恶化,或手术成功程度;②在心肌梗死后评估心脏功能及预后(prognosis);③帮助诊断或排除非典型心绞痛患者是否患有冠心病;④接受非心脏手术前的风险评估,主要排除严重冠心病(如有严重冠心病,手术风险将会显著增加);⑤评估边缘严重性(borderline severe)的冠状动脉血管狭窄,以决定进行冠状动脉手术的需要;⑥评估有心瓣膜病患者的心脏功能,以决定是否需要进行更换心瓣膜手术(当心脏功能恶化,更换心脏瓣膜或瓣膜修复的需求便增加)。

冠状动脉计算机断层扫描血管造影

撰文:黄浩文医生(香港大学内科全科医学士、英国皇家放射科学医学院院士、香港放射科医学院院士、香港医学专科学院院士〔放射科〕、放射科专科医生)、罗鹰瑞医生

● 什么是冠状动脉计算机断层扫描血管造影 (coronary computed tomography angiography,CCTA)?

从 2004 年底开始,出现了比 16 层更快、更先进的 64 层 CT 扫描仪器

(图7、图8)。CT扫描技术一直在迅速发展。在2006、2007和2012年,更分别出现256层双源的高端CT扫描(dual-source CT scan)、320层和640层CT扫描。2001年之前的技术只有16层,所得的影像像素较64、256、320或640层低。使用64、256、320或640层的CT扫描,监测冠心病的灵敏度极高,显示严重血管狭窄(直径>50%的狭窄度)的整体灵敏度>80%。但其准确率可能受血管的钙化程度影响,尤其是狭窄部位有严重钙化(图9),整体评估血管狭窄程度的准确率会大大降低。

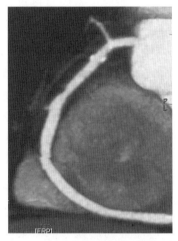

图7　CCTA显示右冠状动脉(由养和医院放射诊断部提供)

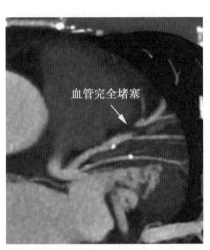

图8　CCTA显示血管完全堵塞(箭头所示)

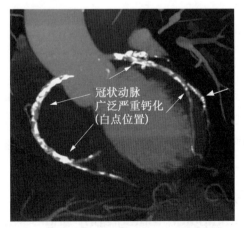

图9　CCTA显示冠状动脉广泛严重钙化,诊断狭窄程度的准确性因而减低

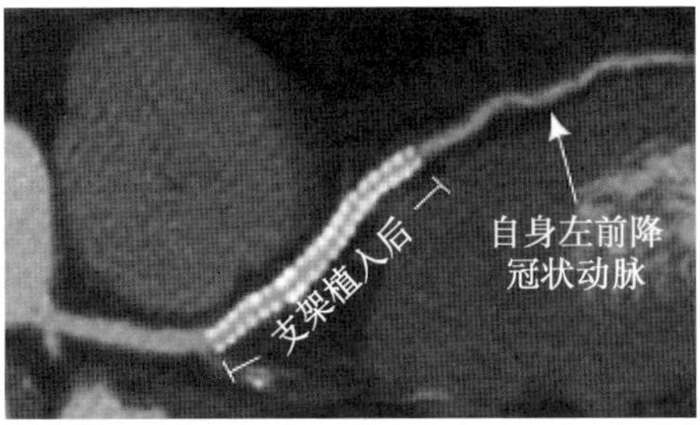

自身左前降
冠状动脉

支架植入后

图 10　CCTA 显示植入金属支架的血管内腔
看起来狭窄,但实际情况并非如此

如果 CCTA 显示没有严重的疾病,则其预测阴性结果(negative predictive accuracy)的准确率 >95% 。CCTA 用以证实没有严重疾病是很有用的,换言之,阴性的测试结果等于有严重疾病的可能性极低。CCTA 技术方面的限制,大部分是因为呼吸和心脏收缩而导致血管移动引起影像重建的干扰,因此患者需要屏气进行测试。如果患者不能屏气一段时间(例如不能超过 10 秒),而同时有严重的心脏血管钙化,便会减低计算机获得的影像质量,从而减低 CCTA 的准确性。

其他影响 CCTA 诊断准确性的因素包括:

- 心跳太快;
- 心律异常(心室或心房的额外收缩);
- 屏气不足 10 秒;
- 严重的心血管钙化;
- 冠状动脉曾植入支架:就算是没有显著狭窄,金属支架在检查中都有可能会错误显示成严重的狭窄(图 10);
- 细小的血管直径,如部分直径 <1.5 mm,便通常不能有效地用 CT 扫描来评估。

心脏磁共振扫描

撰文:许向捷医生(香港中文大学内科全科医学士、香港医学专科学院院士〔放射科〕、香港放射科医学院院士、放射科专科医生)、罗鹰瑞医生心脏磁共振扫描（cardiac magnetic resonance imaging）能提供准确的心脏三维透视图，是一种测量左右心室排出量和心肌衰弱的标准方法。

主动脉病变：诊断和评估主动脉（aorta）疾病是心脏 MRI 扫描的优势。其主要任务是诊断、描述和测定主动脉撕裂（aortic dissection）的程度，亦有助于诊断和跟进主动脉瘤（aortic aneurysm）。

冠心病：心脏负荷灌注 MRI（cardiac stress perfusion MRI scan）有助检查冠心病，但大部分心脏科医生一般不会以其为首要检查。对于心肌梗死患者，心脏 MRI 可用于检测心肌梗死的范围大小和程度。心脏 MRI 也可评估心肌梗死的并发症，包括心肌坏死程度、二尖瓣关闭不全、室间隔缺损、血栓、左心室动脉瘤（left ventricular aneurysm）和心包积液。以心脏 MRI 评估冠心病患者心肌局部缺血的程度，再加以适当治疗，患者便可得到适当的治疗。

周围血管病变：心脏 MRI 能提供高像素的三维影像，在评估周围血管病变（peripheral vascular disease）方面有特别优势。

先天性心脏病：复杂先天性心脏病患者，可用心脏 MRI 获得准确和非入侵性的诊断。

心肌病：心脏 MRI 可评估不同种类的心肌肥厚问题，如可检测出肥厚型心肌病（hypertrophic cardiomyopathy）其室间隔的不对称性肥厚。

心包疾病：心脏 MRI 允许将正常的心包直接形象化，可帮助评估及诊断某些心包疾病，如压迫性心包炎（constrictive pericarditis）、肿瘤入侵心包（pericardial metastasis）和先天性心包缺陷（congenital pericardial defects）。心脏 MRI 亦是可区别限制型心肌病（restrictive cardiomyopathy）与压迫性心包炎的有效方法。

磁共振冠状动脉血管造影

撰文：许向捷医生（香港中文大学内科全科医学士、香港医学专科学院院士〔放射科〕、香港放射科医学院院士、放射科专科医生）、罗鹰瑞医生

　　磁共振冠状动脉血管造影（magnetic resonance coronary angiography，MRCA）是另一项快速发展的技术。1.5T 磁共振血管造影仪器已使用了很多年，21 世纪才有 3.0T 磁共振血管造影仪器可供使用。仪器的特斯拉数值越高，所得的影像越佳。研究显示，使用1.5T MRCA可用于评估 >50% 的血管狭窄，统计灵敏度（sensitivity）为 80%，而统计特异度（specificity）为 70% ~ 90%。到目前为止，MRI 技术不断迅速发展，评估冠心病的新技术亦会持续改善。

　　与 CCTA 比较，年轻患者较适合进行 MRCA 检查，以避免暴露于辐射。在进行 CCTA 时，因对碘过敏而不能注射造影剂的患者，亦可考虑 MRI 扫描。而部分接受 CCTA 的患者，可能需要服用 β-受体阻滞剂以减慢心跳，达到理想的诊断效果；但对 β-受体阻滞剂忌用者，适合进行 MRI 扫描检查。但一般业内专家认为 CCTA 在评估冠状动脉方面，仍显然较 MRCA 为佳。如果年轻患者患先天性心脏病或动脉畸形（coronary anomalies）的话，则 MRI 会比 CT 检查有用。

心导管检查:冠状动脉血管造影

● 什么是冠状动脉血管造影（coronary angiography）?

　　冠状动脉血管造影是一种评估冠心病的测试。在进行心导管检查期间，医生会直接在冠状动脉内注射造影剂，以显示血流踪迹（图 11）。

● 进行心导管检查之前,要做哪些准备工作?

　　患者在导管检查之前，应已接受基本身体检查、血液检查、心电图和其他可能的心脏测试或胸肺 X 线检查。如患者正服用药物，应询问医生在检查当天是否仍需服药。

　　在检查前 6 ~ 12 小时，患者不应进食，除了术前 4 ~ 6 小时可以饮用少量的水之外，便不应饮用其他饮料。医生会在检查前 1 小时，让患者服用镇静剂以帮助放松。此药并不会使患者入睡，因为在检查期间，

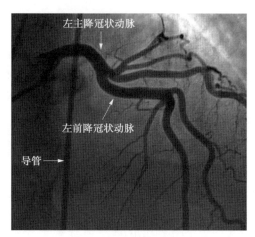

左主降冠状动脉

左前降冠状动脉

导管 →

图 11　冠状动脉血管造影

患者需要保持清醒以遵从医生的指示。

　　患者在检查前,应脱下所有项链、手链、指环或其他珠宝,亦要清除手指或脚趾上的甲油,方便医生观察血液在指/趾间的流动。准备放入导管的手腕或腹股沟位置的毛发亦会被剃干净。患者在检查前应排清小便,检查时可要求医护人员给予一些软垫,以保持躺卧姿势舒适。

　　患者须平卧在大型 X 线仪器下的桌子上,一些金属电极贴会贴在患者的脚和手臂上,以便在检查期间持续监测患者的心电图情况。

　　护士会在患者的手臂静脉插入静脉输液导管,以便在检查期间作静脉注射。镇静剂亦可透过静脉注射入患者体内,让患者保持放松状态。

● **心导管检查如何进行?**

　　进行心导管检查时,会用一根幼细柔软的胶导管穿过患者的手腕(桡动脉)或腹股沟(股动脉)的血管推进至心脏。通过导管,医生可以在冠状动脉或心腔中测量血压、抽取血液样本和注射造影剂(图 12)。医生观察造影剂通过心腔和血管时的状况,可判断冠状动脉是否狭窄或阻塞。当血管内壁有胆固醇斑块形成,导致血管狭窄,冠状动脉血管造影可清楚显示阻塞的严重程度。如果在患者的股动脉插入导管,医护人员会剃去其腹股沟的毛发,并以抗菌剂清洁。除了插入导管的位

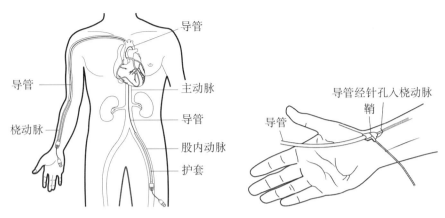

图 12　心导管检查可经腹股沟或手腕进行

置外,其余位置均会用无菌毛巾覆盖,然后注射少量的麻醉剂在插入导管的皮肤上作局部麻醉。局部麻醉下,医生会用针刺穿患者皮肤,并在皮肤上制造小切口,让导管得以穿过并慢慢进入血管内,而导管的尖端会根据医生的操作,寻找心脏内不同的血管口(coronary ostium),透过注射造影剂,在屏幕观察血流畅通与否,又可以同时测量心腔内的压力,并抽取血液样本以检验。

　　在心导管检查中,医生会要求患者作深呼吸,有助摄取最优化的图像。有时也需要患者屏息呼吸数秒,以帮助拍摄清晰的影像。

　　在每次拍摄后,医生在个别情况可能要求患者咳嗽数下,将造影剂排出心脏。当造影剂透过导管进入心室时,造影剂会由血液流到头部和身体其他部分,患者可能会感到短暂的发热,尤其是颈部和私处,这是正常的现象,半分钟内会自动消失。患者也可能会感到头痛、口腔有怪味,或胃部不适。患者在检查过程中,如果感到胸部受压或疼痛、便急或任何不适,应告知医生、护士,他们会帮助舒缓不适。

　　完成检查后,医生会取出导管和导管护套,有些医生会以经皮血管缝合术(percutaneous vascular closure)把动脉的穿刺部位缝合达到止血效果。是否施行经皮血管缝合术则视乎医生的习惯;如果该检查或手术是通过股动脉进行,一般会用到经皮血管缝合手术。进行经皮血管缝合手术后,仍然需要用纱布及绷带包扎皮肤伤口;腹股沟的穿刺位置可能会放上一个小沙袋数小时作止血。若经手腕桡动脉进行心导管检查,通常不需要血管缝合术,而是用一种特殊的压缩带(最流行的是 TR Band)帮助止血。

● 心导管术后

术后患者会转往康复病房。如果通过股动脉而又没有缝合手术的话,整个人需要完全平躺在床上达 6 ~ 8 小时或更长,而动手术的一侧腿部尽可能不要移动。此外,患者不可屈身、扭动或坐起来。如果施行经皮血管缝合手术的话,则大腿需要伸直的时间会较短,患者有背痛的可能性也会较低,可在 3 ~ 6 小时后开始步行。如要咳嗽或打喷嚏,应用手指轻轻按在腹股沟的切口上,以减少出血的危险。

一些经手腕桡动脉进行血管造影的患者,如血压稳定,一般在术后返回病房 1 小时后便可开始步行。

术后数小时,医护人员会检查患者的血压、脉搏和伤口情况。而手腕或大腿内的脉搏、体温及感觉也需检查,检查次数会随时间过去而减少,主要预防术后出现流血情况或其他血管并发症。

若发觉包扎处有轻微出血,要立刻告知护士。若手或大腿感到冷冻、麻痹或疼痛,也要通知护士。在术后数小时内,患者可能要经常小便,这属正常情况,因为术后医生多会吩咐患者多饮液体,以促进肾脏排泄造影剂。

患者需要在术后 6 ~ 10 小时饮用 1 L 以上液体。

若感到胃部不适的话,医生可能吩咐护士经静脉注射生理盐水以代替饮水,并处方药物以舒缓胃部不适。在检查后,大多数患者可以进食少量食物。

当麻醉药的药性逐渐消失,患者手腕或腿上的导管插口处可能感到轻微疼痛。护士会给予止痛药物以舒缓不适,但一般是不需要的。若感到头晕、胸部受压或疼痛,应立即告诉护士。在康复过程中,家人及其亲友均可以陪伴周围。

● 出院

当患者可以走动及伤口没有出血的话,便可以准备出院。出院注意事项如下:

- 在出院后 24 小时内,患者不要俯仰或搬动重物,情况视乎导管插口在手腕或大腿上,详情应向医生查询。
- 在出院后 24 小时内,患者应饮用大量液体,以补充失去的水分及促进造影剂排出肾脏。
- 若发现包扎处出血的话,应用手指按在导管入口处约 15 分钟,并立即通知医生。
- 若在腹股沟作心导管引入的话,在咳嗽、打喷嚏或坐立时,应用手指压住腹股沟伤口;护士会在患者离院前示范正确的做法。
- 应询问医生可进行什么活动,也可查询何时能恢复正常性生活。
- 询问医生在检查前定期服用的药物,能否继续或重新开始服用。

心脏超声波扫描

● 何谓心脏超声波扫描(echocardiography)?

　　早在 40 多年以前,医生只能靠体格检查、X 线或心电图检查判断患者的心脏状况。心脏超声波扫描的出现,令医生可穿透患者皮肤,直接观察患者的心脏情况。超声波技术确实令心脏检查方法迈进了一大步。其在心脏医学中的应用已有 40 年以上历史,十分安全,而且无创伤性,对人体也是无害的(图 13)。

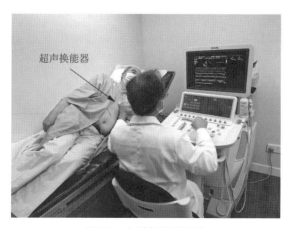

超声换能器

图 13　心脏超声波扫描

心脏超声波扫描是一种心脏诊断方式,利用装有特别结晶体的换能器,以产生无害、高频率的超声波。

换能器会搜集由心脏反射出来的声波,并传送到计算机。计算机仪器便可分析出心脏结构与换能器的距离,并利用计算机技术作数码分析,重建心脏图像结构。这有助医生观察患者心脏的左右心室、收缩的强度、形状、心壁的厚度、心瓣、心包、主动脉,而多普勒技术更可让医生分析血液的流动方向和速度。

心脏超声波扫描有助诊断很多心脏疾病,包括心肌梗死(心脏病突发)、心瓣膜病变、心肌变弱、心房间隔缺损、心包积液、主动脉病变和先天性心脏病。此外,亦可评估左右心室的功能,以及测量肺动脉血压。

医生会视乎所需资料,用一种或以上不同的心脏超声波扫描显示:

M-模式(M-mode):这种显示方式并非显示一个实际心脏的形式。通过测量心脏组织与换能器之间的距离,可准确地获得有关心脏大小和心肌厚度的资料。

二维模式(2-dimensional):二维模式的显示是换能器移动到心脏不同位置产生的,让医生可观察心脏的横切面,提供心脏结构和活动资料。

多普勒超声波(Doppler ultrasound):通过测量超声波强度的改变,反映出红细胞在心血管的移动情况,提供血流的速度和方向,对评估心脏瓣膜功能很有帮助。

彩色多普勒(color Doppler):与多普勒超声波相似,追踪心脏血液流向,然后将资料以二维模式显示,并用不同颜色显示不同的方向和速度。

● **心脏超声波扫描有害处吗?**

心脏超声波扫描可让医生观察患者的心脏功能,患者不会有痛楚或危险,亦没有辐射。目前所知,超声波并没有任何危险性。

● **如何进行心脏超声波扫描?**

心脏超声波扫描是一种非侵入性、安全和无痛的心脏检查方式。

检查一般只需要 15 分钟至 1 小时,视乎医生所需资料。进行扫描时,患者会躺卧在床上,然后在皮肤表面涂上一些特别的凝胶,以增加超声波的传导性。技术人员会移动细小、胶质的换能器至患者胸部。测试通常是无痛的,但患者可能会因按压换能器在胸上所产生的固定压力,而感到胸部有些许不适。

● 有什么技术配合心脏超声波扫描使用?

传统心脏超声波扫描并不能为医生提供所需的全部资料,或者对某些患者并不适用,因此不少辅助技术应运而生,包括:

● 食管心脏超声波扫描(transesophageal echocardiography)

在扫描过程中,一个灵活可弯曲的换能器会放入患者食管,因食管直接位于心脏的背后,故可扫描出非常清楚、详细的心脏图像。经胸廓超声波扫描不能穿透肺部和其他胸部组织,所得影像质量会较差;相反,食管超声波一般可提供更佳的分辨率和影像质量。患者需要在检查前 4～6 小时禁食,同时需注射少量的镇静剂和在咽喉喷洒麻醉剂。该方法较经胸廓扫描评估心脏瓣膜疾病更准确,也可以准确评估心内血块(特别是左心耳中的血块)、主动脉撕裂和某些复杂先天性心脏病。虽然如此,绝大部分患者只需要接受胸廓式检查,而不需要经食管检查。是否经食管检查,应由主诊医生与患者共同决定。

● 运动心脏超声波扫描(stress echocardiography)

这项技术可观察心脏在受压情况下的活动,有助诊断冠心病。通常会使用不动的脚踏车作为运动仪器。若要比较运动前后的心脏功能,可在运动前后各做一次心脏超声波扫描,再加以比较心壁和心室功能,以及心室收缩强度。

● 用药物产生压力的心脏超声波扫描

若患者不能接受运动心脏超声波扫描,便可采用药物代替,以达到相同的效果。患者先进行一次心脏超声波扫描,然后通过静脉注入药物取代运动,在药物发挥作用后再做一次心脏扫描。

● 进行心脏超声波扫描有没有危险?

经胸廓超声波检查是绝对安全的。进行食管心脏超声波扫描,只有小至0.02%的概率出现严重并发症,包括咽喉损伤或穿孔。患有食管病变的患者则不能进行食管心脏超声波扫描。

此外,运动和药物产生压力的心脏超声波扫描亦可能诱发心脏病,但概率极低,平均每10 000例中才有3.5例,而医生一般亦只建议为病情较稳定的心脏病患者进行心脏超声波扫描。

周围血管超声波

● 什么是周围血管超声波(peripheral vascular ultrasound)?

周围血管超声波可以帮助检查局部身体的动脉和静脉的结构和功能,包括颈和下肢血管。检查中并不需要用到辐射,而采用的声波亦非人类耳朵所能听到,并没有任何害处。

● 周围血管超声波检查如何进行?

测试并不会引起患者任何不适。患者首先躺卧在床上,头部稍微抬高,然后在颈或腿部涂上一些凝胶。负责检查的技术人员会使用一部手提式的换能器,用以发放和接收高频声波。

在检查的过程中,技术人员负责将换能器移动,并聆听、观察和轻轻按压患者的血管,以检查血管的结构。换能器发出的声波穿透人体并照射至内部组织,而经反射回来的声波会包含照射范围的资料,换能器便将这些资料转化为图像。有关的影像最后由医生加以观察、解释。

如要测试血流情况,便需要采用多普勒超声波(Doppler ultrasound)。当声波捕捉到流动的物质(如红细胞),声波的强度会因为不同的速度或方向而有所改变。这些强度的改变可以有几个方法显示,包括声音、图像或颜色,医生便可按照不同的显示以评估身体的血流情况。例如,血液向上流动时在检查中会呈现为红色,向下流动时会呈现为蓝色。

● 静脉受阻会有何影响?

静脉负责将血液带回心脏,如患者患有下肢静脉血栓导致血流受阻,便会出现痛楚、水肿和下肢胀大,常见于小腿、足踝和大腿下部。严重病例的静脉血栓亦会导致肺栓塞和其他严重的并发症。

● 动脉阻塞会有何影响?

动脉负责将血液供应至身体各个器官。一般而言,动脉多普勒超声波可帮助诊断周围动脉粥样硬化性疾病,例如腿部动脉阻塞可导致步行时产生痛楚,颈动脉阻塞可导致脑卒中(中风),这两种疾病很容易以动脉多普勒超声波确诊。但这项检查不能诊断出冠状动脉的疾病。

● 进行周围血管超声波检查,有何准备?

大部分的周围血管超声波检查是毋须准备的。整个检查过程需时30分钟至1小时。

4. 冠心病

冠状动脉粥样硬化性心脏病

● 引言

心脏病有很多种,例如先天性心脏病、心瓣膜性心脏病、高血压性心脏病、冠状动脉粥样硬化性心脏病(简称冠心病)等。心脏病猝死的个案多由冠心病引起。

● 何为冠状动脉(coronary artery)？ 冠心病是怎样形成的?

人体内有不少血管,包括动脉和静脉。动脉的主要功能是输送血液、供应氧气和营养给身体各个器官和组织。心脏就像其他器官一样,需要氧气及能源去维持运作,而源于主动脉的左右冠状动脉便是负责供应血液给心脏的渠道。左右冠状动脉位于心脏表面,下游又分成许多细小的血管,所以心脏每个部分都能得到血液供应。

左冠状动脉,称为左主动脉(left main coronary artery, LMCA)。左主动脉分为两部分:左前降支动脉(left anterior descending artery, LAD)负责供应心脏前方肌肉;左回旋支动脉(left circumflex artery, LCX)负责将血液送到心脏左后方。心脏右方则由右冠状动脉(right coronary artery, RCA)供应,其分支伸展至心脏的右后方(图14)。

如果脂肪在冠状动脉管壁内局部积聚,血管壁会变厚,长期钙化后逐渐变硬,最终管腔越来越窄。当管腔狭窄至一定程度,如血管内腔黏膜破裂的话,便可能导致血栓,引致血管栓塞。血管严重闭塞会导

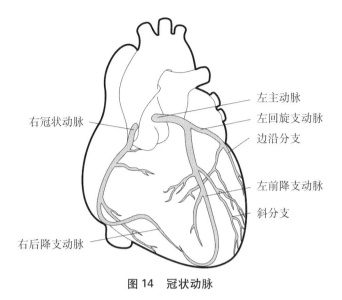

图 14　冠状动脉

右主动脉 → 左主动脉
左回旋支动脉
边沿分支
左前降支动脉
斜分支
右冠状动脉
右后降支动脉

致心肌缺氧,引起心绞痛。心脏血管狭窄引起的心脏病,称为冠心病（图15）。

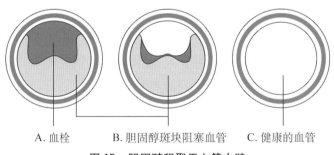

A. 血栓　　　B. 胆固醇斑块阻塞血管　　　C. 健康的血管

图 15　胆固醇积聚于血管内壁

● **冠心病的危险因素**

冠心病的危险因素主要有以下几种:

遗传:如果父母在55岁之前患有冠心病,子女患冠心病的概率比一般人为高。当然,家族史是无法改变的。

吸烟:吸烟已被肯定是增加血管硬化速度的重要因素。它不但可引致血压升高、脉搏加速,烟内的尼古丁也可能令血管痉挛和增加血小板的黏性,从而形成血栓,阻塞血液流通。因此,吸烟已被认定为引起冠心病但又可以完全避免的最危险因素之一。长期吸烟增加患冠心病的概率2倍,增加患心肌梗死的概率更高达6倍,而大部分冠心病患者猝死个案与吸烟有关。

血内胆固醇过高、体内脂肪的新陈代谢不正常:如果血清胆固醇值长期过高,胆固醇及其他脂肪便会积聚于血管内壁,导致血管狭窄,所以胆固醇越高,患冠心病的概率便越大;反之,成功降低胆固醇可以相对减低患冠心病的危险。请参阅《高胆固醇血症有什么危险》一文(第93页)。

高血压:高血压会加速血管硬化。如果长期患高血压而没有适当的药物治疗,患冠心病的概率便会相对增加。理想血压应≤120/80 mmHg。

超重:肥胖的患者较易患上糖尿病、高胆固醇血症或高血压病以及新陈代谢综合征,这些都是很重要的冠心病危险因素。

糖尿病(diabetes mellitus):糖尿病患者较普通人容易患冠心病,患冠心病的危险性可增加至高达6倍。糖尿病控制恰当的话,也可减少糖尿病引起眼睛、肾脏和神经系统的血管病变。

缺乏运动:不运动的人士患冠心病的概率较经常定期运动的人为高。长期适当的运动与冠心病发生率和死亡率呈负相关(inverse association),即定期运动可以减少冠心病的发生率。

精神紧张:长时间生活在精神紧张的情况下,或经常带有焦虑的心情,则患冠心病的概率较生活协调的人为高。

其他:一般来说,冠心病患者多为年长者。年纪越大,患冠心病的概率越高。男性患冠心病的概率较女性高。在停经前患冠心病的女性较少,因为更年期前有雌激素保护之故。医学调查显示,高同型半胱氨酸血症(hyperhomocysteinemia)患者患冠心病的危险比常人高。

● 冠心病的症状

冠心病有多种症状。部分冠心病患者即使血管有七八成阻塞,也未必一定有症状出现,但大部分有严重血管狭窄(超过70%阻塞)的患者有心绞痛。

● 何为心绞痛(angina pectoris)?

患者出现心绞痛,通常是在急步行或上斜坡时,胸口有翳闷或压迫的感觉,严重者更会同时感到气喘、头晕、作呕。心绞痛通常发生在胸骨后面或者左前胸,有时压迫感会放射至左肩、左臂、左手或下颚。部分患者在心绞痛发作时,上述各处可能同时感到不适。心绞痛一般持续数分钟或以上,而只维持一两秒的痛楚(无论强烈与否)一般不是心绞痛(或心脏相关的症状)。

不是所有冠心病患者都有心绞痛,部分患者会没有任何症状,当第一次发现时,便是心脏病突发。有少部分患者在未确诊冠心病之前便不幸猝死。而另一些患者可以完全无心绞痛,但患有心力衰竭。所以冠心病的症状各有不同,但最普遍的临床表现是心绞痛。

其实,"心绞痛"这名词有点误导,因为患者绝大部分不会用痛来形容,他们会诉说胸部有压迫感或挤压感。一两秒的刺痛,局部、极其细小范围或只一小点的痛楚,或刀刺的感觉,都应该不是心肌缺氧的症状。"心绞痛"此医学名词沿用已久,多数医生也继续用此与其他医生或患者沟通,所以暂时也不会改变。

心绞痛分两大类:稳定型心绞痛和不稳定型心绞痛。稳定型心绞痛是指患者在两个月之内病情稳定,心绞痛大多属劳累性,通常是急步行、上斜坡或跑步时才会引发,但休息一会后,心绞痛便很快缓和。至于不稳定型心绞痛,是指患者在两个月内病情有所变化,例如以往走得急时才会心绞痛发作,现在即使慢走也会出现;或以前是一两周才发作一次,现在则演变为每日均会发作;又或者以前是劳累性心绞痛,但现在即使休息或平卧时也会发作。

- **什么是心肌梗死(myocardial infarction)?**

心肌梗死(简称心梗)指冠状动脉突然出现血栓完全堵塞血管,令血液无法经过血管供应给心肌,当心肌缺乏血液供应超过一段时间后,心肌细胞便会死亡,这种情况称为心梗,亦即一般人所称的急性心脏病(heart attack)。心梗的症状主要包括严重胸痛、气喘、作呕、冒冷汗、头晕、心跳及面色青白。详情请参阅《心肌梗死》一文(第51页)。

- **冠心病的诊断**

- **怎样诊断冠心病?**
初步的评估会依靠病史,之后依据心脏检查结果确诊。

运动负荷心电图检查

评估患者是否患有冠心病,最常用的第一步是运动负荷心电图检查。心电图分为两类:静态心电图和运动负荷心电图。稳定型心绞痛患者,在没有心绞痛发作时,如进行静态心电图测试,多数情况下会显示正常。运动负荷心电图检查可以帮助评估患者是否有冠心病,其准确性因患者的背景及冠心病的严重性而异(这是统计学上的概念)。如果加上放射性核素扫描(isotope scan)则可令其准确性增加,但放射性核素扫描在时间及费用上比运动负荷心电图检查高出数倍。详情请参阅《运动负荷心电图检查有什么用途?》(第18页)和《放射性核素扫描》(第22页)。

稳定型心绞痛患者适宜进行运动负荷心电图测试,而不稳定型心绞痛患者则不适宜进行,因为运动可能会使病情恶化。

冠状动脉计算机断层扫描血管造影

另一项测试方式是冠状动脉计算机断层扫描血管造影(coronary computed tomography angiography,CCTA)。在2005年后,因为科技成熟,CCTA开始广泛应用于冠心病的诊断。这种检查并不需要住院进行,过程亦少于5分钟。当检查结果是正常的话,CCTA十分有用;然而,若检查结果是不正常的,便需做进一步检查,因为CCTA现阶段不能非常准确地评估动脉狭窄的程度,可能存在高估或低估的情况。详情请参阅《冠状动脉计算机断层扫描血管造影》一文(第23页)。

心导管检查

运动负荷心电图检查固然可以初步评估患者是否有冠心病,但要确诊血管闭塞的位置和狭窄的程度,只有心导管检查才可提供诊断的标准。心导管检查必须在医院内进行,患者须接受局部麻醉,然后在大腿近膀胱处的腹股动脉放入导管,或经手腕的桡动脉沿着动脉直推至心脏,将碘质的X线造影剂注射入心脏动脉。在注射时通过X线,便可清楚看见整条动脉的闭塞情况。详情请参阅《心导管检查:冠状动脉血管造影》一文(第27页)。

接受心导管检查可清楚了解病情。不过,进行这种检查时可能出现并发症。例如,当患者进行导管检查时,可能出现脑卒中或心肌梗死。但发生这些并发症的概率低于千分之一;患者的年龄越大,发生并发症的风险就越高。

● 冠心病的治疗

● 治疗冠心病的方式,有没有选择? 有几种治疗方式?

确诊冠心病后,应施以适当的治疗,包括药物治疗或冠状动脉血管重建手术(coronary revascularization),如搭桥手术或经皮冠状动脉介入性手术,而绝大多数患者都需要手术治疗。

药物治疗

由于冠心病是心肌表面的血管出现阻塞,而心脏有3条主要血管,分别是右冠状动脉(right coronary artery)、左前降支动脉(left anterior descending artery)和左回旋支动脉(left circumflex artery)。如果患者的血管出现轻微病变,而阻塞情况并不严重,患者未必需要做任何手术,可以用药物治疗。药物的功效是减少心脏的耗氧量,令心跳减慢或降低血压,以减低心脏的负荷;或者扩张冠状动脉,令狭窄的血管膨胀。

舌下含服硝酸甘油能暂时扩张血管,增加局部血液循环,但药物不能够令血管完全恢复畅通。心绞痛突发时,需立即休息,含服硝酸甘油以扩张冠状动脉。通常在舌下含服硝酸甘油3~5分钟后,心绞痛便开始缓和。如果患者舌下含服2~3粒硝酸甘油未能在10~15分钟内缓和心绞痛,应立即通知主诊医生。

对于一些冠心病患者而言,必须定期服用几种药物。绝大部分患者需长期服用阿司匹林(或其他血小板抑制剂),减少血小板的黏性,从而降低心肌梗死的危险。除了阿司匹林,医生亦会处方他汀类药物(statin)、β-受体阻滞剂、ACE抑制剂或A2对抗剂。这些药物应该会有帮助,但不是每个人都适用,也并非所有患者都需要服用上述药物。主诊医生会为患者决定需要服用多少药物。

冠状动脉血运重建手术:搭桥手术

有些冠心病患者仅靠服药便能控制病情,但有些患者则须接受经皮冠状动脉介入治疗(percutaneous coronary intervention, PCI),而最严重的患者更须做冠状动脉搭桥手术(coronary artery bypass graft surgery, CABG)。进行搭桥手术时,患者须接受全身麻醉,由心脏外科医生切开患者的胸骨;这时心脏是停顿的,血液循环须依靠体外的心肺仪器来帮助泵血。外科医生会从患者的小腿或胸口内壁抽取血管以接驳阻塞的血管,让血液在新的接驳口分流,避开阻塞的部分,向心脏供应血液。成功率视乎病情的严重性而定。手术后,心脏会再次跳动。

多数患者需在医院内住院4~7日,术后第2天应该可以坐立甚至步行。通常在6周内患者可返回工作岗位,若是从事体力劳动工作的话,便应该多休息一段时间再重新工作。搭桥手术通常十分有效,绝大部分患者均表示术后心绞痛情况未再发生。不过,须知道这项手术并不能根治心脏病,即使手术成功,心绞痛仍可能再次发生,这可能是因为日后血管桥梁本身有病变,或者位于血管桥梁下游的血管继续恶化。因此,患者做完手术后仍须小心饮食,保持理想体重,做运动和长期服用药物。

接受手术10年后,患者的血管桥梁阻塞率可高达50%(腿部静脉桥梁)或低至5%(胸内动脉桥梁)不等。搭桥手术之后,不排除患者需要进行其他辅助性治疗,包括药物及经皮冠状动脉介入治疗。搭桥手术较经皮冠状动脉介入治疗危险,并发症包括心肌梗死、严重出血和脑卒中,但手术死亡率低于1%~3%。

搭桥手术的过程,详情请参阅《冠状动脉搭桥术:手术过程简介》一文(第83页)。

冠状动脉血运重建手术:经皮冠状动脉介入治疗

血管成形术(coronary angioplasty)是扩张狭窄血管的手术。在20世纪70年代末期,使用球囊技术进行血管成形术,成为经皮冠状动脉介入治疗的重要里程碑。在20世纪80年代,血管成形术突飞猛进。球囊血管成形术是这一种手术的原型。其是将一条导管经过股动脉引进身体血管,并推至心脏,然后用一根导引钢丝(guide wire)将球囊放在血管狭窄的地方,接着用液体将球囊充胀。当球囊充胀时,便会将狭窄的地方扩张。不过,就算成功用球囊扩张血管,1/3患者的血管会在6个月内有再次发生狭窄的危险,所以目前大部分的心脏科专家在做完球囊扩张后,会将一个金属支架(metallic stent)植入扩张的部位,以降低血管再狭窄的发生率(图16)。支架技术继续发展和完善,在2002年,涂药性支架(drug-eluting stent)面世,可进一步降低血管再狭窄的风险6%~7%。有关手术过程,请参阅《经皮冠状动脉介入治疗术:手术过程简介》一文(第71页)。

通常来说,若以舒缓心绞痛为治疗目标,经皮冠状动脉介入治疗肯

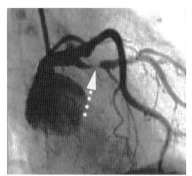
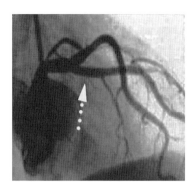

A. 支架植入前　　　　　　　　　　　B. 支架植入后

图 16　支架植入前后

定较服药有效。通常患者成功做完手术后,除了心绞痛的症状消除外,体适能亦有所提高。在绝大部分情况下,其成功率高达95%以上,严重并发症发生率<1%~3%,死亡率<2%。详情请参阅《涂药性支架降低血管再狭窄率》一文(第79页)。

● **冠心病可否根治?预后如何?**

　　冠心病是不可根治的。冠心病患者的预后视乎血管的阻塞程度、阻塞的血管数目、心肌梗死(简称心梗)后心脏肌肉功能的损坏程度。血管狭窄越多,危险性便越高。心梗后心肌功能正常者比心梗后心力衰竭者生存率高,心梗后严重心律失常者的预后比心律正常者差。

● **冠心病可以预防吗?**

　　尽量采取预防措施,可降低患冠心病的危险。例如,高血压病患者应服用降压药,高血压控制后可减少日后患冠心病的危险;吸烟者应戒烟;体重过胖人士应减肥、多做运动和注意饮食;生活紧张人士应寻求生活协调与平衡。

　　高胆固醇血症患者应注意饮食,减少进食肥腻或高胆固醇的食物,如猪油、猪脑、猪肝、猪腰、蛋黄、蚝、鱿鱼等,应多吃鱼类、蔬菜或鸡肉。如果依靠营养控制仍未能降低胆固醇,需要用降胆固醇药物治疗。多项国际性大型调查研究均证实,高胆固醇血症患者服用他汀类药物后,除可降低胆固醇外,亦可降低患冠心病或脑卒中(中风)的风险。

适量饮酒,例如每日一两杯红酒,似乎可减少患冠心病的概率。但饮酒过量,则患其他疾病的概率反而增加(包括癌症和肝硬化)。注意,女士每日饮多于一杯酒的话,可能会增加患乳腺癌的危险。不喜欢酒精的人士不应以此来降低患冠心病的风险。

医学调查研究显示,血清同型半胱氨酸值过高的人士,服用维生素B6、维生素B12及叶酸,有助降低同型半胱氨酸值。虽然暂时未有明确的数据证实降低同型半胱氨酸值会降低患冠心病的风险,但服用适量维生素B也无妨。

有研究指出,若能保持最低的精神压力,避免经常发怒,可降低冠心病患者突然死亡的危险。当患者感到愤怒时,出现心律不齐的致命概率可能增加。研究显示,正确处理压力和降低愤怒均可降低重复出现冠心病的概率。简单而言,如果冠心病患者希望寿命长久些,应该保持稳定的情绪,避免过分愤怒或对抗的情绪,保持放松的心情享受人生。

● 药物可以帮助预防冠心病吗?

● 阿司匹林

很多人都知道阿司匹林是一种消炎止痛类药物,但这种药物近年来已变成一种医治心血管病的重要药物。阿司匹林可以降低血液凝固功能,主要是降低血小板的黏性:血管内壁的黏膜如有损坏,便可能有血小板黏附,而阿司匹林可防止血小板黏附在已损坏的血管壁,降低血栓形成的风险。冠心病患者如未出现心肌梗死,长期服用阿司匹林可降低心梗发生率或脑卒中(中风)的概率约25%。如果患者患有急性心梗,在发病24小时内服用阿司匹林,可减低患者因心梗而死亡的概率达20%。有大型欧美调查研究显示,即使是无冠心病的人士,服用低剂量的阿司匹林(如每日80 mg)可减低日后出现心梗的危险。如果没有与医生探讨,则不要自行服用,因为阿司匹林可能引致消化性溃疡和增加脑出血的概率。如果对阿司匹林敏感的话,则切勿服用。

● 他汀类药物

要预防冠心病,使用他汀类药物是非常重要的。多项研究均显示,高危患者、特别是糖尿病或高血压病患者,使用他汀类药物可减少心肌梗死和脑卒中(中风)的风险,但不是每个患者均可服用。详情请参阅《怎样治疗高胆固醇血症?》一文(第94页)。

- **服用维生素 E、维生素 C 或胡萝卜素有帮助吗?**

有大型调查报告显示,大致上这些维生素对预防冠心病没有任何帮助。在肾衰竭患者中,维生素 E 或有某种程度上的益处。美国心脏协会在 2004 年的报告中,并不建议使用抗氧化剂、维生素补充剂,相反建议多进食含抗氧化剂的食物。

心绞痛的诊断:个案研究

- ## 引言

冠状动脉粥样硬化性心脏病(简称冠心病)是亚洲人心血管病死亡的主因。在过去二三十年,冠状动脉搭桥手术及经皮冠状动脉介入治疗术彻底改变了对冠心病的治疗方法。然而,不论技术上有何突破,诊断心绞痛的方法仍然没变:询问病史是最重要的,因为医生可据此决定患者是否需要做进一步的检查。以下阐述一个心绞痛患者求诊的案例,显示医生必定会询问的典型问题。

- ## 个案研究

患者是一位 52 岁的男士,这是第一次到诊所求诊。

患者:医生,过去 6 个月我偶尔胸口有挤压感,我是否有心脏问题?

医生:你能否详细说明胸口挤压的情况? 由什么引起?

患者:刚开始,每 1~2 周会出现胸口挤压的情况,通常在上斜坡或行楼梯后发生。过去 3 个月,在我走了三四层楼梯,或在平地稍快走路数分钟后便会出现,但缓慢走路时,没有任何问题。

注:根据加拿大心血管学会对心绞痛的分级(表 1),该患者应属第二级心绞痛。患者出现心绞痛,通常是在走得太快或上斜坡时,胸口有翳闷或压迫的感觉,严重者更会感到气喘、头晕、恶心。冠心病患者的心绞痛通常发生在胸骨后面或者左

前胸,有时痛楚会放射至左肩、左臂、左手或下颚。部分患者在心绞痛发作时,上述各处可能同时感到不适。大多数患者不会以"痛楚"形容心绞痛,反而会说"顶着""压着""翳闷"等。事实上,"心绞痛"这个名称是一种误称,但已沿用多年,为使读者便于明白,仍在继续使用(图17)。

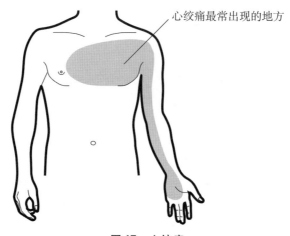

图 17　心绞痛

表 1　加拿大心血管学会对心绞痛分级

级别	内　容
第一级	一般的体力活动并不会导致心绞痛
第二级	心绞痛使身体受到轻微的影响
第三级	一般身体活动受到显著限制
第四级	身体活动已严重受到影响,平静时亦会出现心绞痛

医生:胸部挤压感觉会否遍及身体其他部分?

患者:我想起来了,有时挤压感会伸延至肩膀、手臂内侧,颈部偶尔也会感到痛楚。

医生:你有否因胸挤压感而看过其他医生?

患者:有,我在6个月前看过医生,医生处方了一些药物,其中一种是在症状出现时放在舌下含着的。但1个月后,那位医生移居外地,我便没有再去看医生了。

医生：可否再多讲一些有关胸部挤压的情况？程度有多严重？后来是怎样缓和下来的？

患者：通常身体情况也不太差，只是翳闷。有时胸口不适时，感觉呼吸困难。一旦出现这种症状，我便停止走路，稍作休息，挤压感数分钟后会自然消失。我并不是每次都服用含于舌下的药物，有时休息一下，胸口不适就缓和了。

医生：你在做其他活动时，是否会出现胸部挤压现象？

患者：有时会，例如在感到焦虑、愤怒或不开心的时候。

注：以上是临床诊断心绞痛的典型问答内容。其他刺激因素包括吃得过饱、着凉及性交。

医生：出现胸部挤压感的时间持续多久？最近一次胸部挤压感是什么时候发生的呢？

患者：唔……我想大概持续有 10 分钟，最近一次发生已是三四日前的事了。在过去 2 个月，平均每周出现一两次。

医生：那时候你正在做什么？你如何缓解胸部挤压的感觉？

患者：我正在追赶公交车，当我感到胸部有挤压感时，开始略为减速，但挤压感仍然持续，所以我舌下含服药丸。

医生：服食了多少颗？

患者：只服用了一颗。

医生：这种药是可以在 15 分钟内服用 3 颗的，可使胸部挤压感的情况消失。

患者：我不知道每次发病可服用一颗以上。大约 20 分钟之后，挤压感也缓慢地减退了。

医生：为什么今天才找医生求诊？

患者：最近看了一个关于冠心病的电视节目，才知道情况可能比我想象中严重。

医生：你的症状是否变得严重或频繁了？

患者：没有，基本上在可预料的情况下才会出现，而我亦尽量尝试避免做一些会出现胸部挤压感的事情。

医生：是否有近亲患有心脏病？

患者：有，我的父亲在 52 岁时曾心脏病发作，他在 65 岁时因另一次心脏病发作去世。我的母亲仍健在,但大舅在50岁时也曾心脏病发作。

注:家族史有助于评估患者患冠心病的概率。

医生:你的亲人有没有糖尿病、高血压或高胆固醇血症的问题?

患者:父亲患有高血压,母亲则在两年前有过高胆固醇血症问题。

医生:那你本身有没有高血压、糖尿病、高胆固醇血症或其他问题?

患者:医生3年前告诉我体重超标及总胆固醇值7.02 mmol/L(271 mg/dL),要我注意饮食和多做运动。

医生:那你有否节食?

患者:有,我尝试避免进食高胆固醇的食物,亦每日缓步跑,在第一年我减去4.54千克(10磅)。

医生:那你的血胆固醇值有否下降?

患者:有,总胆固醇已下降至6.11 mmol/L(236 mg/dL),低密度脂蛋白胆固醇(low-density lipoprotein cholesterol,LDL-C)已下降至3.64 mmol/L(140 mg/dL)。

注:血清胆固醇值正常并不代表可排除冠心病。若患有冠心病,患者则宜服用他汀类药物,控制其低密度脂蛋白胆固醇 < 1.82 mmol/L(70 mg/dL)。

医生:你是否吸烟?

患者:有,过去20年平均每日抽两包。

医生:你没有戒烟?

患者:没有。

医生:你是否需要定期服食其他药物?

患者:我在需要时便会舌下含服药丸,2个月前我开始服用阿司匹林,因我从收音机中知道这种药物有用。

注:阿司匹林可使冠心病患者降低心脏病发作的概率,如果患者本身有某些健康问题,便不适宜服用。

医生:服用阿司匹林是对的。不过,没有医生指导,是不应自行服用的。你还有没有其他症状呢?

患者:唔……

医生:你有没有在半夜因呼吸困难、胸部挤压感或心悸而起床?

患者：没有。

注：平静时发作的心绞痛,或夜间发作的心绞痛,可能是不稳定型心绞痛的症状。

医生用了 5 分钟时间检查患者,然后为患者进行心电图测试,图像没有显示有并发症的曲线。

医生：从你的病症看来,应该是因冠状动脉狭窄导致的心绞痛,简单地说便是冠心病。冠心病是由于胆固醇在心脏动脉内壁长期积聚所致。因心脏问题突然猝死者大多是冠心病患者。你可能有冠心病,需要做进一步检查。还有你需要戒烟。

注：改变生活模式是很多冠心病患者必须要做的,例如定期运动(但避免在餐后做)、保持适当的体重、戒烟等。

患者：我的心电图情况怎么样?

医生：你平静时的心电图没有异常,但这不足以排除冠心病。心电图并不能确定你是否患有心血管狭窄,就算一个完全正常的静态心电图亦不能证明患者没有冠心病。从心电图中只可以了解你以往有否患过心梗。做运动负荷心电图测试,有助于诊断心脏在强烈压力下,会否出现缺氧。通常做运动负荷心电图测试对诊断冠心病有帮助,我建议你先做运动负荷心电图测试。

患者：如果你认为我有冠状动脉狭窄,为什么仍然要做压力测试?

医生：除了支持诊断外,测试也可以提供其他客观的资料,让我们知道冠心病的严重程度。病情严重的话,需要比较积极的治疗,高危的患者需要进行心导管检查,以确定哪一种治疗方式最恰当。

患者：什么是心导管检查?

医生：心导管检查是一种在局部麻醉下,由心脏科医生进行的检查。医生会先用一根长而细的胶导管插入患者腹股沟的动脉,推进至心脏位置,在冠状动脉中注入无色的造影剂。一般而言,患者是否需要进行心导管检查,主要视其症状和运动负荷心电图测试的结果。假若患者有严重的症状及伴有不正常的运动负荷心电图测试结果,便需要进行心导管检查。患者可借着进行冠状动脉搭桥术或经皮冠状动脉介入治疗术而得益。

注:运动负荷心电图测试是诊断冠心病的一个重要步骤。运动时出现低血压、身体功能较差、低运动量出现心电图 ST 段下降,或有显著由运动引致的室性心律不齐,均有可能属严重的症状。运动测试可以帮助评估患者是否高危,亦有助医生替患者决定进行冠状动脉搭桥术还是经皮冠状动脉介入治疗术。

患者:假若我的情况属于严重类别,我是否应该有更多严重的症状?

医生:不一定,事实上有些情况称为无痛心肌缺氧(silent myocardial ischemia),患者即使没有出现心绞痛情况,心脏也可能有严重缺氧。

患者:噢。那么我应该什么时候进行运动负荷心电图测试呢?

医生:你有时间的话就明天吧。我也想明天早上替你做空腹血液检查。假如你过去一两年未有照胸肺 X 线,那么这亦有帮助。

患者:除了冠状动脉血管造影、运动测试外,还有没有其他方法评估冠心病?

医生:冠状动脉计算机断层扫描血管造影(CCTA)也可考虑。在扫描结果显示正常的情况下,此测试是很有用的,因为这表示患者没有任何显著的冠心病。然而,假若检查结果是不正常,那么便有其他考虑,患者可能需要接受进一步测试。运动测试如果加上放射性核素扫描可令准确性增加,但放射性核素扫描在时间及费用上较运动负荷心电图检查要高出好几倍;此外,放射性核素具有辐射,辐射剂量一般较 CCTA 大好几倍,所以此检查一般不适用于初步确诊冠心病。有些患者需要首先做运动测试,然后接受心导管造影。而有些患者则直接进行 CCTA,但最严重的个案最终仍然需要接受心导管检查。每位患者的病情各异,因此医生将根据患者的病情决定哪些测试是最适合的。

心肌梗死

心肌梗死（myocardial infarction）简称心梗，是急性心脏病及引起猝死的最主要原因。在美国每年有 150 万名患者有心梗，超过 25 万名患者猝死。在中国香港，2014 年的冠心病死亡人数为 4 293 人，占登记死亡人数的 9.4%，但没有猝死人数统计。

● 心梗的病因是什么？

绝大部分心梗的患者都患有冠心病。心梗可以引起严重的心律不齐，亦会引致心脏停搏。通常心梗是由于有一条血管完全堵塞而引起，如果阻塞的地方不能在 3 小时内重新畅通，又没有其他血管的附属管道帮助供应血液予缺氧的心肌，那么由这条堵塞的血管负责供应血液的心肌便会死亡（图 18）。

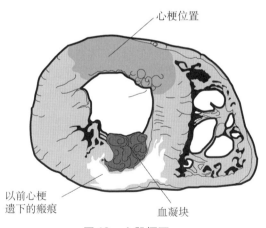

图 18　心肌梗死

● 心梗的症状是什么？

心梗最普遍的症状跟心绞痛差不多，只是心梗引起的胸部压迫感或痛楚比较严重，维持时间亦长很多。胸部痛楚通常在胸骨后面，亦会放射至颈部、下巴、肩、臂或手。此外，患者亦可能冒汗、眩晕或气促。

如果胸部挤压感属于初发的,而在短时间内不能靠休息缓解,便应立即召救护车入院求诊。心梗可以在没有症状的情况下出现,在年长者和糖尿病患者身上尤其多见。

如果上述症状已经出现,患者又未能及时到达医院,而家中有阿司匹林的话,便应立即服食 1 粒。有些患者不一定有胸部挤压感,有些个案只有胃痛或有些消化不良的感觉。其他患者在心梗发作时,可能只有少许气喘或眩晕。心梗大多发生在清晨 5 时至早上 9 时之间,但基本上在日间任何时间均可病发。

● **怎样诊断心梗?**

诊断通常是靠病史、临床检查、心电图和血液检查证实。

病史和临床检查:病史是最重要的一环,医生主要依赖准确查问的病史决定是否需要立即住院。决定住院后,医生会进行各类临床检查,再询问病情:痛楚的持续时间、特性,病发前有否发生类似的事件,以往心绞痛激发的因素和冠心病的危险因素,并进行身体检查,包括对心肺的听诊、测量血压、测量血氧饱和度(SpO$_2$)、持续的心电图监测。

心电图:医生会做静态心电图检查,以确定患者是否有心梗。典型心梗心电图模式可帮助医生诊断,不过有很多个案的心电图未能提供确实的诊断,因此医生亦需依赖血液检查以确定诊断。

酶检查:如果心肌损坏,血清肌酸磷酸激酶(CPK)、心肌性肌酸磷酸激酶(CPK-MB)和心脏肌钙蛋白(cardiac troponin)会上升。CPK 是针对肌肉的,在手或臀部肌内注射药物或肌肉创伤后都可能升高。而 CPK-MB 和心脏肌钙蛋白则是针对心脏的。CPK 总数值升高并不必然代表有心梗,但 CPK-MB 和心脏肌钙蛋白数值升高则绝大多数提示有心梗。3 个指标中,以心脏肌钙蛋白最能准确诊断心梗。CPK 上升的程度可帮助医生评估心肌损坏的范围及严重性。

● **除心电图、血液检查之外,是否还有其他辅助检查?**

心脏超声波扫描亦可帮助医生评估心脏哪一部分受到损伤、严重程度和心肌泵血的功能有否受到影响。进入深切治疗部后,医生会给患者进行胸肺 X 线检查,目的是评估是否有心脏扩大、心力衰竭及肺积水等现象。

心梗怎样治疗?

监护治疗

心梗患者应及时入院,并在重症监护室留医。头几天患者需吸氧,如果入院后仍有严重的胸口痛楚,医生便会给予吗啡类(morphine)药物止痛。大部分心肌梗死的胸痛会在 24 小时内消退。在重症监护室,医生会吩咐患者床上静卧,并将电极贴贴在患者的胸口,以监测心跳。因为在心梗后数天,可能会有室性心律不齐(心室心动过速或心室纤维性颤动),这可能有潜在致命的危险。而用仪器监测心跳,一旦发觉有恶性心律不齐时立即用电复律(cardioversion)进行纠正。此外,患者的手臂静脉亦会放置导管,以便在紧急情况下注射药物。所有患者均会处方阿司匹林和氯吡格雷(clopidogrel)或替卡格雷(ticagrelor),如心肌梗死患者在病发后的 3 ~ 6 小时内到达医院,个别患者可能会接受一种通过静脉注射的血栓溶解剂——重组组织型纤溶酶原激活剂(recombinant tissue plasminogen activator,rtPA),以帮助溶解阻塞血管的血栓和降低心肌受损的程度。不过,并非所有患者都适合使用,因为血栓溶解剂可能引起脑卒中(中风)及脑出血等严重并发症,因此不是治疗急性心梗的首选药物。

经皮冠状动脉介入治疗术

目前,治疗急性心肌梗死伴随心电图显示 ST 段上升(ST elevation myocardial infarction,STEMI)的最安全方法,是进行立即性经皮冠状动脉介入治疗术(primary PCI)。这种治疗方法较静脉注射血栓溶解剂更安全和可靠,亦较少引致患者并发脑出血。然而,治疗需要在有心导管设备的医院内进行,负责的心脏科医生也需要熟悉经皮冠状动脉介入治疗术,因为并非所有心脏科医生均曾接受相关的训练。由于个别心脏科医生接受 PCI 相关训练的时间未必相同,因此所做出来的效果及成功率会因人而异。

药物治疗

其他常用的药物,包括 β-受体阻滞剂、ACE 抑制剂、A2 对抗剂均证实可减少并发症和延长患者寿命,但这些药物并不适用所有患者。前文已提及,所有心梗患者发病后都要服用阿司匹林。另有调查显示,即使胆固醇水平正常,医生也会处方他汀类药物,以降低患者日后心脏病的复发率和脑卒中的风险。

- **康复期**

通常患者需住院5~7日不等,如果没有并发症便可考虑出院。若治疗心梗后初期没有并发症,患者通常可在一两日后坐在床上休息,毋须完全卧床;再过数日,便可以每日循序渐进地多做一点活动,以帮助康复。这与四五十年前医生处理心梗患者的方法截然不同。那时医生均认为患者要卧床休息至少6~8周,才有助心肌复原,现在已证实这种做法并不正确。在条件许可的情况下,应尽早嘱患者下床活动,使康复过程更为顺利。不过,患者若是因严重心梗而导致心力衰竭,就必须卧床休息直至病情稳定。

若患者情况稳定,而病发后首天没有进行经皮冠状动脉介入治疗术,心脏科医生可能在患者心脏病发后数天(6~7日),给患者进行运动负荷心电图测试,如测试结果显示不正常(显示严重缺氧)或同时有复发心绞痛,则心脏科医生会根据病情,建议患者进行心导管检查,以考虑是否需要进行心脏血管手术。部分患者需要接受经皮冠状动脉介入治疗术,在某些情况下,医生亦可能为患者安排心脏搭桥手术。

● 心梗的预后情况怎样?

心梗预后要视乎心梗的程度和大小、心脏功能损坏的程度、有否出现室性心律不齐(ventricular arrhythmias)、心脏血管狭窄的数量,以及患者是否有持续性心绞痛。严重及大范围的心梗、显著的心脏功能衰退、频繁的室性心律不齐均会导致较差的预后。心脏超声波扫描亦有助提供有用的资料,包括心梗的范围、严重程度和整体的心脏功能。左心室泵血功能<40%亦会伴随较差的预后。24小时心电图监测可调查心脏是否有恶性的心律不齐出现。差不多所有患者在心梗后,都应该接受血管造影以评估冠状动脉状况;血管阻塞越多,预后越差。

● 康复期的日常生活如何安排

很多人问,心梗之后多久才能恢复性行为。如果患者能走上楼梯而不感到气促或胸痛,或在做运动负荷心电图检查时没有什么问题,便可以进行性行为。通常这都是心梗后数周的事。如果以往有吸烟的习惯,心梗后必须戒烟。在营养方面,应开始减少进食含饱和脂肪的食物,多吃水果、蔬菜和高纤维食物,及减少糖分摄取。生活紧张的人士应学会松弛神经、协调起居饮食和降低工作压力。

预防冠心病

预防冠心病的关键,就是减少及控制引发冠心病的危险因素,包括以下各项:

吸烟:吸烟会增加冠心病发病率 2～4 倍,亦会增加患心肌梗死的概率 2～9 倍,视乎吸烟量。与非吸烟人士比较,吸烟者猝死的危险性会增加 2～4 倍。每多吸一支香烟,都会增加患冠心病的危险,吸烟越多,发病率就越高。吸烟对心脏的坏处包括:增加血小板的黏性,加速血管硬化,令心脏血管容易痉挛,降低血内高密度脂蛋白胆固醇(high-density lipoprotein cholesterol,HDL-C)。而最直接的解决方法就是戒烟;戒烟后,患冠心病的危险性迅速降低,戒烟 3 年后会与一个非吸烟者无异。吸烟是唯一一种可以完全预防的危险因素。

高胆固醇血症:血清胆固醇值越高,患冠心病的概率便越大。若能将过高的胆固醇降低 3%,患冠心病的概率便会下降 2%。降低血清胆固醇值的首要方法是定期运动及调节饮食,如进食低糖、低脂肪、低胆固醇及高纤维的食物。医生会向患者建议忌口的程度,和决定患者是否需要服用降胆固醇的药物。

高血压:血压越高,患冠心病的概率便越大。降低血压至理想水平,除可降低患冠心病的危险外,亦可降低日后脑卒中的概率。

缺乏运动:定期运动可减低患心肌梗死的概率约 30%。如长期缺乏运动、过胖和体适能过低,便应先征询医生的意见,方可开始剧烈运动。

超重:体重若较理想水平高出约 20%,便会引起多种与肥胖相关的问题,如高血压、糖尿病、高脂血症等。借着定期适量的运动及改善饮食习惯,可帮助减肥从而达到理想体重的目标。

糖尿病:糖尿病患者因心血管病死亡的概率较普通人高出 3 ~ 7 倍,因此最好避免患上糖尿病。一般来说,肥胖人士较易患糖尿病,他们必须忌口及经常做运动以控制体重。糖尿病患者应尽量控制血糖,而所有其他冠心病的危险因素也应积极处理。

性别:女性患冠心病的概率较男性为低;研究数据显示联合雌激素-孕激素(estrogen-progestin)与冠心病并发症增加有关,因此这种组合不能长期服用。详情请参阅《女性患心血管病》一文(第 66 页)。

阿司匹林:西方医学文献显示,超过 50 岁的男士若每日服用一粒阿司匹林,可降低日后患心梗的危险;但阿司匹林对女性的益处没有那么明显。预防冠心病的剂量是每日服用 50 ~ 100 mg。服用阿司匹林亦可能出现不良反应,如胃出血、过敏反应等等,故须先征询医生的意见才可服用。

饮酒:饮用适量的红酒,如每日 1 ~ 2 杯,流行病学资料显示似乎可降低患冠心病的概率,但饮用过量,则可能增加患高血压及其他心脏问题的风险。喜欢喝酒的人士不妨继续喝,但并非真正喜欢喝酒并且在喝酒后会觉得不舒服的人士,不要为了预防心脏病而强迫自己喝酒。再者,西方医学调查显示,每日喝一杯酒可能会使停经后的女性稍微增加患乳腺癌的概率。大量饮酒的东亚人士(尤其是容易面红的)也容易患食管癌,因此每日饮用红酒并非完全没有坏处。

高同型半胱氨酸血症(hyperhomocysteinemia):同型半胱氨酸是体内的一种自然氨基酸,但若血内含量过高,便会增加患冠心病的风险。医生可替患者检验同型半胱氨酸。有些人的血清同型半胱氨酸比较高,是由于遗传的因素;但多数水平较高的人士,主要是由于他们的食物缺乏某种维生素,包括叶酸、维生素 B6 及维生素 B12。医学研究还未能确定在现阶段是否所有心脏病患者均须定期检查同型半胱氨酸,暂时也未有资料证明降低血清同型半胱氨酸对冠心病患者有临床益处。虽然如此,但若同型半胱氨酸水平过高,服食叶酸、维生素 B6 及维生素 B12,可能对预防冠心病有帮助,尤其有冠心病家族史的人士。况且,长期适量服用这几种维生素也应该是无妨的。

高三酰甘油血症(hypertriglyceridemia):若血清三酰甘油水平过高,再加上高密度脂蛋白胆固醇过低的话,患冠心病的概率便会增加,虽然三酰甘油不如胆固醇那样有很高的预测性。通常抽血检验三酰甘油须在空腹 12 小时后才可进行。若三酰甘油过高,治疗方法是减少摄取糖分及淀粉。如三酰甘油过高者为过重人士须减肥及定期运动,如为喝酒过量人士则须减少饮用酒精饮品,如为糖尿病患者则应增加运动量及控制血糖问题。

衣原体感染:有一种名为肺炎衣原体(*Chlamydia pneumoniae*)的感染,除经常引起肺炎、支气管炎或喉咙发炎外,亦可能引起血管内壁的感染。调查显示,这种感染可导致血管粥样硬化。即使检查出患者感染了肺炎衣原体,现阶段仍然不知道用抗生素能否降低慢性感染导致的血管粥样硬化的危险。目前,在这方面已进行了很多研究,但尚无结论。

维生素 E 和维生素 C:目前没有证据显示服用维生素 E 或维生素 C 可预防冠心病。

营养:长期进食高纤维,多蔬菜、水果可以降低冠心病和脑卒中的发生率。减少进食红肉(如牛、猪、羊)及牛奶产品,亦可以降低发病率。避免人造黄油(stick margarine)、减少商业烘焙食品(commercially baked foods)、油炸快餐食品(deep-fried fast food)和反式脂肪的摄入,也可以减少冠心病的发病率。

冠心病危险因素专题

胆固醇

详情请参阅第 6 章《冠心病与胆固醇的关系》一文(第 93 页)。

新陈代谢综合征

● 什么是新陈代谢综合征(metabolic syndrome)?

新陈代谢综合征并不是一种疾病,而是身体新陈代谢失调的一种现象,包括高血压、高胰岛素水平、身体超重和高胆固醇血症,这样会使患者容易出现糖尿病、心脏病或脑卒中。而每一种疾病自己本身也是其他疾病的危险因素,结合多种疾病会使心血管病的发生率大幅提高。

● 新陈代谢综合征有何症状?

患有新陈代谢综合征,指身体的新陈代谢功能同时有几种失调,包括:

- 肥胖,尤其是腰腹部肥胖;
- 高血压;
- 高三酰甘油血症,或高密度脂蛋白胆固醇值偏低;
- 身体产生胰岛素抵抗(insulin resistance),从而导致血糖升高。

● 如何诊断新陈代谢综合征?

医生可利用软尺和简单的血液检查诊断新陈代谢综合征。根据国际糖尿病协会(International Diabetes Federation)的指南,诊断标准必须包括中央肥胖,以及以下任何其他两项标准。

- 中央肥胖:西方女性腰围 > 80 cm,男性腰围 > 94 cm;东亚女性腰围 > 80 cm,男性腰围 > 90 cm。
- 三酰甘油水平 $\geqslant$ 1.7 mmol/L(150 mg/dL),或已正在接受治疗。
- 血压水平 $\geqslant$ 130/85 mmHg,或正在接受降压治疗。
- 空腹血糖水平 $\geqslant$ 5.6 mmol/L(100 mg/dL),或已患 2 型糖尿病。
- 高密度脂蛋白胆固醇(即是好的胆固醇)水平,女性 < 1.3 mmol/L(50 mg/dL),男性 < 1.03 mmol/L(40 mg/dL)。

● 为什么会出现新陈代谢综合征?

医学研究显示有许多病因,主要是肥胖、缺乏运动,以及身体产生胰岛素抵抗。

正常人体的消化系统会将食物转化为糖分(葡萄糖),胰岛素则负责将葡萄糖运送至细胞,变成身体所需能量。如果身体产生胰岛素抵抗(身体对胰岛素产生抗拒),葡萄糖的传送效能便会减弱,身体会因此制造更多胰岛素以帮助运送葡萄糖至细胞,这些额外的胰岛素会短暂帮助维持血液中正常的葡萄糖水平。但新陈代谢综合征患者的胰脏,通常未能够制造足够的胰岛素来克服胰岛素抵抗,结果血中葡萄糖水平升高,最终导致 2 型糖尿病,又称为非胰岛素依赖糖尿病(non-insulin dependent diabetes)。

医学界对胰岛素抵抗的成因不太清楚,但可能与基因变化和环境因素有关。部分人有先天性胰岛素抵抗的倾向,可能与遗传有关,其他有关因素包括身体超重、缺乏运动、怀孕期、糖皮质激素过多(glucocorticoid excess)、感染等。相对于正常体重以及没有代谢综合征的人,肥胖人士伴随代谢综合征患有糖尿病的风险会增加 10 倍,患有心血管病的风险则增加 2 倍。而正常体重的人伴随新陈代谢综合征患有糖尿病的风险增加 4 倍,患有心血管病的风险则增加 3 倍。

● 如何治疗新陈代谢综合征?

治疗新陈代谢综合征的主要目的是预防发展为 2 型糖尿病、降低出现心肌梗死和脑卒中的风险,一般可以通过积极改变饮食习惯和定期做运动达成。医生会定期监测患者的体重、血糖、胆固醇和血压水平,以确定改变生活习惯的方法是否可行;医生亦可能会处方药物控制个别危险因素,如:

胰岛素敏化剂:医生会处方二甲双胍(metformin),以减低糖尿病患者的胰岛素抵抗(insulin resistance),并减低肝脏制造糖分的功能。

阿司匹林:所有冠心病患者均须服用阿司匹林,除非有其他健康问题而不适合服用,如服用阿司匹林导致胃出血者。一些有冠心病风险的患者,医生会处方阿司匹林以降低患者日后出现心脏病发作的危险。

降压药:包括 ACE 抑制剂、A2 对抗剂、钙离子通道阻滞剂和 β-受体阻滞剂。利尿剂可能会使血糖值上升,因此如处方利尿剂的话,需要定期随访血糖值。

调节胆固醇的药物:他汀类药物可以降低低密度脂蛋白胆固醇的水平。药物贝特类(fibrates)则可以增加高密度脂蛋白胆固醇的水平,亦可降低三酰甘油水平。这两类药物有可能出现相互作用(drug-drug interaction),如同时服用可能会增加产生不良反应的风险,因此这些药物必须在医生监督下才可使用。

减肥药:当改变生活模式后,仍未能达到合理的体重目标,医生便会处方减肥药作为减轻体重计划的一部分,再配合健康饮食和运动。但笔者认为,尽量不要使用药物减肥。

● 如何预防新陈代谢综合征?

如果患者有一个或两个新陈代谢综合征的失调标准,则可通过改变生活习惯预防:

达至理想的体重:避免过胖,尤其是腹部的肥胖。

实行健康饮食:进食大量蔬菜、水果,选择瘦的白肉或鱼类,少吃红肉及动物脂肪。避免加工或油炸食物,减少使用盐分,尝试以其他草本植物和调味料代替。减少摄取脂肪,尤其是减少饱和脂肪和反式脂肪的摄取。

多做运动:标准的运动建议是每日进行至少 30 分钟中度至高强度的身体活动,如跑步或急步行走。增加身体活动量会进一步提升效果。

定期检查身体:定期检查血压、胆固醇和血糖水平,如有任何不妥要适当调节生活方式,或及早治疗。

同型半胱氨酸

● 何为同型半胱氨酸? 对人体有何作用?

同型半胱氨酸(homocysteine)是身体消化蛋白质时所产生的物质,是体内的一种自然氨基酸(amino acid)。人类需要同型半胱氨酸以建立及维持身体的组织功能。

● 高同型半胱氨酸血症对人体有何损害?

超过 31 项医学调查(大约 7 000 个样本)显示,高同型半胱氨酸血症(简称高血同)会使人体内的动脉硬化速度加快,血管内壁受损,导致动脉狭窄,增加血小板黏性,加快血凝固功能,甚至出现血管完全阻塞的情况。极高高血同明显与心脑血管疾病风险增加有关,亦是导致腿部深静脉血栓形成(deep vein thrombosis)的一种危险因素。

不过根据目前的医学文献,高血同这个因素并不如高胆固醇血症、吸烟、糖尿病和高血压等危险因素一样重要。目前也未有医学研究能确定所有心脏病患者须定期检查血清同型半胱氨酸水平,亦未有资料证明降低高血同对冠心病患者有临床益处。

● **人体如何调节血清同型半胱氨酸的浓度?**

在足够的维生素帮助下,肝脏会将过量的同型半胱氨酸转化为氨基酸,然后被人体吸收或分解并排出体外。所以,在正常情况下,人体内过量的同型半胱氨酸是可以很快被清除的。

● **在什么情况下,同型半胱氨酸会高出正常水平呢?**

同型半胱氨酸高出正常水平的原因,与人体缺乏某些重要维生素有关。另外,如果人体内的同型半胱氨酸新陈代谢率出现遗传性缺陷,亦会引致高血同。

非遗传性因素包括肾衰竭、肝病和某些药物。药物包括一些抗生素如甲氧苄啶(trimethoprim),抗癫痫药如苯妥英(phenytoin)、卡马西平(carbamazepine),哮喘药如茶碱(theophylline),以及某些胆固醇药物如考来烯胺(cholestyramine)、贝特类(fibrates)和烟酸。不过,与药物有关的临床重要性暂时是不明确的。吸烟亦可能导致高血同。

● **如何测量血清同型半胱氨酸值?**

抽血检验是目前测量同型半胱氨酸值最准确的方法,详情需向医生查询。正常同型半胱氨酸水平为 < 15 μmol/L,中度水平为 15 ~ 30 μmol/L,高水平为 30 ~ 100 μmol/L, >100 μmol/L 为严重过高水平。

● **怎样控制血清同型半胱氨酸水平呢?**

保持均衡营养,包括多进食绿叶蔬菜、水果、鱼类、豆类及五谷类食品等,一般情况下有助于控制血内同型半胱氨酸水平。当然,最好与医生详细讨论找出对症下药的方法。

服食某些维生素 B(如维生素 B6、维生素 B12、叶酸)可以帮助降低同型半胱氨酸值,通常 2 ~ 6 周后开始见效。

深静脉栓塞患者亦需要检查同型半胱氨酸值,因为高血同亦是血管栓塞的成因之一。同时患有高血同和静脉栓塞的患者,须以叶酸(每日 1 mg)、维生素 B6(每日 10 mg)和维生素 B12(每日 0.4 mg)治疗。降低同型半胱氨酸值需要 6 周,在有需要时叶酸剂量可增加至每日 5 mg,以降低同型半胱氨酸浓度至 <15 μmol/L。同型半胱氨酸浓度 >30 μmol/L 的患者或慢性肾衰竭患者,开始时服用叶酸的剂量应为每日 5 mg。

此外,暂时没有资料显示冠心病患者服用高剂量的维生素可降低心血管并发症的风险。但来自中国的最新研究(2015 年)表明,补充叶酸可降低高血压病患者的脑卒中发生率。

● **小结**

由于高同型半胱氨酸血症与心脏病及脑卒中发生问题有密切的关系,所以美国心脏协会建议,如你本人或家庭成员有心血管病,应抽血检验同型半胱氨酸值。患者如有未能容易解释的复发性静脉血栓,亦必须测试同型半胱氨酸。如血清水平高,便应处方高剂量的维生素 B 补充剂(维生素 B6、维生素 B12)。

二手烟

在中国香港地区,每 5 个成年人中便有 1 个为吸烟者,但很多非吸烟人士会在某些场合中被逼吸入"二手烟"(second-hand smoke)。其中约有半数人会感到不适(如喉咙痛、眼痛、咳嗽、头痛等),有些人更因此引起严重的慢性病(如癌症、心脏病等)。二手烟也会影响哮喘患者,引起哮喘发作,严重的甚至会致命。

吸烟者通过烟嘴直接吸入体内的烟气称为"主流烟",只占全支烟在燃烧时产生烟雾的 15%。其余的 85%,即香烟在空气中燃点所释放出的烟气称为"支流烟",又称"二手烟"。因为"支流烟"未经过滤,故此较"主流烟"含有更多有毒的化学物质:超过 3 倍的焦油和 6 倍的尼古丁(nicotine),成为"二手烟民"的毒药。

● **二手烟是否含有害化学物质?**

是的。在二手烟草的烟雾中鉴定的 7 000 多种化学物质中,至少有

250 种是有害的,如氰化氢、一氧化碳和氨;而其中至少有 69 种有毒化学物质会导致癌症,包括:

- 砷(arsenic);
- 苯(benzene);
- 铍(beryllium);
- 以及其他许多有毒金属。

另外,怀疑二手烟中的其他有毒化学物质会引起癌症,包括:

- 甲醛(formaldehyde);
- 苯并芘(α)[benzopyrene(α)];
- 甲苯(toluene)。

吸烟和二手烟会引起癌症已是众所皆知,但二手烟会引致冠心病,可能并不是所有人都知道。早在 1994 年 8 月,心脏学权威期刊 *Journal of the American College of Cardiology* 发表的一篇文献便指出:"二手烟增加非吸烟者死于冠心病的概率达 20% ~70%。"

与吸烟一样,吸入二手烟会损害心脏健康,引起血管内皮损伤、降低高密度脂蛋白胆固醇水平、增加血液黏性等,也会加快动脉粥样硬化过程及导致冠心病。吸烟者与吸二手烟者亦会同时感到心跳加速及血压升高。此外,在增加心肌对氧气需求量的同时,二手烟会减少氧气供应。

而二手烟会导致婴儿和儿童出现许多健康问题,包括更频繁和严重的哮喘发作、呼吸道感染、耳道感染和婴儿猝死综合征(SIDS)。在怀孕期间吸烟,更导致每年有超过 1 000 名婴儿死亡。研究发现,吸烟成员家中的儿童,其高密度脂蛋白胆固醇平均水平较没有吸烟家庭成员的儿童为低,而低水平的高密度脂蛋白胆固醇与增加患冠心病的危险有密切关系。换句话说,父母吸烟会影响子女现在及将来的身体健康。

美国环保署(US Environmental Protection Agency)早在 1985 年便公布,美国约有 62 000 个冠心病死亡个案与暴露于二手烟环境有关。环保署总结认为,有 30% 的冠心病风险是由暴露于二手烟空气中所引致的,并且建议医生忠告患者在家中、工作间及交通工具上避免吸入二手烟。美国心脏协会(American Heart Association)认为二手烟会同时增加患心脏病风险,亦是一项可以预防的主要心血管致病及死亡原因。

2014 年,美国卫生局局长(Surgeon General)的报道指出二手烟增加脑卒中的危险 20% ~30%。美国心脏协会估计在美国因二手烟引起的早于预期心血管病死亡(premature cardiovascular death)人数为每年 2 万 ~ 7 万。

既然吸烟会增加患冠心病及心肌梗死的概率,其释出的二手烟亦会令他人增加患心血管病的风险,吸烟人士要意识到吸烟对自己及他人的危害,及早戒烟。在中国香港地区及其他亚洲地区,生活充满压力,心肌梗死的发病率越来越高。许多危险因素其实是可以控制的,但不幸的是,许多时候二手烟这个完全可以预防的危险因素被忽略。

C-反应蛋白

● 什么是 C-反应蛋白(C-reactive protein,CRP)测试?

当身体出现炎症,肝脏便会制造 CRP。如果血液 CRP 值较正常高出数十倍的话,便表示身体某处有炎症(如肺炎、肾炎等)。但测试并不能显示身体炎症的位置,或导致发炎的病因,需进行其他测试以确定成因并找出炎症的位置。调查显示,轻微 CRP 值升高是日后患冠心病的危险因素之一。资料指出,这些人士若服用他汀类药物,可以降低日后心血管病并发症发病率。

● CRP 值升高的原因为何?

其实许多疾病都可引起 CRP 值升高,除了感染,亦包括心肌梗死、癌症、风湿性关节炎(rheumatoid arthritis)、风湿性多肌痛(polymyalgia rheumatica)或巨细胞动脉炎(giant cell arteritis)等。但不一定是上述比较严重的疾病才会导致 CRP 值上升,普通感冒或尿路感染亦可发生。

● 什么因素会影响 CRP 测试?

- 剧烈运动会使 CRP 值轻微提高;
- 正在进行雌激素补充治疗的女性,CRP 值亦会提高;

- 女性在怀孕期间或过胖者,CRP 值会上升;
- 没有妥善处理血液样本或样本受污染,均可影响测试结果。

● 如何检验 CRP?

从身体抽取血液,便可做 CRP 检验。

● 检测身体炎症还有哪些其他测试?

红细胞沉降率(erythrocyte sedimentation rate,ESR)是另一种常用以发现身体炎症的测试,像 CRP 测试一样,ESR 测试并不会显示炎症的原因。一般在炎症开始一周,ESR 才会提高。相比之下,CRP 测试可较快发现出炎症的存在,因此在评估或诊断急性炎症,如阑尾炎或肺炎等问题,CRP 较 ESR 测试为佳。

● CRP 测试的适用范围有哪些?

CRP 测试常用于检测身体某些炎症的情况,如风湿性多肌痛、炎症性肠病、巨细胞动脉炎以及风湿性关节炎。当使用皮质类固醇(corticosteroid)或免疫抑制剂(immunosuppressive drug)后,CRP 值便会下降。

医学调查已证明炎症是导致血管粥样硬化的重要因素之一。CRP 测试已被作为健康人士一种非侵入性、潜在动脉硬化的指标。超过 30 项流行病学研究资料显示,CRP 值升高与心血管病患者复发风险有显著关系,亦与冠心病高危者出现第一次心血管病有统计相关性。

若患者有多个心血管病高危因素,其 CRP 值会较正常高。在已知患冠心病的患者中,数值 >3 mg/L 被认为是高于正常,可用于预测日后心血管病发病率。CRP 和低密度脂蛋白胆固醇水平均可作评估出现心血管病的风险。亦有研究显示,CRP 较低密度脂蛋白胆固醇更能预知心血管病的发生率。

有关 CRP 的重要性仍存有很多疑问,即使 CRP 值高,医学界仍不知道根据此结果可以怎样处理。虽然患者的 CRP 值高便有较大的心血管病风险,但这是否代表医生可作出更积极的治疗? 尚未有研究显示更积极的治疗对 CRP 值高的患者有利,加上没有科学证据支持其中的治疗,所以现阶段不宜采取任何措施处理高 CRP 值但表面上健康的患者。即使有这样的证据,专家亦未有界定进行如何治疗属于恰当,而积极的治疗很可能出现更多的不良反应,以及增加介入治疗的次数及风险。

医学界已知道降低胆固醇可减少出现心血管病的风险,但不知道降低 CRP 值会否有同样作用。另一方面,调查显示某些心脏药物可降低 CRP 值,如他汀类药物。

女性患心血管病

在西方的女性长者中,冠心病是导致死亡的主要原因。对东方人而言,冠心病对女性的影响明显较白种人为低。不过,调查显示生活方式及饮食习惯的西化,会增加东方人患冠心病的概率。不过,大部分有关女性患冠心病的文献来自西方国家,而有关东方女性的数据资料则非常缺乏。不过,这些西方流行病学的资料有助了解冠心病的危险因素,从而帮助东方女性预防冠心病。

● 国外文献

在瑞典,冠心病是 55 岁以上女性及 45 岁以上男性的主要死亡原因。在美国,冠心病是 60 岁以上女性的首要死亡原因,平均每 4 个人中便有 1 人死于冠心病。女性的冠心病死亡率较男性高,因为女性患病的年龄比男性大;但女性的心因猝死个案则比男性低。患有胸痛的女性,超过 4 成在冠状动脉计算机断层扫描血管造影中显示出正常的冠状动脉,相比男性只有 8%;而女性较男性患者少接受心导管检查或治疗。尤其是患有非典型心绞痛的女性,很少会有冠心病。

女性绝经后,冠心病的发病率会大幅提升,如伴随其他危险因素(如高血压、高胆固醇血症、糖尿病等),患病率便增加。所幸中国女性在更年期前出现冠心病,远较白种人为低。

● 什么因素会影响女性患冠心病的概率?

不同的冠心病危险因素对男性及女性的影响可以不同,某些因素可能只影响女性,所以根据男性进行的研究不一定适用于女性。此外,西方资料普遍来说也不一定适用于东方女性。

• 脂蛋白(lipoprotein)

大部分降脂质测试的对象只是男性,所以难以决定这些研究结果是否适用于女性。

在绝经前,女性的低密度脂蛋白胆固醇水平一般较男性为低;在绝经后,低密度脂蛋白胆固醇及三酰甘油水平均上升,而高密度脂蛋白胆固醇下降。而不论绝经前后,女性的高密度脂蛋白胆固醇均较男性高。

研究结果显示,中年及老年女性的总胆固醇及三酰甘油水平上升(通常与肥胖及饮酒有关)是患冠心病的危险因素,而跟男性相比,这项危险因素对女性的重要性较大。

研究亦显示,治疗女性脂质失调应该与治疗男性患者的方法相同。

• 吸烟

调查发现,有一半女性患者的心血管病发生个案与吸烟有关。吸烟会影响女性雌激素的新陈代谢,减少雌激素的产生,因而引致过早绝经,并增加患冠心病的风险,这可以在中年吸烟女性冠心病个案增加及不利的脂质资料中得到证明。严重吸烟女性(每日吸食 > 20 支烟)患冠心病的概率较非吸烟者高出数倍。二手烟同样会影响女性健康。在健康的女性中,吸烟的数目跟主动脉钙化有着几何级数递增的关系,而戒烟可以帮助减少主动脉钙化的危险。女性吸烟者一般较难戒烟,可能是因为担心戒烟后体重会上升。但停止吸烟后,可以在 3 年内迅速降低吸烟引发的心肌梗死的风险。

• 高血压

在 70 岁以上的女性中,大部分患有高血压。研究显示,高血压会增加日后脑卒中或患冠心病的概率。有些女性患者服用雌激素补充剂后,高血压可能会恶化,而停止服用后虽可改善血压水平,但可能要停药后数个月至一年血压才会下降。治疗女性高血压的方法,与男性患者相同。

• 糖尿病及新陈代谢综合征

糖尿病对绝经后妇女的影响显著增加,减弱雌激素对冠心病的保护作用。糖尿病亦会增加其他冠心病危险因素的影响。女性糖尿病患者的冠心病发病率及死亡率均较男性患者为高。在女性中,糖尿病亦是众多冠心病危险因素中最重要之一。

相比男性,女性较普遍出现新陈代谢综合征。血清葡萄糖值上升与冠心病有统计相关性。胰岛素抵抗(insulin resistance)增加,导致血糖水平提高,即使未达到糖尿病水平,已经是患冠心病的一个主要危险因素。

3%的孕妇会患妊娠糖尿病,这是增加患冠心病风险的因素。其中约1/3患者会演变成为2型糖尿病,也可能会有高血压。

● 肥胖及身体脂肪分布

肥胖会增加患冠心病的风险。原因是与肥胖相关的高血压、糖尿病、新陈代谢综合征所致。根据研究资料显示,标准体重的女性患冠心病的概率较肥胖女性低35%～60%。若女性的标准体质指数(BMI)>29,其患冠心病的概率较纤瘦的女性高出3倍(要注意世界卫生组织针对亚洲人体质,对肥胖的体质指数定义较西方人低)。因此女性预防冠心病的最基本方法,特别是更年期后女性,应该努力达至理想体重。但须知道,多次反复减肥/增肥的女性,因冠心病死亡的比例较体重稳定的女性高60%～70%。所以减肥后,须有一个长远有效的维持计划,以保持理想体重。

过量的腹部脂肪对健康会产生不良影响。腰围是衡量腹部是否肥胖的最实用指标(很多人都明白这概念,像"苹果身形"与"梨身形"),而女性腰围>0.81米(32英寸),会增加患心血管病的风险。

● 运动

普遍来说,东方女性较男性运动量少。西方调查数据显示,运动可以减少女性患冠心病的概率。适当的运动可以使体重、血压及胆固醇水平下降。对绝经后的女性而言,因为雌激素水平下降,引致高密度脂蛋白胆固醇降低及低密度脂蛋白胆固醇升高。而运动可以改善这种情况,因此对更年期的女性尤为重要。

● 雌激素的角色

女性患冠心病的年龄较男性迟10～15岁,其中一个原因可能与激素水平有关;因此,过早绝经及施行卵巢切除术会增加女性患心肌梗死的风险,可以说是上述假设的间接引证。很多流行病学的研究证实,随着年龄增长,雌激素水平下降和低密度脂蛋白胆固醇水平提高,都是女性独有的冠心病危险因素。不过,近期的资料并不支持所有更年期女性服用雌激素补充剂以预防冠心病。事实上,如果更年期女性服用雌激素结合黄体酮(estrogen/progesterone combination)超过5年,患心血管病的风险可能反而增加。如果有急性冠心病发生,必须停止采用雌激素结合黄体酮的治疗。而单独长期使用雌激素则未显示会增加或减少冠心病的风险,脑卒中风险稍微增加,但没有带来整体健康的益处。不过对于接近更年期,有中度至严重更年期症状的女性,仍然可以采用雌激素或雌激素结合黄体酮治疗。而使用时应该用最少的雌激素剂量,且尽量只用短时间的疗程。

绝经后妇女的雌激素会减少,如补充雌激素会对血液中脂质浓度有以下的影响:低密度脂蛋白胆固醇下降及高密度脂蛋白胆固醇和三酰甘油增加,CRP亦然。

● 处理方法

戒烟、减肥、多做运动、预防及治疗高血压和高脂血症,以及正确处理压力,均可以帮助减少患冠心病的风险。服用雌激素预防冠心病,则要避免。

生活协调、幽默与笑对心脏健康有好处

心理压力是使动脉硬化症加重的一项重要因素。一项持续26年的研究显示,工作压力大的雇员,较工作压力轻及生活协调的雇员,心血管病死亡率高出2.2倍。

许多医学文献亦支持精神压力在触发心肌梗死和在心肌梗死后病情复发方面具有一定的作用。受压者感觉愤怒是无可避免的,因此最重要的是知道如何控制情绪。心理或行为治疗(psychological/behavioral therapy)可以有效减少精神压力对心血管病的负面影响。某些长期焦虑的患者可能需要处方镇静剂,尤其是当他们需要面对一些

突发性的紧张情况(如重要会议、上庭作证),或严重事件(例如丧亲)。

美国马里兰州大学的调查显示,心脏病患者与健康正常的同龄人士相比是较少喜欢笑的。在这项研究中,研究人员选取 300 名人士,比较他们对幽默的反应。其中一半是心脏病患者,一半是健康正常的同龄人士。调查结果显示,心脏病患者倾向较少接纳幽默,亦较少采用幽默的态度来面对不如意的环境与事情;即使在一些如意的环境及情况下,心脏病患者亦笑得比较少,甚至显现较多愤怒及仇视。同一研究中心的另一项调查亦显示,血管活动度(vasoreactivity),即血管可以在适当情况下扩张(vasodilation),与心血管健康有相互关联。研究对象观看喜剧片段后,血管显著扩张;相反,观看紧张刺激的电影片段后,动脉内血流量则减少。

研究显示笑能减少压力激素,减少动脉发炎,增加高密度脂蛋白胆固醇(好的胆固醇)。其他资料亦显示,即使是健康及没有心血管病的年轻人,短时间的精神压力如在每日生活中经常出现,都可导致出现短暂的血管内皮功能不良(endothelial dysfunction)。

笔者相信"笑多一点、幽默多些"均可列入预防心脏病发作的指南中。实际方法包括多收看一些充满幽默笑料的读物、电影或电视节目等,尽量不要过分严肃。应抱着容易满足常常感恩的人生观,不要为鸡毛蒜皮的事情感到烦躁不安。另外,运动是一种可以帮助放松和控制压力的方法,因此每日或隔日做运动对身心会有多方面的好处。

5. 治疗冠心病:冠状动脉血运重建

冠状动脉疾病的介入治疗主要涉及冠状动脉血运重建(coronary revascularization)。经皮冠状动脉介入治疗术(percutaneous coronary intervention, PCI,简称冠脉介入术)及冠状动脉搭桥术(coronary artery bypass graft, CABG)是冠状动脉血运重建的主要方法。

经皮冠状动脉介入治疗术

手术过程简介

冠脉介入术,在中国香港地区俗称"通波仔",于1977年首次在人类身上进行,至今已迅速发展至可以广泛并成功地应用于治疗冠状动脉严重狭窄患者。术后患者毋须像接受冠状动脉搭桥术般需要7~10日的住院治疗,绝大部分在24小时内便可以出院,也毋须接受深切护理。冠状动脉介入治疗术适用于病情稳定的患者,亦可用于治疗急性冠状动脉综合征(acute coronary syndrome)及心肌梗死的患者,特别在处理急性心肌梗死方面,经皮冠状动脉介入治疗术较静脉注射血栓溶解剂更有效和安全。

● 手术前

如果手术安排在上午进行的话,那么手术当日上午除服用医生处方的药物外,患者不能进食任何食物或饮料。手术前通常需要做例行检查如血液检查、心电图和胸肺X线检查。医护人员会替患者剃掉将要放入导管的位置(腹股沟或手腕)上的毛发,以防止感染。术前患者可能因焦虑而引起血压上升和心跳加快,少数患者更会因过度紧张而有心血管痉挛的危险。因此,在进入手术室前,医生可能会处方镇静剂(口服或静脉注射)以帮助患者放松。还有,手术是在局部麻醉下进行的。

手术过程:导管、球囊、支架

引导性导管:在手术室内,医护人员首先会通过患者腹股沟或手腕动脉,在局部麻醉下以穿刺方法插入塑胶导管护套,然后将引导性导管穿过胶护套推向主动脉位置,进入心脏的血管开端。X线造影剂会通过导管注射入冠状动脉,以帮助医生清楚看见动脉狭窄的位置。这也是前文(第3章)提到的心导管检查冠状动脉血管造影。此时,视乎血管狭窄的严重程度,有些心脏科医生会进行血流储备分数(fractional flow reserve, FFR)测试,以便更准确地掌握血管的狭窄严重程度,判断是否需要继续进行冠状动脉介入术,详情在此不一一赘述。

插入球囊导管:通过患者的手腕或腹股沟的引导性导管,医生将球囊导管插入,在导线和X线仪器的引导下,球囊导管可准确地到达冠状动脉狭窄的位置。

令球囊膨胀:将球囊导管放置在冠状动脉狭窄的位置后,注入造影剂,令球囊膨胀10~20秒。然后,使用注射器从球囊中吸走造影剂,再令球囊收缩。这个球囊膨胀和收缩的过程,可能重复数次,直至动脉壁上引起堵塞的胆固醇斑块被压扁,令狭窄的动脉开扩。球囊扩张时,可能会出现胸部痛楚或压迫感,患者应告诉医生;但当球囊收缩后,胸痛通常会迅速消失。

血液流动改善:当动脉壁上的胆固醇斑块被压扁后,从球囊中吸走造影剂令球囊收缩,导线则暂时留在原先的位置,让医生得以观察初步结果。此时,血管的血液流通应有所改善,患者亦不会再感到痛楚,其心电图也应稳定正常。

放置金属支架:绝大部分患者需要在球囊血管成形手术后进行支架植入。方法是将金属支架装在另一个球囊导管上,然后通过引导性导管,将球囊导管连支架引进并放置在已经扩张的血管部位;用造影剂将球囊充胀，撑开支架；待支架的位置固定后，吸走造影剂令球囊收缩并将球囊抽走，只剩下支架。这样，支架便可继续支撑血管，以防该处再度阻塞（图19～图22）。

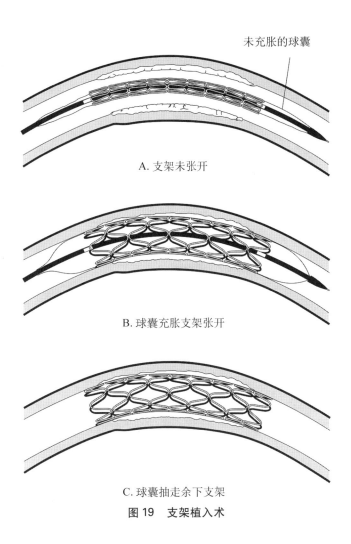

A. 支架未张开

B. 球囊充胀支架张开

C. 球囊抽走余下支架

图19　支架植入术

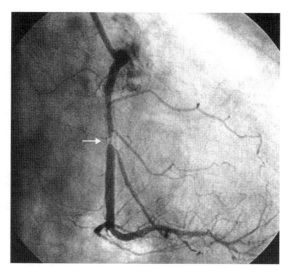

图 20A   右冠状动脉血管严重狭窄

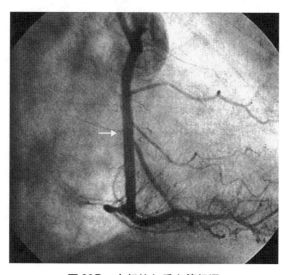

图 20B   支架植入后血管畅通

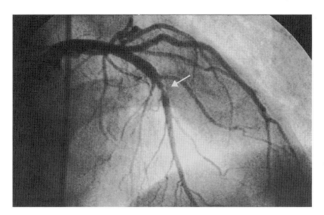

图 21A　冠状动脉左前降支血管严重狭窄

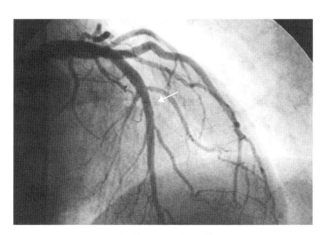

图 21B　支架植入后血管畅通

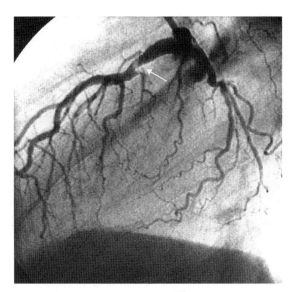

图 22A　冠状动脉左前降支血管严重狭窄

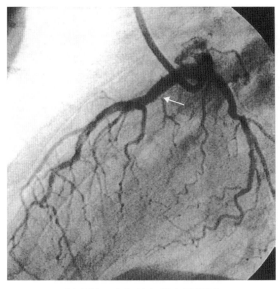

图 22B　支架植入后血管畅通

腹股沟与手腕做法的差别

- ### 腹股沟的做法(trans-femoral approach)

　　20 世纪 90 年代末以前,绝大多数经皮冠脉介入术都是通过腹股沟股动脉(femoral artery)完成。接受腹股沟做法手术后,患者必须平躺在床上,在 8 ~ 10 小时内不能站立或走动以防止流血,医生会利用沙袋压住腹股沟,增加该位置的压力以帮助止血。部分高危患者术后需佩戴心脏监测仪,护士会定时为患者测量血压和脉搏。

　　20 世纪 90 年代中期,开始有新的止血仪器面世,医生可以在术后立即以经皮缝合术(percutaneous suture)帮助缝补血管止血,患者回病房后 3 ~ 4 小时就可以坐起来,并在 4 ~ 6 小时后开始步行,不必忍受平躺 8 ~ 10 小时又不能移动大腿的痛苦。以前许多患者因为要平躺数小时而引起严重的腰酸背痛,现在则可以早些坐起来,避免出现背痛情况。

　　在离院前,医生要肯定患者在不需要任何搀扶下,能走动自如及没有感到任何痛楚,如果患者的临床表现和心电图均正常和稳定,就可以准备出院。

- ### 手腕的做法(trans-radial approach)

　　经手腕桡动脉(radial artery)进行介入术 1 小时内,绝大部分患者可以开始下床并走动,包括如厕等。术后 24 小时内,不可以用动过手术的手携带超过 0.9 ~ 1.36 千克(2 ~ 3 磅)的物品,也不可以做运动 1 ~ 2 周,尤其是需要利用腕力的活动。

康复和预后

　　接受经皮冠状动脉介入治疗后,患者需返回心脏专科病房休养,亲友可以前来探望。如患者感到饥饿,可以进食少量食物,稍后也可以下床走动,通常留院 18 ~ 36 小时便可以出院。

准备出院：离院前，主诊医生会跟患者讲解手术的结果，同时让患者观看手术前后的血管造影片，了解术后血液流通改善的情况。出院时，患者不应自行驾车，并须谨记医生处方药物的注意事项。

术后回家：患者未必能立刻恢复手术前的健康状况。接受腹股沟做法的患者，其腹股沟可能感到轻微刺痛。接受手腕做法的，则可能在第一周内出现轻微的手部功能障碍。所有患者日后都需要复诊，以便检查术后康复的情况。大部分患者可于翌日返回工作岗位，如果患者不透露，同事可能根本察觉不到其曾进行心脏手术。

返回工作：进行冠状动脉介入术后，医生一般会建议患者不要立刻做费劲的运动，以及避免搬动重物，因为这会加重心脏的负荷，亦可能会对桡/腹股沟动脉的康复产生负面影响。

药物治疗：要达到完全的康复，患者必须遵从医生的指示服药及定期复诊。患者如感到头痛、眩晕、作呕或劳累时的胸痛，应立即通知医生。患者服药后如有任何不良反应，亦应通知医生。注意，切勿在没有指示下自行停止用药。患者应保留药物处方，上面须列明药物名称、服用剂量、在什么情况下须服药、特别注意事项和不良反应。如果患者植入裸金属支架（bare metal stent），即无药性支架，则只需服用4周氯吡格雷（clopidogrel）；如果采用了涂药性支架（drug-eluting stent），则应该服用氯吡格雷和阿司匹林一年以上。但在一些急性冠状动脉综合征患者中，医生可能处方替卡格雷（ticagrelor）代替氯吡格雷。一年以后，大部分患者则只需要长期服用阿司匹林（除非有胃部的不良反应）或者氯吡格雷。某些药物如硝酸盐可能会处方予患者，以防止冠状动脉痉挛。高血压病患者亦需要继续服用抗压药物。他汀类药物不但可降低胆固醇水平，亦有消炎作用，以及预防冠心病并发症。

复诊：在开始3~6个月，患者需要定期复诊，接受运动负荷心电图检查，测试在运动时血液流进心脏的情况有否改善。如检验结果异常，例如心电图显示缺氧或患者在运动时有复发性心绞痛，即表示患者的冠状动脉可能再度变窄，可能需要再进行手术。如患者的情况及运动测试在6~9个月内仍能保持正常及稳定，支架植入的位置再变窄的风险便大大减低。放射性核素扫描较运动负荷心电图检查准确，不过费用高出数倍。另外,只有少数患者需要再行心导管检查,以确定是否需要再行介入治疗。

经皮冠状动脉介入治疗专题

涂药性支架降低血管再狭窄率

　　心脏病患者在进行冠状动脉介入术时,在大部分情形之下会植入金属支架以支撑动脉,防止血管再出现狭窄。不过 20 世纪 90 年代研究数据显示,接受裸金属支架植入的血管有 4 ~ 5 成可能在一年内会再度出现狭窄,需要再次接受治疗。

　　2002 年以来,金属涂药性支架已被证实可大量降低支架植入后血管出现再狭窄的危险。这些支架的表面含有某些药物[如西罗莫司(sirolimus)或依维莫司(everolimus)],当植入动脉血管后,药物便会慢慢地由支架释放出来。此类型支架通过不同的功能,局部调节血管发炎和免疫反应,并阻止平滑肌细胞(smooth muscle cell)增生,预防血管放置支架的部位再度狭窄。

● **为何支架植入后,血管会再度狭窄?**

　　支架植入后,被扩张的血管壁会有轻微撕裂,受创伤的血管会自行修复,其中平滑肌细胞的生长便是修复过程之一。不过部分患者的血管(植入支架部分)平滑肌细胞不受控制地过分增生,因而堵塞支架腔,这是造成支架植入后血管再狭窄的主要成因,而这些涂药性支架可以阻止平滑肌细胞的生长,降低再狭窄的风险。

　　临床试验证实,植入涂药性支架的患者在冠状动脉介入术后出现并发症的比例,以及患者需要再做手术的比例,均较植入裸金属支架的患者低,其中接受涂药性支架患者的冠状动脉再狭窄率(5% ~ 8%)较传统裸金属支架再狭窄率(40% ~ 50%)大大降低,效果良好。

　　绝大部分冠心病患者应该使用涂药性支架治疗,尤其是:①糖尿病患者;②曾接受过支架植入而血管呈现再狭窄;③动脉细小的(直径<2.5 mm);④血管迂回曲折(tortuous);⑤狭窄部分较长的,在实际操作中,多数心脏科医生无论如何都会给大部分患者使用涂药性支架。

可吸收生物血管支架

可吸收生物血管支架(bioresorbable vascular scaffold, BVS)有别于传统金属支架,这是由可分解的聚乳酸类生物材料(poly-*L*-lactide-biodegradable materials)制成。此支架植入心脏血管后可重塑(remodel)血管,让之前血管狭窄部位恢复其原有功能,并且在2~3年内被身体完全吸收。理论上,可吸收支架的优点就是植入血管后不会有一条金属支架留在血管内。虽然最终被人体吸收是优点,但这类支架的厚度比传统金属支架增加约1倍(过厚是一个不利因素),也不适合应用于弯弯曲曲或严重钙化的心血管(金属支架在这些特定情况下相对优胜)。此外,2016年传统金属支架价格在中国香港地区差不多1万元一根,但可吸收支架价格每根可达3万元以上。《新英格兰医学杂志》在2015年底刊登了一份关于雅培公司生产的可吸收支架的研究报告,调查对象是雅培公司生产的最好的涂药性金属支架,名称为Xience,属行内公认最优质之一,此研究即是BVS与Xience的比较。数据基于多个基本临床参数(clinical parameters)比较,可吸收支架普遍没有涂药性金属支架好。需要特别指出的一点,便是可吸收支架植入后的亚急性支架栓塞危险(subacute stent thrombosis)较涂药性金属支架高数倍(支架植入后,从第二日起计算,并在接下来的30日内,涂药性金属支架栓塞率为0.15%,可吸收支架栓塞率为0.91%)。

更有调查显示,植入可吸收支架超过1~2年后,仍然有支架位置栓塞的危险,因此在2017年年初越来越多专家认为(笔者亦同意),在未有数据显示可吸收支架跟涂药性金属支架一样安全之前,以及在未有数据显示可吸收支架更优胜的话,医生都不应该推荐可吸收支架予冠心病患者。其实,2017年9月,雅培(BVS制造商)宣布停止BVS的全球营销,BVS 的研发就此划上句号。

经皮腔内旋磨术

经皮腔内旋磨术(percutaneous transluminal rotational atherectomy)是利用一条特别导管,帮助处理狭窄且严重钙化的冠状动脉。旋磨导管尖被钻石粒覆盖(diamond-coated),通过引导性导管到达严重狭窄及钙化的位置。钻石粒覆盖的导管尖可以采用高速旋转来磨掉黏附在动脉壁上的胆固醇斑块(每分钟 16 万~18 万转)(图 23)。接受旋磨术后,斑块会变成微粒,但通常不会引起下游血管的阻塞。95% 的微粒比 10 微米(micron)小(基本上比红细胞还要再细小),微粒最终通过肝脏和脾脏过滤。视乎血流及钙化程度的改善,旋磨程序可以在需要时重复进行。绝大部分冠心病患者接受经皮冠状动脉介入治疗不需要接受旋磨术,因此旋磨术适应证不算多,主要包括严重钙化的心脏血管或者球囊不能有效处理扩张狭窄的位置。旋磨术并发症包括冠状动脉穿孔(coronary perforation)、血管撕裂(coronary dissection)、电流传导性阻滞(electrical conduction block)。个别高风险患者需要先放置临时起搏器后,才可以安全地进行旋磨术。

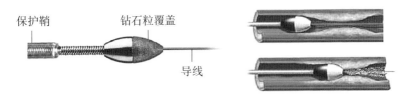

保护鞘　　　　钻石粒覆盖

导线

图 23　经皮腔内旋磨术设备

血管内超声

血管内超声(intravascular ultrasound, IVUS)可以帮助心脏科医生在进行心导管测试时,提供一些冠脉造影不能显示的血管病变。例如,支架植入后冠脉造影可能显示了效果满意,但血管超声波仍显示还有较多的血管内壁斑块遗存,并继续阻塞血管腔,而这些斑块可能是血管造影看不见的。换句话说,即使冠状动脉造影显示满意并可以达到接受的支架扩张效果,但在有些个案中,血管超声波显示支架仍然需进一步扩张才可以达到理想效果。其他个案则发现血管壁与支架并不是整个圆周都有接触(malapposition),因此需要重复球囊扩张,以消除支架和血管壁之间的缝隙。

另外,血管壁钙化的程度是否为全圆周性的(circumferential),抑或是局部偏心型的(focal eccentric),都可能影响手术时在设备方面的选择。全圆周性且严重钙化的血管可能需要接受旋磨术之后,才可以获得最佳结果。

血流储备分数

血流储备分数(fractional flow reserve,FFR)是一条高科技的压力导线(pressure guide wire),其功能是帮助医生从血流动力学(hemodynamics)角度评估一条血管狭窄的严重性,并决定该条狭窄的血管是否应该接受介入治疗。主要是因为所有狭窄的血管不都是严重阻塞,也不是所有狭窄都会引起症状,或需要介入治疗。例如,有些血管只有4成阻塞的话,就不需要植入支架。有些血管即使狭窄,从血管造影角度看起来狭窄程度超过6成,但从血流动力学方面评估,还未达到一定的压力差距阈值(threshold),便不需要进行介入治疗。FFR可为血管狭窄/栓塞等病变造成的影响提供准确和数据化的资料,比起单独以冠状动脉血管造影检查能更精确地显示冠状动脉的血流状况,可有效协助医生为患者选择最适合的治疗方法。

FFR测量在进行导管式冠状动脉血管造影时进行。医生会以导管引入幼细、末端配置压力感应组件的压力钢丝(pressure wire)到达病变的位置,测量血管狭窄位置的下游与上游的血压差距。压力钢丝会将测量所得的数据传送到患者体外的监测仪进行分析。下游与上游血压差距≥20%的话,狭窄点便属于严重,需要植入支架。反之,如果差距<20%,便不需要接受介入治疗。每次测量的时间为4~5分钟,FFR测量与导管式冠状动脉血管造影同时进行。

　　2018 年 5 月,在《新英格兰医学杂志》上发表了一项关于经皮冠状动脉介入治疗(PCI)疗效的重要研究。在这项研究中,共有 888 名患者进行了随机分组。经过 5 年的随访,PCI 组的主要终点(死亡、心肌梗死或紧急血运重建)发生率低于药物治疗组(13.9% *vs.* 27.0%)。这种差异主要是由于紧急血运重建的需求显着减少(6.3% *vs.* 21.1%)。结论是,对于稳定型冠心病患者,FFR 指导下的 PCI 策略有助于减少未来急需血运重建的需求。

冠状动脉搭桥术

手术过程简介

　　冠状动脉搭桥手术(coronary artery bypass graft，CABG)需要由一组经验丰富的心脏手术医生及其他医护人员合作施行。在手术期间,外置心肺机代替患者的心脏和肺部运作,让医生可以在心脏跳动的情况下移植血管桥梁至冠状动脉阻塞的地方。手术需时 2~6 小时,视乎移植血管桥梁的数量以及医生和手术室工作人员的经验而定(图 24)。

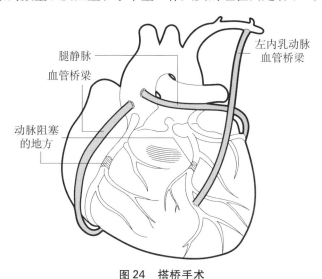

左内乳动脉
血管桥梁

腿静脉
血管桥梁

动脉阻塞
的地方

图 24　搭桥手术

心脏手术的医护团队由主诊心脏外科医生领导,包括一名外科手术医生助理、一名麻醉师、一名负责控制心肺机的技术人员和数名心脏科手术护士。在先进的监测技术支持下,专业的医护人员可以确保手术安全进行。

● 冠状动脉搭桥手术前

认识手术的风险:在进行冠状动脉搭桥手术前,医生会详细解释手术过程及其潜在危险因素。如患者因心绞痛而择期做搭桥手术,则死亡率一般为1%~2%,要视乎患者整体健康状况而定。不过当手术是在紧急情况下进行,又或者患者有其他严重疾病,如肺气肿、慢性或急性肾病、糖尿病或周围血管疾病等,其手术风险便大大增加。手术后可能出现的并发症包括:心律不齐、肾衰竭、脑卒中和感染。亦有部分患者出现认知功能障碍;而一些年长患者或患高血压、肺病或酗酒人士,会有较大概率在术后出现记忆力衰退问题。大部分认知功能障碍的患者会在6~12个月内渐渐恢复智力。搭桥手术亦可能使一些已存在的精神问题恶化,包括早期的老年痴呆,所以患者在手术前要签署手术同意书,方可进行手术。

术前的准备:主诊医生会为患者录取病史和进行身体检查,而麻醉科医师则负责讲解麻醉的详情;此外,医护人员还会为患者进行一些例行的检查,包括X线检查、心电图检查、基本血液检查及尿液检查。专责照顾心脏手术患者的医护人员,除了向患者及其家属解释手术过程外,也会宣教手术后患者在医院和家中康复的情况。

进行手术的前一晚:麻醉科医生会为患者作简单的病史记录,并解释麻醉的细节。患者可以吃晚饭,但午夜12时后便不再饮食。为防止术后的感染,患者胸前、腿部和腹股沟的所有毛发都会剃掉,患者沐浴后才可以睡觉。

进行手术当日的早上:在进入手术室前,患者要先测量体重,然后医生会处方少量的镇静剂,帮助患者放松,之后患者将被送到手术室。患者家属可以在手术室外等候医护人员定期报告手术进行的情况。

● 血管移植:静脉抑或内乳动脉?

医生会切开患者的胸骨以进入胸部。如果医生以患者的腿部静脉作血管桥梁移植,患者的腿部便会有第二个手术切口。

血管桥梁:腿部的隐静脉(saphenous vein)可以用作多于一条血管桥梁,而左侧内乳动脉(left internal mammary artery)和手腕桡动脉(radial artery)也可以用作血管桥梁。医生会利用如发丝般细小的缝线将血管桥梁缝入主动脉,而血管桥梁的另一端则缝至动脉有阻塞地方的下游,令血液经血管桥梁绕过阻塞的血管,流至心脏缺血的地方。

术后监护治疗

冠状动脉搭桥术后,患者会被转送至重症监护室,由主诊医生和医护人员密切监测其康复进展情况。虽然每位患者的康复进度不同,但他们大多需要留在重症监护室数天。重症监护室,患者在手术时插进的喉管会逐一除去,然后开始呼吸系统治疗,有助预防手术后的肺部并发症,如肺部萎陷、感染和肺炎等。每隔数小时,护士或治疗师会帮助患者做咳嗽和深呼吸运动。患者咳嗽时,抱着枕头可以帮助和保护胸骨。护士或物理治疗师亦会每隔数小时替患者做肺部物理治疗,例如替他轻拍背部,可以帮助他排出手术后肺部的分泌物和痰液。

若医生认为患者情况毋须再接受严密的监测,就会让他离开重症监护室。这是患者康复过程的重要一步,代表他手术后的康复进展良好。

患者身上插着的每条插管在康复过程中都具有独特的功能,而这些插管会在患者离开重症监护室前被撤去。这些插管包括:

氧气鼻导管或面罩:帮助患者呼吸,直至患者苏醒及呼吸正常。

胃插管:吸取患者正常的胃部分泌物。

尿插管:方便患者膀胱尿液的排出,并测量尿液量。

静脉导管:为患者提供静脉注射药物、水分及营养。

桡动脉管:测量动脉血压。

胸腔引流管:排出胸腔在手术后正常的流血。

术后过渡性治疗

离开重症监护室后,主诊的医护人员会继续监测患者的康复情况。患者仍需要随身携带如小型收音机般大小的心脏监测仪,记录患者心律。但在这过渡性期间,康复的进展视乎患者自己的主动性。医生会建议患者主动参与治疗,为日后出院回家及重新投入生活做好准备。

物理治疗:通过物理治疗,患者可以逐渐增加步行及其他活动,从而帮助身体功能恢复正常;学习如何为自己测量脉搏和控制上臂的活动幅度,以保障胸骨完全康复,也是重要的一环。此外,患者必须继续接受呼吸系统治疗,预防肺部并发症发生,咳嗽和深呼吸运动也可以促进肺部功能恢复正常。

饮食建议:营养师会帮助患者准备低脂及低胆固醇的餐单,以备回家后参照,也会列出忌口的食物、低脂的烹调方法等,有些患者甚至需要进食低盐餐。

术后家中康复治疗

当患者完成医院的康复治疗,医生便会让患者出院回家休养。医生会给予患者所需的药物或其他宣传教育,以确保患者能在家中安全休养康复。成功的家中康复治疗,关键在于节制活动,日常生活中要保证大量的休息时间,并遵照下列事项及医生的特别建议,在家中进行安全和轻松的康复治疗。康复程度因人而异,一般来说需要6～8周。

适量的活动:逐步增加活动量可以帮助康复及增进肌肉功能。轻微的活动如短距离散步,有助加快康复的进度,但切勿过度,如感到疲倦便应减速或停下来,在活动期间亦要有休息时间。

疼痛处理:在康复期间,患者的胸骨、背部、颈部或肩膀可能会感到疼痛不适,服止痛药可以减轻疼痛,活动正常。

洗澡:患者开始几次沐浴时应有家人陪伴,以免因眩晕而跌倒。同时应避免使用过热的水沐浴,预防血压过低。

伤口的清洁:沐浴时,应用清水轻轻清洁伤口。如发现切口过度肿大、变红、渗出或敏感等,应立即看医生。避免使用润肤乳,以免增加感染的机会。

休息:患者回家后需要大量时间休息,日间最好有两次休息时间,如感到疲倦就要多休息,活动期间也需要中间休息。失眠是常见的问题,且可能会持续 1~2 个月。医生可以处方安眠药。

便秘:手术后数天至数周,患者可能会有便秘的问题,这是麻醉药的反应。患者应多做运动,多吃新鲜水果、蔬菜和高纤维食物。如有需要,可向医生索取轻剂量的泻药。

身体的异常情况:患者若发热≥38.3℃(101 华氏度)、脉搏跳动不正常、发冷、冒汗、呼吸急促、有异常的疼痛或其他不明的症状,应立即看医生。通常来说,患者若有任何问题,也应立刻向医生询问,不要独自担心。

体重:患者每日早上都要测量体重,最好每日同样时间,衣服差别不要太大,可减少偏差,以确定是否积聚过量水分和钠(盐)。如体重在一日内上升≥1~2 千克,应立即通知医生。

搬动重物:避免搬动超过 2.27 千克(5 磅)的物品,如桌、椅或行李箱等,以免对胸部和上臂造成压力,影响胸骨的康复。

驾驶汽车:患者不宜驾车,因为胸骨需要 4~6 周的康复,而手臂操作驾驶的动作会增加胸部不适。此外,药物能使患者感到昏睡而影响驾驶时的反应。

与儿童相处:患者跟小朋友相处时,应做静态的活动,如阅读、聊天、拼图或散步等,切忌进行需要体力的游戏或抱起小朋友,以免影响胸骨的康复。

情绪的问题:患者应多与家人和朋友聊天,讲出感受以抒发情绪。患者会感到疲倦、烦躁、焦虑或不安,这些情况通常会维持数周,但康复后便会自动消失。

工作:一般来说,从事文职工作者在手术后 6~8 周便可投入工作,而从事劳动工作者则要休息较长一段时间。

简单的家务:为避免影响胸骨康复,患者不应搬动重物、吸尘或做任何会使胸部及上臂受损的家务。在开始几周,患者尽量休息,其后可以渐渐开始做些简单的家务,如做饭和放置餐具等。

复诊:患者应定期到主诊医生处复诊,手术后检查(如胸肺 X 线和心电图监测)可了解患者心肺的康复情况。

压力袜:在开始几周,患者可以穿压力袜预防下肢血液循环障碍和腿部肿胀。穿压力袜时,宜先在腿部洒上爽身粉;压力袜若有皱褶的地方,应将它弄平,以免造成皮肤的压痕。

探访:在开始几周内,每日最好不要多于两位访客。虽然家人和朋友的支持可以令患者得到安慰,但患者需要充分休息,所以在适当时应请客人离开,或让患者先行休息。

生活情趣:因为心脏手术对患者身体和精神都是重大的挑战,患者可能需要一段时间才能寻回昔日的生活情趣,但只要患者保持快乐和积极的生活态度,一定能很快投入及享受生活。

性生活:当患者认为自己可以进行性行为,只要进行的位置舒适,不会影响呼吸或引起胸痛便可,而适量及正常的性生活并不会影响康复进度。

饮酒:一般来说,术后 8 ~ 12 周应避免酒精饮品,之后患者可以适量饮酒,每日约一杯应该不存在任何显著问题。但如果患者不喜欢喝酒,那就不要喝了。若服食止痛药、镇静剂、安眠药、抗凝血药等药物,就不要喝酒,因为酒精会加强药物作用。如患者想了解所服用的药物会否与酒精产生反应,可以咨询主诊医生。

术后危险因素的控制

经皮冠状动脉介入治疗和冠状动脉搭桥术都只是治疗方法,不能根治冠心病。一般来说,冠心病会随着时间流逝而变得越来越严重(恶化速度则因人而异),所以最理想的处理方法是减慢病情恶化的速度并降低急性并发症率。

戒烟:要降低冠心病发病率,戒烟是最简单而基本的方法,因为吸烟会减低血液内的含氧量,增加心脏对氧气的需求,因而损害及削弱动脉血管壁,促成冠心病的发生。部分冠心病猝死个案与吸烟有关。

控制血压：高血压会提高对动脉的压力，令血管壁增厚，增加心脏负担，加速冠心病的恶化。故应定期检查血压，如血压过高，应遵从医生的指示服用降压药、注意饮食及多做运动。

少吃高脂肪、高胆固醇的食物：减少血液内的胆固醇量，有助于预防冠状动脉疾病。因为胆固醇和脂肪是血管内斑块的主要成分，所以应减少或避免进食动物脂肪，如肝脏和全脂奶类制品，应多吃鱼类、白肉、瘦肉和新鲜的蔬菜、水果。最近一两年，媒体广泛报道美国政府（Department of Health and Human Services）取消了对胆固醇摄入的禁令，但这是有争议的，不应该被视为绝对权威性。

经常运动：常做有氧运动不仅可以强化心肺功能，还能降低血清低密度脂蛋白胆固醇含量，增加保护心脏的高密度脂蛋白胆固醇，有助降低血压和控制体重，但冠心病患者要在医生的建议下做运动。

经皮冠状动脉介入治疗术和冠状动脉搭桥术，患者怎样选择

大部分冠心病患者需要接受血管手术，而手术主要有两大类：第一类是冠状动脉介入术，在中国香港地区俗称"通波仔"；另一类是冠状动脉搭桥术（搭桥术）。这两种手术的做法、复杂性和危险性区别很大。

在稳定型心绞痛患者中，无论是冠状动脉介入术或搭桥术，其主要目的是延迟或预防冠状动脉疾病的并发症、减少心脏的发病率、缓和症状，以及延长寿命。患者的年龄、左心室功能、动脉堵塞严重性和症状的频繁性，均会影响手术结果和选择特定的处理方法。

20世纪80年代初，球囊血管成形术是冠状动脉介入术的原型。这种技术主要是将球囊通过导管放置在血管狭窄的地方，注入造影剂液体令球囊膨胀，以扩张血管。现在冠状动脉介入术不单利用球囊扩张狭窄的血管，还会植入金属涂药性支架于出现病变的地方，以防止该处再变窄。换言之，球囊血管成形术只是早期利用球囊扩张血管的手术，

而现时最先进的冠状动脉介入术则包括球囊、支架及其他疗法的血管成形术。

现在,所有可以植入金属涂药性支架的血管也应考虑接受这种治疗,因为只接受球囊血管成形术后的血管,其再窄率颇高;支架可以降低术后再窄率及急性并发症发生率。虽然支架植入手术成功后,即使在手术过程中(心导管检查下)血管呈现正常,但植入支架后少数患者会有急性支架血栓塞的并发症,所以需要术前服用血小板抑制剂(阿司匹林和氯吡格雷结合运用),此组合可显著降低支架血栓风险至<0.9%。有些患者,尤其是急性冠脉综合征(acute coronary syndrome)患者,则需要先服用阿司匹林和普拉格雷(prasugrel)组合,或阿司匹林和替卡格雷组合。不过,不是所有狭窄的血管皆可植入金属支架,尤其是宽度<1.8~2 mm的血管。如果在这些比较细微的血管植入金属支架,支架植入临床效用不显著。

医学文献显示,在接受搭桥手术后的开始3周,静脉桥梁(vein graft)发生血栓塞的概率高达20%。利用左侧内乳动脉进行搭桥术后3周,其出现血栓塞的概率则相对非常低。但左侧内乳动脉只有1条,而静脉桥梁则可以用3~4条以上。术后10年血管桥梁阻塞率,左侧内乳动脉桥梁是5%,而静脉桥梁阻塞率则高达>40%~50%。所以,搭桥术也不是一劳永逸的治疗方法。目前,医生亦采用身体其他部分的动脉作搭桥,包括桡动脉,效果良好。

接受冠状动脉介入术的患者,术后通常需要留院半日至一日;无并发症者可于翌日出院,毋须入住重症监护室,并可在短期内恢复正常生活,包括返回工作岗位;而进行搭桥术的患者,术后最少要留在重症监护室2~3日,待情况稳定后方可转往普通病房,一般需留院7~10天,康复期为6~8周。接受冠状动脉介入术的患者出现心脏和脑血管并发症的概率,亦较接受搭桥手术的患者为低。

● 冠心病患者该接受哪种手术?

医生会详细向患者解释两种手术的利弊,但最终由患者自行决定进行哪种手术。一般来说,若只是一两条血管出现阻塞情况,冠状动脉介入术应为首选;若有3条或以上的血管,且重要血管上游位置有多处严重阻塞的话,应考虑搭桥术,但这并不代表冠状动脉介入术一定不适用。值得注意的是,假若是左主动脉(left main coronary artery)严重狭窄,以往患者通常需要接受搭桥术;现今科技和医生技术改进,很多左主动脉狭窄患者都可以接受冠状动脉介入术。手术的效果如何,取决于左主动脉远端病变和狭窄的严重程度及其复杂性。当然也要视乎手术医生的经验,经验越丰富,手术成功率越大,产生并发症的概率也较低。一般来说,冠状动脉介入术的康复期较短,因此患者大多选择这种手术,若不成功才考虑搭桥术。

医学文献曾报道有关冠状动脉介入术和搭桥术的比较,显示前者的患者需要再度接受冠状动脉介入术的概率较后者高,但术后生存率在两者间没有显著差异。现今冠状动脉介入术包括涂药性支架植入术,能减少患者再次接受同样手术的概率。涂药性支架已证实可大幅度减少或预防血管支架植入部位再狭窄。但金属支架的价钱昂贵,在中国香港地区若使用涂药性金属支架,每个支架约需港币一万多元,若患者需要放置3~4个支架,还未计算手术室和其他费用就要花上三四万元。

有调查显示,患严重冠心病的糖尿病患者,接受搭桥术会较用冠状动脉介入术为佳,尤其是3条冠状动脉均有严重狭窄者。但如果只有1~2条有病变,笔者认为首选冠脉介入术,因为其康复期较搭桥术短得多,成功率也极高。

总体来说,早期或中期冠心病患者,包括只有一两条血管狭窄,而狭窄部分不是在最重要位置的患者,应考虑接受冠状动脉介入术,并尽可能放置金属涂药性支架;情况严重的患者,包括3条主要冠状动脉皆在上游重要位置阻塞,而医生又认为冠状动脉介入术的帮助不够全面的话,患者应考虑接受搭桥术。左主动脉狭窄亦可以考虑冠状动脉介入术,但属于高危个案,应在设备完善的心脏治疗中心进行(包括具备心脏手术团队作后援),并由富经验的医生治疗。有些患者的血管阻塞程度非常严重,甚至进行搭桥术也不能根治,则唯有接受冠状动脉介入术,尽量针对可以施行冠状动脉介入术的血管,以改善血液循环暂作缓冲。

对于有些进行搭桥术风险过高的人士,例如老年人或有其他严重疾病的患者,以及预期寿命较短的患者,如严重肺病、癌症晚期患者,冠状动脉介入术也应该是他们的首选。因任何其他理由拒绝做搭桥术的患者,亦可考虑冠状动脉介入术。

基本上,冠状动脉介入术及搭桥术两者并非互不相容,部分患者可能在不同时间接受这两种手术治疗,例如患者接受冠状动脉介入术后5年再接受搭桥术,反之亦可。

现今支架技术发展迅速并进行不断改良,因此冠状动脉介入术将有更佳的功效,指日可待吧。

6. 冠心病与胆固醇的关系

高胆固醇血症有什么危险?

胆固醇是一种脂肪,也是一种能量的源泉。胆固醇可以说是身体健康的重要元素,因为它是形成细胞膜的一个重要成分,同时亦参与生产多种激素和其他细胞功能。人体所需的大部分胆固醇由肝脏制造,如果血清胆固醇过高,那么多余的胆固醇便会增加血管粥样硬化的危险。血管硬化和狭窄最终可导致冠心病、心肌梗死和脑卒中。胆固醇和其他脂肪不能在血液内被分解,需要由特别的"携带者"脂蛋白(lipoprotein)传送抵达目的地。胆固醇有几种,主要是低密度脂蛋白胆固醇(LDL-C)和高密度脂蛋白胆固醇(HDL-C)。LDL-C 属于坏胆固醇,而 HDL-C 属于好胆固醇。

LDL-C 被认为是"坏"胆固醇,因为长期沉积在动脉壁上可导致血管积聚斑块,造成动脉变厚、变硬;在斑块积聚严重的情况下,更可以堵塞动脉,使血管壁失去弹性,这种情况被称为动脉粥样硬化。如果狭窄的动脉管腔内部有血块形成,可导致心脏病发作或脑卒中。

高密度脂蛋白(HDL)是一种复杂的血液循环粒子,它有助于从动脉血管中去除 LDL-C。专家认为 HDL 能充当清除剂,其功能是携带 LDL-C 离开动脉壁和运回肝脏,再被分解并从体内排出。血液中25% ~33%胆固醇由 HDL 携带。胆固醇是粒子的主要成分,直接测定 HDL 颗粒中含有的胆固醇含量,称为 HDL-C。因此 HDL-C 被认为是"好"胆固醇,高 HDL-C 水平可以防止心脏病发作和脑卒中,而非常低水平 HDL-C 已被证明会增加心血管病的风险;换句话说,HDL-C 越低,风险则越高。

● 高胆固醇血症(hypercholesterolemia)有症状吗?

在没有发生血管并发症之前,高胆固醇血症本身是没有症状的,除非血内胆固醇高至令皮肤出现黄色病变(xanthelasma, xanthoma)。

怎样治疗高胆固醇血症?

治疗高胆固醇血症的方法,可分为非药物治疗及药物治疗两种。

非药物治疗

如果患者存在高胆固醇血症的问题,首要的治疗方法是改变饮食习惯,含有高饱和脂肪及胆固醇的食物,如红肉(牛肉、羊肉等)、牛油、蛋黄、内脏等,应尽量少吃;水果、蔬菜,以及低脂肪、高纤维和高复合糖类(碳水化合物)的食物应该多吃。有研究显示,多进食高纤维的食物,尤其是水溶性纤维的食物,如麦片、水果、豆类等,可帮助降低胆固醇。但进食高纤维食物的同时亦必须多喝水,以防止水分不足导致排便困难或便秘。

多元不饱和脂肪(polyunsaturated fats)代替饱和脂肪(saturated fats)似乎可以降低心血管病的风险,而碳水化合物代替饱和脂肪不会(相反可能会造成体重增加)。脂肪类型可能会比总脂肪的摄入量更重要。最新资料表明,所有不同类型的脂肪中,反式脂肪(trans-fat)可能是最有害的一种。一些反式脂肪酸天然存在于食物,尤其是来自动物的,但大多数反式脂肪酸的摄入通常来自工业多元不饱和脂肪氢化酸(industrial hydrogenation of polyunsaturated fatty acids)。研究发现,能量摄入增加来自反式脂肪2%,冠心病发病率增加1.93倍。根据《护士健康研究》(Nurses' Health Study)的数据,如果来自反式脂肪能量的2%用非氢化的不饱和脂肪酸替代,冠心病发病率可降低53%。目标是降低胆固醇的健康饮食餐单,应该推荐水果、蔬菜、豆类和全谷物食品,替代动物和氢化脂肪。也就是说,尽可能以植物来源取代动物产品。

避免人造黄油(stick margarine)、减少商业烘焙食品(commercially baked foods)和油炸快餐食品(deep-fried fast food)的消费量,减少反式脂肪酸的摄入。

当需要烹饪,推荐单元不饱和及(或)不饱和脂肪酸,例如芥花籽油(canola oil)和橄榄油(olive oil),大豆油也可使用。煮食时应尽量用蒸、焖、炖、白灼的方法,尽可能少用油。吃鸡肉时最好去掉鸡皮,吃牛肉时最好去掉脂肪。

戒烟,定期运动(每周 3 次,每次 30 分钟),均有助增加 HDL-C。如果运动和控制饮食均不能减低胆固醇,基于 10 年的心血管风险评估显示,10 年内心血管病并发症的概率 >7%,医生便可能使用药物治疗胆固醇过高的问题。药物有很多种,但每一种药物都有不良反应,因此服用降胆固醇药,应与医生详细探讨。

药物治疗

他汀类药物(statin):最常用和最有效的降胆固醇药是一种他汀类药物,其作用是减少肝脏制造胆固醇的功能,有助于减少人体内的胆固醇。据调查显示,长期服用这种药物,可减低冠心病的死亡率以及脑卒中的风险。他汀类药物是目前降胆固醇的首选,一般来说并无太多的不良反应,但少数患者肝功能和肌酸磷酸激酶可能出现不正常的现象。如情况轻微便无大碍;如情况严重,则应停止服用。详情请参阅《他汀类药物的潜在不良反应》一文(第 285 页)。常用的他汀类药物包括:瑞舒伐他汀(rosuvastatin)、辛伐他汀(simvastatin)、普伐他汀(pravastatin)和阿托伐他汀(atorvastatin)。现时已知道他汀类药物除了能有效降低胆固醇,亦有抗氧化(anti-oxidant)、消炎(anti-inflammatory)及稳定血管内皮(endothelial stabilization)的作用。上述各种各样的特性,专家称为他汀类药物的多效性因素(pleiotropic effects),在理论上可以帮助减少出现急性血管并发症的风险。

胆汁酸隔绝剂(bile acid sequestrants):胆固醇在肝脏经过新陈代谢后成为胆酸,胆酸是胆汁的重要成分。进食后,胆汁会流入小肠,帮助消化。一般来说，肠内的细胞会将胆酸吸入体内，但吸收过程可用药物减慢；这些药物帮助胆酸从大便中排出，减少胆酸的吸收，有助增加身体对胆酸的需求，从而降低肝内胆固醇的储存量；胆固醇消耗越多，则越多的血内胆固醇被用于制造胆汁。常用的胆酸螯合剂包括考来烯胺（cholestyramine）和考来替泊（colestipol），这些药物的不良反应为腹胀、便秘，以及减少身体对某些维生素和药物的吸收。

纤维素（fibrates）：这类药物在降胆固醇功能方面比较差，主要用于治疗高三酰甘油血症，亦可增加 HDL-C。常用药物包括吉非罗齐（gemfibrozil）、非诺贝特（fenofibrate）等。

烟酸（niacin，维生素 B3）：这些维生素可减少 LDL-C 水平，增加 HDL-C 水平。不良反应一般包括皮肤瘙痒和脸红感觉。这种维生素可能导致部分患者的血糖升高、糖尿病情恶化、肝脏异常（严重者可以恶化至肝炎）和痛风加重等。烟酸不是首选，只会在其他药物无效时才予以考虑。

依折麦布（ezetimibe）：这种药物削弱肠道胆固醇吸收，但不会影响三酰甘油或脂溶性维生素的吸收。个别患者不适宜使用高剂量他汀类药物时，可同时处方依折麦布（ezetimbe）与他汀类药物混合使用，以降低胆固醇至理想水平。

PCSK9 抑制剂：最近几年，有一类称为 PCSK9 抑制剂的新药已被证明可有效降低胆固醇。在一项名为 Fourier 的研究中（2017 年《新英兰医学杂志》刊登），涉及超过 26 000 名患者（2 年随访期），其中一种称为依伏库单抗（evolocumab）的降胆固醇药物已被 FDA 认可，被证实可显著降低血清 LDL-C 水平，如用在已服用他汀类药物的冠心病患者身上，同时亦有助降低心血管病的并发症（包括心血管病死亡率、心肌梗死、脑卒中、不稳定型心绞痛或冠状动脉血运重建）。另一项大型试验 ODYSSEY 于 2018 年 3 月在同一期刊上发表。研究包括 18 924 名患者（随访期 2.8 年），接受另一种 PCSK9 抑制剂阿利库单抗（alirocumab）的治疗。治疗组的 LDL-C 水平降低了 50%，重要心血管并发症和总死亡率也显著降低。此药并没有任何重要不良反应或其他安全事件，包括癌症和认知功能障碍。这种药物可以添加到已经包含他汀类药物的治疗方案中，而在不耐受他汀类药物的患者群组中，它甚至可以用于替代他汀类药物。

● **患者的血清胆固醇值必须高达什么水平,才需要接受治疗?**

　　严格来说,胆固醇水平是没有正常或不正常的,常指胆固醇水平是理想或是不理想,就如表2:

表2　成人的胆固醇数值(mg/dL)

低密度脂蛋白胆固醇(LDL-C)		高密度脂蛋白胆固醇(HDL-C)	
<100	理想	<40	低水平
100~129	接近理想	≥60	高水平
130~159	边缘高水平		
160~189	高水平		
≥190	非常高水平		
总胆固醇			
<200	理想		
200~239	边缘高水平		
≥240	高水平		

注:1 mg/dL=0.026 mmol/L。

　　所有的高胆固醇血症患者都应该执行一个健康、低脂肪、高纤维的饮食计划。需要药物降低胆固醇水平(主要指 LDL-C)与否,取决于患者具有多少冠心病危险因素。危险因素越多,药物治疗的需求则越大。患者的10年心血管病发病率>20%,绝大多数需要药物治疗。目前,基于危险因素的多少,有许多计算程序可以帮助评估患者未来心血管并发症的风险,但大多存在不足之处,只能作为粗略的指南。例如,美国心脏协会/美国心脏学院的风险计算器(risk calculator)、Framingham风险计算器、英国国家健康与护理卓越研究所(NICE)的计算器等,都只提供粗略的预测,患者的治疗需要个体化。没有单一的风险计算器适用于所有患者,以确定是否需要处方药物降低胆固醇,最重要的是评估10年心血管病的风险,比使用某些预设胆固醇水平阈值(threshold)来确定是否需要使用药物更重要。

　　以下绝大多数患者需要处方降胆固醇药物治疗:①冠心病患者;②近期患心肌梗死者;③颈动脉疾病(carotid artery disease)患者;④主

动脉瘤患者;⑤周围血管疾病患者;⑥曾经接受搭桥术或经皮冠状动脉介入术的患者;⑦10 年心血管病发病率 >10% 者。以上患者类别包括那些已经有心血管病诊断的人士,因此治疗目标属于二级预防(secondary prevention)(注:在流行病学,一级预防是预防疾病的发生,二级预防则是帮助那些已经有疾病的患者预防并发症的发生)。

即使没有明显心血管病,同样需要药物治疗的患者包括:①糖尿病患者;②慢性肾脏疾病患者;③10 年心血管病发病率 >10% 者。

有关心血管病一级预防的准则,英国 NICE 作出以下的建议(笔者同意):①对于根据个别患者已知的危险因素,使用风险计算器,估计10 年心血管病危险发病率;②医生应告知患者 10 年心血管病风险,并讨论长期处方他汀类药物治疗的利弊及潜在不良反应;③患者其他心血管病的危险因素,应尽可能控制和优化;④10 年心血管病风险 >10% ,应给予他汀类药物治疗。

(资料来源:www. nice. org. uk/guidance/CG181/chapter/1-Reco-mmendations)

至于药物治疗,正如上述 NICE 建议提到,首选药物是他汀类药物。在一级预防,即患者没有已知心血管病的情况下,他汀类药物是唯一需要考虑的药物,如果因为不良反应而患者不能够耐受,则不必也不应该考虑其他非他汀类药物。在一级预防方面,研究数据没有显示其他(非他汀类药物)降脂治疗具有明确的临床益处;再者,一些研究显示,某些非他汀类治疗甚至可能略增加心血管病死亡率(原因暂时不清楚)。如果患者不能接受他汀类药物,最好的治疗方法是积极改变现有生活方式(如减肥、经常运动和改善饮食习惯)。在二级预防方面,他汀类药物或其他药物可以单药治疗或组合使用,但他汀类药物仍是治疗的基础(第一选择),除非有显著不良反应。

对于极高风险的患者,虽然还存在一些争议,但许多专家相信他们的血清 LDL-C 值应下降至 <1. 82 mmol/L(70 mg/dL)。

如何治疗低水平高密度脂蛋白胆固醇?

研究人员曾经认为,如果患者的 HDL-C 水平低于正常,提高患者低 HDL-C 水平理论上是有益处的。然而,最近的临床研究数据显示,此方法暂时未见成效。再者,研究未能证明低 HDL-C 水平与冠心病之间存在一定的因果关系。因此,医生暂时不会推荐使用药物治疗低水平 HDL-C(这与 2006 年美国心脏协会/美国心脏学院有关二级预防冠心病患者的指南是一致的,而最近 10 年的指南更新也没有改变)。

冠心病与 Lp(a)的关系

脂蛋白(a)[lipoprotein(a)]又称 Lp(a),是一个独立和属于中等风险的冠心病危险因素。Lp(a)是 LDL-C(坏胆固醇)的遗传变异(genetic variation)。高水平 Lp(a)是脂肪沉积在动脉的显著危险因素。暂时目前尚未清楚 Lp(a)如何引起心血管病,但 Lp(a)可能与在动脉壁中存在的物质发生相互作用,并促进脂肪沉聚。

高血清 Lp(a)值跟心血管病并发症(包括心肌梗死)有直接统计上的关系,但是暂时还未有临床检查证实有效降低 Lp(a)便可以相对降低心血管病并发症的发生率,因此一般人群中(general population)没有必要作广泛的 Lp(a)血清筛查(screening)。基于现时的医学数据,下列几组患者可以考虑抽查血清 Lp(a)值有否升高:①已诊断患上冠心病,但是没有任何可识别的(identifiable)冠心病的危险因素;②没有可治疗(treatable)的血脂异常;③所有临床危险因素都已经接受治疗或处理了,但仍然继续患有复发性心脏血管并发症;④有非常显著家族倾向的冠心病患者,但又没有其他重要的血脂异常。

如果一个冠心病患者血清 Lp(a)值高于 95 百分位(95th percentile)的话,该患者的血清 LDL-C 治疗目标可能还要较普通冠心病患者更低。再者,如果有一个显著冠心病家族史的患者,就算其血清 LDL-C 值不算过高,而血清 Lp(a)又超过正常,那么便可以处方他汀类药物。注意,这只是一种合理的推论,事实上暂时未有随机对照实验(randomized controlled trials)提供权威性的指引。

其实他汀类药物本身并没有降低血清 Lp(a)的功效,不过 LDL-C 会因他汀类药物治疗而降低。研究显示,雌激素可以帮助降低血清

Lp(a),甚至有可能降低血清 Lp(a)5 成。不过雌激素有其他负面作用,所以不可胡乱处方。有调查显示,PCSK9 抑制剂可降低血清 Lp(a)两成半。研究又显示,烟酸(niacin)除了可以降低血清 LDL-C,更可以降低血清 Lp(a)近 4 成,并提升血清 HDL-C。其他药物,如胆汁酸隔绝剂(bile acid sequestrants)、贝特类(fibrate)都没有降低 Lp(a)的功能。

　　下列治疗针对高血清 Lp(a)患者:一个冠心病患者如果处方他汀类药物,还未达到理想的血清 LDL-C 目标,就可以加用 PCSK9 抑制剂或烟酸。但需要提醒,就算靠烟酸或其他药物而有效地成功降低血清 Lp(a),也不肯定是否可以同时降低冠心病并发症或复发率。

7. 心脏瓣膜疾病

心脏瓣膜疾病

● **心脏瓣膜是怎样的**？

心脏共有 4 块瓣膜,包括主动脉瓣、二尖瓣、三尖瓣和肺动脉瓣。在心舒张期间,心脏的二尖瓣和三尖瓣会张开,主动脉瓣和肺动脉瓣则关闭,血液由左、右心房流至左、右心室。在心缩期间,主动脉瓣和肺动脉瓣会张开,血液流至身体各部分,而二尖瓣和三尖瓣在此时是紧闭的(图25)。如果先天心脏瓣膜欠缺,身体的循环系统便不能正常运作。

● **心脏瓣膜会有何问题**？

心脏瓣膜出现的问题可归纳为以下两大类型:

狭窄:心脏瓣膜张开的范围太窄,影响血液从心房流入心室。

关闭不全:心脏瓣膜未能正确地关上,导致血液由心室回流至心房的严重后果。

● **先天性心脏瓣膜疾病**

心脏瓣膜疾病可以是先天性或后天性病变产生的。胎儿在母体发育期间出现的心脏瓣膜异常,属于先天性心脏瓣膜问题。每 1 000 名初生婴儿中便有一名患先天性心脏瓣膜疾病,大部分是主动脉瓣或肺动脉瓣狭窄,但多数原因不明。研究显示,很多个案可能是遗传因素导致

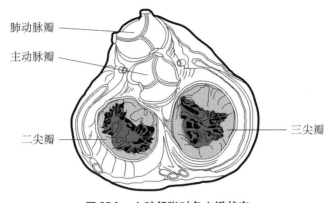

肺动脉瓣

主动脉瓣

二尖瓣

三尖瓣

图 25A　心脏舒张时各心瓣状态

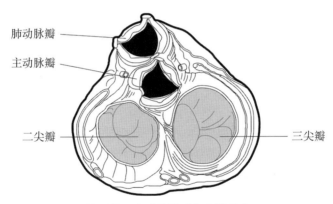

肺动脉瓣

主动脉瓣

二尖瓣

三尖瓣

图 25B　心脏收缩时各心瓣状态

的。父母和兄弟姊妹中如有先天性心脏瓣膜异常,初生婴儿出现同样问题的风险相当高(2%~6%),而一般婴儿只有<1%的概率出现心脏瓣膜异常。有2%~4%出现心脏瓣膜问题的患儿,其心脏缺陷是由于受母亲怀孕时的健康或环境因素影响,这些因素包括糖尿病、苯丙酮尿症(phenylketonuria)、德国麻疹(German measles)、红斑狼疮(systemic lupus erythematosus)或孕妇服用药物[酒精、锂(lithium)、某些癫痫药物]等。

后天性心脏瓣膜疾病

如果出生时心脏瓣膜结构正常,但其后出现心脏瓣膜问题,便属后天性(acquired)心脏瓣膜疾病。常见导致心脏瓣膜疾病的因素如下:

- 风湿热(rheumatic fever):未有适当治疗的链球菌性喉炎(streptococcal pharyngitis)出现的后遗症;
- 心内膜炎(endocarditis):心脏瓣膜的感染和发炎;
- 原发性钙化的主动脉瓣狭窄(calcific aortic valve stenosis):为年长者常见的退化性问题,主动脉瓣膜变厚、变硬和钙化;
- 梅毒(syphilis);
- 高血压;
- 动脉硬化症;
- 结缔组织的失调(connective tissue disease),如马凡综合征(Marfan syndrome);
- 自身免疫系统疾病(autoimmune disease),如红斑狼疮、类风湿关节炎等。

● 心脏瓣膜疾病有何症状?

很多人即使有轻微的心脏瓣膜疾病,可以完全没有症状,往往在身体检查听出心脏有杂音时才发现。至于严重心脏瓣膜疾病的症状,则视乎哪一片心脏瓣膜出现病变以及严重程度而有所不同。

● 如何诊断心脏瓣膜疾病?

如果有症状出现,医生会评估心脏瓣膜疾病的严重性,询问有关患者有否家族性的心脏问题。查询有关患者个人病史则包括曾否患风湿热、梅毒、高血压、动脉硬化症或自身免疫系统疾病;有否因静脉吸毒(瘾君子)而引致心内膜炎,或近期曾否做手术,尤其是口腔科手术。如果是婴儿,医生亦会询问母亲的健康状况和怀孕时的环境高危因素(如德国麻疹),以及在孕期尤其开始 3 个月有否服用任何药物。

医生可能依据患者的特定症状和病史,推断其心脏瓣膜问题。使用听诊器可听出心脏有否杂音,由于特定的心脏瓣膜疾病会有典型的杂音,医生常可根据杂音的特征作出暂时性的诊断。要确诊心脏瓣膜问题的严重性,医生会给予患者进行心电图检查、X线检查、血液检验、心脏超声波扫描和心导管检查等,而检查的详细程度因人而异。对于一些没有症状的患者,若在定期体检中发现有心脏杂音,超声波检查应该是非常有帮助,亦可以确诊。

● 如何预防心脏瓣膜疾病?

绝大多数先天性心脏瓣膜疾病并没有预防方法,孕妇应定期接受产前护理,避免饮酒,亦应避免服用药物(包括所有中西药及补品)。

预防风湿热可防止患上很多后天性心脏瓣膜病变,因此当有链球菌性喉炎时,应按医嘱服用及完成抗生素疗程。值得指出的是,在21世纪,相对于20世纪,由于都市生活条件大大改善,风湿热的患病率显著大幅度下降。因此,风湿性心脏病已变得罕见。

梅毒患者应确定第一期梅毒已获适当抗生素治疗,因为心脏瓣膜病变是梅毒的长期并发症。

根据2007~2008年美国心脏学院和欧洲心脏病学会的指南,某些非常复杂的先天性心脏病以及曾接受过心脏瓣膜手术(包括人工机械心脏瓣膜)的患者较易在进行口腔科或其他手术时有心脏瓣膜感染问题,故应在手术前服用抗生素。其他心脏瓣膜病变,例如二尖瓣关闭不全个案,不需要服用术前抗生素以预防心脏瓣膜炎。详细情况应向主诊医生查询,并请参阅《怎样预防感染性心内膜炎?》(第127页)。

● 何时应找医生诊治?

如出现与心脏问题有关的症状,尤其是胸痛、呼吸困难或不正常的心跳或晕厥,应找医生诊治。如果诊断出或已经知道有复杂先天性心脏病伴有心脏瓣膜问题,或曾接受心脏瓣膜更换手术,可询问医生是否有患心内膜炎的风险。如有的话,在进行任何手术前,包括洗牙等,均应处方并服用抗生素以防细菌入侵心脏瓣膜。

● 心脏瓣膜疾病的预后情况如何?

接受心脏瓣膜手术后,患者都可以过相当正常的生活。至于术后的长期生存率,则视手术时疾病的严重程度而有所不同。

1 岁以上患先天性主动脉瓣狭窄的儿童,在成功接受手术后能生存 >20 年的至少 >75%。成年患者中, >80% 在主动脉瓣更换手术后 5 年仍然生存,60% 患者接受二尖瓣修补或更换手术后 10 年仍然存活。但每个患者的情况均不同,其预后也各异。因此,上述术后生存率只是一个概述,个别例子的预后与大规模调查的统计结果可能存在极大分歧。如果患者太迟动手术,而心脏已因心脏瓣膜严重关闭不全造成不可逆转的损坏,则其术后的临床结果并不会太好;相反,如果患者在合适的时间动手术,既不太早又不太迟,则术后的结果应该良好。

一般而言,没有接受过手术的心脏瓣膜疾病是终身的,并且会逐渐恶化。恶化的速度一般很慢,可能要在诊断后几年至几十年才需要手术。但由感染性心内膜炎导致的急性心脏瓣膜问题,最差的个案都有可能会在数日间出现严重症状并迅速恶化。

心瓣疾病概览

主动脉瓣疾病:
主动脉瓣狭窄及主动脉瓣关闭不全

● 引言

主动脉瓣连接左心室与主动脉。在正常情况下,主动脉瓣共有 3 块瓣膜。左心室通过主动脉瓣将氧化血液泵进主动脉,然后血液便会流到全身所有器官。主动脉瓣的正常运作并不允许主动脉的血液反流至左心室,只允许血液循单向路线从左心室向前推进至主动脉。主动脉瓣狭窄指心脏瓣膜中间的洞变得窄小,阻碍血液循环(图 26)。

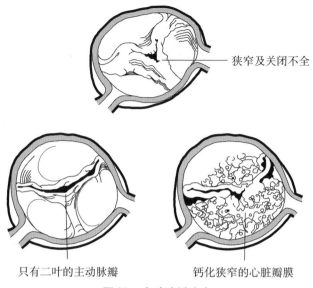

狭窄及关闭不全

只有二叶的主动脉瓣   钙化狭窄的心脏瓣膜

图 26   主动脉瓣病变

● 主动脉瓣狭窄(aortic stenosis)的病因是什么?

　　在经济落后国家,主动脉瓣狭窄主要由风湿热(rheumatic fever)所致。随着经济环境改善,由风湿热引致的主动脉瓣病变已较少见(发展中国家仍经常出现这种病症)。心脏瓣膜狭窄病例中,有瘢痕组织(scar tissue)积聚在心脏瓣膜上,再加上钙化,令心脏瓣膜硬化和不能自由开放。由于左心室在泵血时遇到阻力,久而久之,左心室的肌肉变得越来越厚,病情发展至后期,左心室不仅肥厚,更会逐渐扩大。

　　另一个导致主动脉瓣狭窄的病因,是老化的心脏瓣膜严重钙化(calcific aortic valve stenosis)。通常出现在年长者身上。中国人比欧美国家的白种人较少患钙化性主动脉瓣狭窄。

　　先天性因素也是主动脉瓣狭窄的病因之一。先天性主动脉瓣狭窄患者只有两块心脏瓣膜,而非正常的 3 块。患者在年轻时通常没有症状或问题,随着年龄增长再加上钙化,心脏瓣膜逐渐变厚、变硬和功能退化,后期便不能完全自由地开关。

● 主动脉瓣狭窄的症状是什么?

　　主动脉瓣狭窄在初期可能没有任何症状。患者患有此病多年也没有任何症状,直至心脏瓣膜狭窄至正常大小的 1/3 时,才出现症状。初时患者可能容易气喘,而左心室长期过劳也使患者容易疲倦。大部分患者的左心室肌肉肥厚,肥厚肌肉在收缩时会压迫血管引起胸痛,与冠心病患者的心绞痛可能无异。长期心脏瓣膜狭窄亦会导致心脏的泵血功能衰退(心力衰竭),部分患者在劳累时因脑部缺血而晕倒,少数患者甚至猝死。主动脉瓣狭窄的患者在出现心力衰竭或晕厥的症状之后,如果没有适当治疗,统计上有 75% 可能会在 3 年内死亡。

● 主动脉瓣关闭不全(aortic regurgitation)的病因是什么?

　　主动脉瓣关闭不全是指主动脉瓣未能正常地关闭,血液倒流至左心室,使携氧血液进入主动脉的数量减少。在很多发展中国家,导致主动脉瓣关闭不全的最常见原因之一是风湿热;成年人中有 2/3 的主动脉瓣关闭不全个案由风湿热造成,75% 为男性。随着社会日渐富裕,风湿热的发病率已大幅下降,在中国香港地区的病例相对于以前,数量显著下降。其他成因包括主动脉瘤(aortic aneurysm)、主动脉扩张、关节粘连性脊椎炎(ankylosing spondylitis)、第三期梅毒(tertiary syphilis)。现在,有很多主动脉瓣关闭不全的病例是感染性心内膜炎(infective endocarditis)的后遗症,由许多不同原因所致。

● 主动脉瓣关闭不全有什么症状?

　　主动脉瓣关闭不全通常都会慢慢恶化,初期没有任何症状。轻微的关闭不全患者可以几十年都没有症状。超声波扫描显示关闭不全情况严重的患者亦可能在往后 10～15 年间均没有明显的症状。当症状出现,可能是心悸,初发时患者更可能会觉得心跳明显,但不一定急促,尤其是在晚上睡觉或躺下的时候。他们也可能感觉到颈动脉脉搏搏动特别强,而健康人士在正常情况下绝大部分不会感觉到心脏或颈部动脉搏动。

　　由于主动脉瓣关闭不全导致血液回流至左心室,使心舒期左心室的血容量提升,左心室的工作量因而增加,左心室扩大。当心脏肌肉长期透支,久而久之肌肉便开始疲劳;到心脏进入心力衰竭的阶段,患者会出现气喘及脚肿的症状。如果主动脉瓣关闭不全是突发性的,尤其是由急性心内膜感染引起,患者通常有严重心力衰竭的症状,并可能有生命危险,必须立即接受治疗。

● **怎样诊断主动脉瓣病变**?

医生通常会依靠听诊器诊断患者因主动脉瓣狭窄或关闭不全而产生的心脏杂音。即使患者没有症状,医生亦有可能听到少许杂音。心脏超声波扫描可帮助医生确诊及评估主动脉瓣病变的严重性。

● **主动脉瓣狭窄的治疗**

严重的主动脉瓣狭窄需要进行手术更换不健全的心瓣,可以用人造机械心瓣(mechanical valve)或生物组织心瓣(bioprosthetic valve)。前者是由热解炭和金属制造,因此较耐用,预计有较长寿命的患者比较适合,但术后患者需长期服用抗凝药(俗称薄血药)。后者用猪的主动脉瓣(porcine valve)或牛的心包(bovine pericardial valve)制造,又或是由其他人体移植过来(homograft),这些组织心脏瓣膜耐用程度较低,年老或预计寿命不会超过 8~10 年的患者可以选择。植入这种生物组织心脏瓣膜的患者,开始 3 个月需服用抗凝药,以后毋须服用。有些主动脉瓣狭窄患者如因年龄过高或有其他合并症(comorbidities),以致进行这种手术的危险太高(如肾衰竭、严重肺病),可考虑进行经皮导管主动脉瓣置换术(transcatheter aortic valve replacement, TAVR),即在主动脉瓣狭窄处置入球囊并将其充胀,扩大狭窄的主动脉瓣,但这项手术的成效并不持久,仅适用于年迈体弱的患者。详情请参阅《经皮导管主动脉瓣置换术》一文(第 123 页)。

● **主动脉瓣关闭不全的治疗**

使用药物有助一些患者延迟接受心脏手术。主动脉瓣关闭不全患者如果服用降压药,可使主动脉反流血量减少,因而降低心脏的负荷。医生会用超声波扫描监测主动脉瓣病变引起的各种相关问题。但当心脏开始严重扩大,导致心肌无法正常泵血时,患者便应考虑更换心瓣手术。在此阶段,对一名富经验的心脏手术医生来说,心瓣手术的危险性应该极低,但倘若患者延迟接受手术,直至出现末期病症或心力衰竭时才进行,则手术危险性便会大幅度增加,而手术的成效亦会大大降低。至于采用人造机械心瓣还是生物组织心瓣,请参见上文的讨论。若主动脉瓣关闭不全是突发性的,患者可能需要进行紧急更换心脏瓣膜的手术。

● **怎样治疗没有症状的主动脉瓣病变?**

患者即使没有症状,但心脏超声波扫描显示心脏瓣膜病变非常严重,而心肌功能已开始衰退,医生亦建议患者进行更换心脏瓣膜的手术。

● **主动脉瓣病变的预后情况如何?**

轻微的主动脉瓣狭窄个案可能没有显著的症状。但当这些严重病例同时有心力衰竭或晕厥,其生存率有可能 <3 ~ 5 年。

轻微的主动脉瓣关闭不全亦有可能持续多年而没有出现问题。心脏超声波扫描显示关闭不全的患者如果没有进行手术,即使暂时没有症状,在多年后最终都出现心力衰竭的问题。

对于成功接受心脏瓣膜手术的患者,心脏功能在术后恢复正常,预后情况较好。

而需服用抗凝药华法林(warfarin)的患者,如果抗凝血功效过高,便有出血的危险;如果过低的话,则有脑卒中的风险。抗凝血功效测试,称为国际标准化比率(international normalized ratio, INR),通常每4周跟进一次。有些患者需要更频繁的跟进(例如每 1 ~ 2 周一次)。新一代的抗凝药[利伐沙班(rivaroxaban)、阿哌沙班(apixaban)等]不需要血液检查跟进,但不适用于人造机械心脏瓣膜植入后的患者。

主动脉瓣疾病:二叶主动脉瓣

● **什么是二叶主动脉瓣(bicuspid aortic valve)?**

二叶主动脉瓣是指心瓣只有两片心瓣尖,而非正常的 3 片心瓣尖

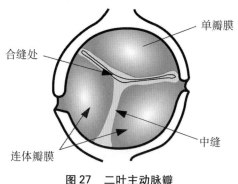

图 27　二叶主动脉瓣

（图 27）。基本上是一种遗传疾病（autosomal dominant），但不是有此基因的下一代必定会患上此病（incomplete penetrance）。据西方文献报道，约1%的人口患有二叶主动脉瓣。超过7成患者是男性，如果有血缘关系的近亲患有二叶主动脉瓣，其他家族成员有同样瓣膜病变的流行率（prevalence）大约是9%。中国在这方面的研究资料显示，二叶主动脉瓣在中国人口的流行率比西方国家高，一些国内大型流行病学研究数字甚至高达7%。

● **二叶主动脉瓣的临床表现如何？**

二叶主动脉瓣的主要问题是心脏瓣膜会随年龄增长变得越来越窄。部分患者的二叶主动脉瓣功能可以保持正常，但亦有患者早于青少年时期已有心脏瓣膜增厚和钙化，导致心脏瓣膜狭窄问题，这些问题可以通过超声波扫描发现及确诊。

至于为何部分患者二叶主动脉瓣变窄，而其他患者的心脏瓣膜没有明显狭窄，原因仍然不明。心脏瓣膜钙化狭窄的临床危险因素与动脉硬化相似，特别重要的原因是高胆固醇和高血压。二叶主动脉瓣如有不匀称的瓣膜（即瓣膜面积不相若或一大一小），亦更容易出现急速钙化。

● **二叶主动脉瓣有何症状？**

二叶主动脉瓣有关的症状与狭窄的严重程度相关，那就是狭窄越严重,出现的症状便越多。常见症状包括劳力性呼吸困难、疲劳、晕厥和胸痛,而胸痛可能与冠心病引起的胸痛情况相似。

主动脉瓣关闭不全、猝死和感染性心内膜炎均为严重并发症。

二叶主动脉瓣症状出现的高峰期为 40～60 岁。

● **如何诊断二叶主动脉瓣**?

心脏超声波扫描可帮助确诊,亦可同时评估主动脉(aortic root)扩张的严重程度。

● **如何治疗二叶主动脉瓣**?

唯一有效治疗严重症状性主动脉瓣狭窄的方法是更换心脏瓣膜。一般而言,当主动脉瓣窄 < 1 cm^2,而主动脉与心室间的平均压力差(mean aortic valve gradient) > 50 mmHg 时,患者便会出现症状。

一旦出现症状,死亡率便会急剧增加,医生一般会建议进行手术。没有症状的成年患者一般毋须更换心瓣,除非主动脉瓣面积 < 0.75 cm^2。对儿童或青少年患者来说,经皮球囊心脏瓣膜成形术对治疗先天性主动脉瓣狭窄非常有效。主动脉扩张直径(aortic root diameter) > 4.5 cm 的二叶心脏瓣膜患者,可能要同时接受主动脉重建手术(aortic reconstruction)。

● **二叶主动脉瓣的预后情况如何**?

大多数患者随着年龄递增而出现症状,最终 > 75% 的患者心脏瓣膜狭窄程度会恶化并伴随心脏瓣膜严重钙化而需要手术治疗(多数 30～40 岁),但亦有 15%～30% 二叶主动脉瓣的患者长期跟进没有出现任何畸形钙化。

当患者有心绞痛、晕厥或心力衰竭的症状,又没有更换心脏瓣膜的话,其存活率便 < 5 年。

部分患者的主动脉会因主动脉瓣膜狭窄而扩张,严重者会形成主动脉瘤(aortic aneurysm),甚至撕裂(aortic dissection)而猝死。

二尖瓣疾病：
二尖瓣狭窄及二尖瓣关闭不全

● 什么是二尖瓣狭窄(mitral stenosis)？成因是什么？

二尖瓣狭窄是指二尖瓣出现病变,血液流通不良,使血液积聚在左心房、肺部血管及右心室(图28)。最常见的病因是风湿热引起的后遗症。以往风湿热及二尖瓣狭窄是较为普遍的疾病,尤以经济落后地区更为常见,先进国家则比较少见。

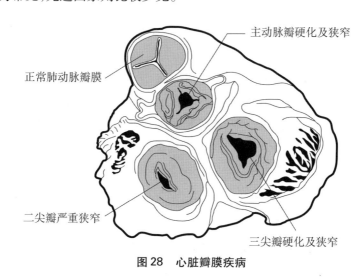

正常肺动脉瓣膜

主动脉瓣硬化及狭窄

二尖瓣严重狭窄

三尖瓣硬化及狭窄

图28　心脏瓣膜疾病

● 二尖瓣狭窄的症状是什么？

二尖瓣狭窄的恶化速度一般比较慢,即使患者患有此病多年,亦不会出现很多症状。后期患者常会因心脏瓣膜越来越狭窄,导致左心房血液滞留于肺部血管内,因而劳累时出现呼吸急促,甚至咳血。严重的二尖瓣狭窄可使左心房扩大,增加心律不齐的可能性。其中比较重要的一种心律失常是心房颤动(简称房颤),患者若有房颤,心跳可能会感觉混乱,或很急促,也容易疲倦;但也有许多患者完全没有症状。部分房颤的患者更可能会脑卒中,因为左心房可能会有血栓凝结,这些血凝块可能经血液流至脑部、脾脏或肾脏。女性患者往往在怀孕时才发现患有二尖瓣狭窄，原因是怀孕使心脏的工作量增加，而引起上述症状。

● 什么是二尖瓣关闭不全（mitral regurgitation）？成因是什么？

二尖瓣如不能正常关闭，便会导致血液在心脏收缩期反流至左心房。最常见的病因是风湿热，不过风湿热已随着经济环境进步而逐渐减少。二尖瓣脱垂（mitral valve prolapse）亦是导致关闭不全的主要病因之一。而心力衰竭使左心房扩大，导致二尖瓣不能正常关闭，也可以导致血液从左心室反流至左心房。

● 二尖瓣关闭不全的症状是什么？

二尖瓣关闭不全与二尖瓣狭窄一样，可能患病多年而没有症状，但一旦出现症状，通常逐渐恶化。如果二尖瓣关闭不全只是轻度至中度的话，患者可能不会出现严重的症状。出现症状的时候，大多数患者会觉得较易疲倦、气喘及在后期出现心力衰竭的症状。房颤亦是很常见的并发症。

● 如何诊断二尖瓣狭窄及二尖瓣关闭不全？

医生听诊可检查患者是否患有二尖瓣狭窄及二尖瓣关闭不全，上述两种心脏瓣膜疾病所引起的心脏杂音各有不同。心脏超声波扫描有助确诊病情的严重性。

● 二尖瓣病变如何治疗？

● 二尖瓣狭窄

二尖瓣狭窄患者在发病时，需要用药物减轻病情及预防并发症，例如患有房颤的患者须服用抗凝药，以降低脑卒中的危险。当心脏瓣膜狭窄至某个程度，心脏功能便会加速恶化，所以在心脏还未开始衰竭前应接受心脏瓣膜手术。超过25年前，患者往往需要进行开胸更换心脏瓣膜手术。详情请参阅《心瓣膜性心脏病的介入治疗》一文（第121页）。

自20世纪90年代开始，患者有另一个选择，便是进行经皮球囊二尖瓣成形术（percutaneous transvenous mitral valvuloplasty）。这种疗法是将一条导管经腹股沟静脉推上右心，然后穿过心房间隔由右心至左心，直达二尖瓣，并用一个以液体充胀的球囊，使狭窄的二尖瓣扩大。由于此类经皮手术非常成功，所以很多患者现时已无须进行开胸更换心脏瓣膜手术。但并非所有二尖瓣狭窄患者均适合进行经皮球囊心脏瓣膜成形术，部分仍需接受开胸手术。如二尖瓣严重钙化，或因狭窄或硬化导致心脏瓣膜严重关闭不全，则患者不适合进行经皮球囊心脏瓣膜成形术。

- **二尖瓣关闭不全**

二尖瓣关闭不全的后期患者常有心力衰竭的症状。治疗的方法包括处方利尿剂和扩张血管、降压药物。房颤的患者则须服用地高辛（digoxin）或 β-受体阻滞剂以控制并减缓心跳。一般来说，如果超声波扫描显示心室已变得很大，或有越来越大的趋势，则显示心脏功能已经开始衰退，在此情况下，医生便可建议心脏手术。手术方法主要分为两种：一是修补心脏瓣膜（mitral valve repair），以减轻关闭不全的情况；另一是更换心脏瓣膜。两种方法都可以减轻心脏的负荷。根据调查，与瓣膜置换术相比，修补手术的死亡率较低，术后心功能保存较好，且无需长期服用抗凝药。但如果二尖瓣疾病是风湿热的长期后遗症，那么二尖瓣置换手术是首选。但修补心瓣手术的成功率视乎外科心脏医生的经验；有些患者在修补手术后短短数年内，心瓣关闭不全现象可复发，部分还需要接受第二次手术。

二尖瓣病变的预后如何？

预后视乎心脏瓣膜病变的严重性而定。患有轻微的二尖瓣狭窄患者可多年没有症状，但有严重狭窄的话需要接受经皮球囊心内膜成形术。手术成功后，很多患者的生活质量大幅度改善，甚至很多患者在10年后情况仍然良好；但部分患者的二尖瓣狭窄会复发，且恶化至需要进行第二次手术；亦有一些以前接受过经皮球囊心脏瓣膜成形术的患者，病情恶化后不能再接受同一手术，而必须进行开胸更换心脏瓣膜手术。

二尖瓣关闭不全患者亦可能数10年来均无症状。最重要的是在心脏没有出现不可逆转的变大或损坏前，进行心脏瓣膜更换或修补手术。如果能在适当的时候进行手术，因长期过劳而变大的心脏可以恢复正常大小;若太迟进行手术,则心脏功能可能不会完全恢复正常。

此外,患者一旦接受了心脏瓣膜更换手术,如果使用的是人造机械心脏瓣膜,要终身服用抗凝药(华法林,warfarin)以预防脑卒中;如果用猪或牛组织制成的生物组织心脏瓣膜,除了术后开始 3 个月服用抗凝药外,大部分患者不需要长期服用抗凝药。但在主动脉瓣位置的生物组织心脏瓣膜则需要长期服用阿司匹林。

二尖瓣疾病:二尖瓣脱垂

● 什么是二尖瓣脱垂(mitral valve prolapse)？成因是什么?

二尖瓣脱垂是指二尖瓣的两块瓣膜较正常的厚及长,在二尖瓣关闭时,其中一块或两块瓣膜脱垂倾向左心房,并下坠至二尖瓣环平面之下的 2 mm,或导致二尖瓣关闭不全,血液由左心室反流至左心房(图29)。病因学上,二尖瓣脱垂可以是原发性(如退化性疾病,但与可识别的结缔组织疾病没有关联的)或继发性(与可识别的结缔组织疾病有关联的,例如马凡综合征、风湿性心脏病、先天性心脏病等)。

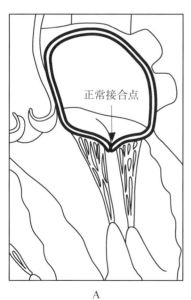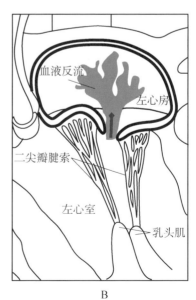

图 29　正常二尖瓣(A)及二尖瓣脱垂(B)

● 二尖瓣脱垂有什么症状？

　　轻微的二尖瓣脱垂多数没有任何症状，但有些患者曾出现心律紊乱、疲倦，或出现不能解释的胸口痛楚，而这类胸痛并非由劳累引起。上述症状是否明确地与二尖瓣脱垂有因果关系也未有定案。一般来说，绝大部分二尖瓣脱垂患者没有严重的后果，跟进10～20年也没有任何不适或并发症。在大学医院诊断的个案比较复杂，但他们的患者并不一定代表"真实世界"的经历。

● 怎样诊断二尖瓣脱垂？

　　心脏超声波扫描是用以确诊二尖瓣脱垂的主要方法（图30）。医生有时只需要用听诊器便可诊断出二尖瓣脱垂，包括听出"click"的心脏杂声，以及典型收缩期心脏杂音。心脏超声波检查可帮助医生证实患者是否患有二尖瓣脱垂，并对脱垂的严重性作出评估。

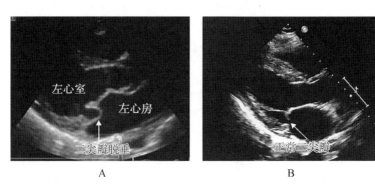

左心室　　　左心房

二尖瓣脱垂

正常二尖瓣

A　　　　　　　B

图30　心脏超声波扫描二尖瓣脱垂

● 二尖瓣脱垂如何治疗？

　　大部分患者经诊断后，均无须手术，并且不需要长期服用任何药物。如果出现胸痛或心跳加快，医生可能建议患者服用 β-受体阻滞剂，以减慢心跳。如果患者二尖瓣脱垂伴有二尖瓣关闭不全，心脏瓣膜便较容易受细菌感染以致患上心内膜炎。2008年以前，患有心脏瓣膜病变的人士在进行口腔科或其他手术（包括肠胃内镜、膀胱内镜等）之前，医生都会处方术前抗生素以预防感染性心内膜炎。自从美国及欧洲心脏学会 2008 年新指南面世后,二尖瓣病变不再是处方术前抗生素 (preoperative prophylactic antibiotic)的指征之一。

● **二尖瓣脱垂的预后情况如何?**

视乎二尖瓣脱垂和关闭不全的严重程度,情况越严重,预后越差。一般轻微的二尖瓣脱垂有良好和长远的预后,除非是二尖瓣脱垂出现急性恶化,例如小叶急性撕裂(flail leaflet)。

三尖瓣疾病: 三尖瓣狭窄及三尖瓣关闭不全

● **什么是三尖瓣狭窄(tricuspid stenosis)? 成因是什么?**

三尖瓣狭窄是指三尖瓣出现病变,导致血液流通不良,令血液积聚在右心房。三尖瓣狭窄一般由风湿热引起,很多时候二尖瓣会同时受牵连。三尖瓣狭窄在北美和欧洲地区相对较少见,在亚洲地区即使是发展中国家仍然有病例出现,但流行程度较从前大量减少。非风湿热引起的三尖瓣病变在罕见的情况下,可能是由类癌(carcinoid,一种生长缓慢的神经内分泌肿瘤)或先天性三尖瓣病变引起。

● **三尖瓣狭窄有何症状?**

三尖瓣血流受阻会限制心脏血液流入右心室,导致疲劳和出现静脉瘀血的症状。患严重三尖瓣狭窄的患者常主诉腹部不适,这是由于肝脏充血肿大所致。部分患者可能因颈部动脉肿胀而引起不适。

● **如何诊断三尖瓣狭窄?**

心脏超声波扫描是诊断的基本方法。

● **如何治疗三尖瓣狭窄?**

经皮球囊心脏瓣膜成形术可用于对药物治疗没有足够反应的患

者。但部分患者可能需要开胸手术,切除三尖瓣,并植入人造机械心瓣或生物组织心瓣。经皮球囊心脏瓣膜成形术可治疗三尖瓣狭窄,其性质与治疗二尖瓣相同。

● **三尖瓣狭窄的预后情况如何?**

视乎有关心瓣疾病的严重性和心脏扩大的程度。

● **什么是三尖瓣关闭不全(tricuspid regurgitation)? 成因是什么?**

三尖瓣关闭不全通常是由肺动脉高压造成的,亦可因心力衰竭、心肌梗死、心内膜炎或外伤导致。

● **三尖瓣关闭不全的临床症状如何?**

患者如果只是三尖瓣关闭不全,很多时候没有特别的症状,但可能颈部有悸动感觉;严重者可以有右边心力衰竭的症状,如肝脏肿大而引致右上腹不适、腹部肿胀(腹腔积液,ascites)和四肢出现水肿。不过部分有严重三尖瓣关闭不全的患者可以多年没有症状。

症状亦可以来自一些导致三尖瓣关闭不全的背后潜在原因,例如肺动脉高血压可导致心脏血液输出减少的症状出现,包括疲劳、虚弱、呼吸困难和运动体适能降低。

● **如何诊断三尖瓣关闭不全?**

心脏超声波扫描是诊断的基本方法。

● **如何治疗三尖瓣关闭不全?**

治疗应该针对导致三尖瓣关闭不全的潜在原因。极少个案是需要做手术的。

● **三尖瓣关闭不全的预后情况怎样?**

视乎导致三尖瓣关闭不全的潜在原因,又视乎其他有关心脏瓣膜病变、心肌肥大和心力衰竭的严重程度。

肺动脉瓣疾病:肺动脉瓣狭窄及肺动脉瓣关闭不全

● **什么是肺动脉瓣狭窄(pulmonic stenosis)? 成因是什么?**

肺动脉瓣狭窄是相当普遍的先天缺陷,至少有10%患有先天性心脏病的儿童出现此问题。这种疾病的女性患者亦稍多。风湿热可以引起肺动脉瓣狭窄,但个案不多。

● **肺动脉瓣狭窄有何临床症状?**

假若情况轻微,大部分患者没有症状,存活率亦与一般人相似。幸而很少新生儿会有严重的先天肺动脉瓣狭窄;若有的话,严重者会在出生后第1个月便有心力衰竭或发绀(cyanosis),即患者的嘴唇、手指甲和皮肤呈现紫蓝色的症状。

● **如何诊断肺动脉瓣狭窄?**

心脏超声波扫描是最好的诊断方式。通常不需要心导管检查来验证,但后者可能有助于评估其他伴随先天异常的存在。

● **如何治疗肺动脉瓣狭窄?**

经皮球囊心脏瓣膜成形术治疗成年人严重肺动脉瓣狭窄的成功率颇高,术后并发症发生率亦低,长远跟进临床结果也很好,故成为治疗肺动脉瓣狭窄的首选。但部分已接受球囊成形术患者仍需要进行开胸外科手术。

● **肺动脉瓣狭窄的预后情况怎样?**

轻度狭窄患者的长期预后与未受影响人群的长期预后没有大的区别,也不会随着时间而恶化;实际上肺动脉瓣口(valvular orifice)的大小通常随着身体的生长而增加。

严重的狭窄引起的肺动脉流出阻塞会随着时间逐渐恶化(60%严

重狭窄的患者在诊断后 10 年内需要介入治疗）。

- **什么是肺动脉瓣关闭不全（pulmonic regurgitation）？成因是什么？**

　　最常见导致肺动脉瓣关闭不全的原因，是肺动脉高血压导致三尖瓣环（tricuspid annulus）扩张，其次是感染性心内膜炎（infective endocarditis）、马凡综合征（Marfan syndrome），亦可以由先天性异常造成。而先天性心脏病患者，进行手术修补时可能因手术的问题而导致肺动脉瓣关闭不全。

- **肺动脉瓣关闭不全的症状如何？**

　　与肺动脉瓣狭窄患者一样，肺动脉瓣关闭不全患者可能患病多年却没有任何症状。症状通常是由于原本导致肺动脉瓣关闭不全的潜在疾病引起，如肺动脉高压或心内膜感染。

- **如何诊断肺动脉瓣关闭不全？**

　　心脏超声波扫描是最好的诊断方式。某些个案则可能需要进行心导管检查。马凡综合征患者通过磁共振或 CT 检查，可更准确评估主动脉和肺动脉病变的严重程度。

- **如何治疗肺动脉瓣关闭不全？**

　　肺动脉瓣关闭不全本身很少需要任何特别的治疗。但肺动脉高压是需要治疗的，当然心内膜感染亦应该针对细菌处方抗生素医治。肺动脉瓣关闭不全患者很少需要进行更换心脏瓣膜手术。

- **肺动脉瓣关闭不全预后情况怎样？**

　　一般而言，轻度至中度肺动脉瓣关闭不全不会显著影响生存率。如果严重的话，右心室最初能够补偿容量超负荷状态，而这状态可能会维持很多年。右心压力严重升高会导致右心室逐渐扩张，并最终导致心力衰竭。

心瓣膜性心脏病的介入治疗

如果患者只有轻微心瓣膜疾病,又没有任何症状,医生可能只会监测情况;如有中度至严重的临床症状,便要依据症状的严重程度和诊断测试的结果才能决定最理想的治疗方式。虽然医生可处方药物以暂时治疗心绞痛、处理心律不齐和心力衰竭的症状,但最终患者仍需要进行手术,更换或修补有严重病变的心脏瓣膜。

心脏瓣膜的病变包括严重狭窄及关闭不全。当心脏瓣膜的功能因病变而不能正常运作,便有可能需要考虑心脏瓣膜手术。有关手术分为两大类:经皮球囊心内膜成形术(percutaneous balloon valvuloplasty)及外科心脏瓣膜切除修补或人工心脏瓣膜置换术(valvular repair and/or replacement)。

● **心瓣膜性心脏病介入治疗有几种?**

治疗方法主要有以下两种:经皮球囊心脏瓣膜成形术及外科心脏瓣膜手术。

经皮球囊心脏瓣膜成形术

经皮球囊心脏瓣膜成形术(percutaneous balloon valvuloplasty)的适用范围包括二尖瓣及肺动脉瓣狭窄,三尖瓣狭窄则比较少。这是二尖瓣狭窄的最佳治疗方法,然而并非所有二尖瓣狭窄患者都适用,部分患者需要接受二尖瓣置换手术,后者临床效果更佳。详情请参阅《二尖瓣狭窄及二尖瓣关闭不全》一文(第 112 页)。经皮球囊心脏瓣膜成形术亦适合医治肺动脉瓣狭窄,而以前甚少用于治疗主动脉瓣狭窄。

视乎哪一种心脏瓣膜狭窄,医生会先将一条柔软的导管插入腹股间的静脉,在 X 线的引导下,将导管推上狭窄心脏瓣膜的位置(如二尖瓣或肺动脉瓣)。导管的末端有一个球囊,医生会将球囊放在狭窄的心脏瓣膜处,然后注入造影剂将球囊充胀以扩张狭窄的心脏瓣膜。这种手术虽略具危险性,但一般在有经验的心脏医生督导下二尖瓣或肺动脉瓣的手术都非常安全,康复期也只需数天。手术成功的话,病情会有显著改善。反之,经皮导管主动脉瓣置换术(TAVR)较为复杂,详情请参阅第123页。

经皮二尖瓣修补手术

传统严重二尖瓣关闭不全患者需要接受开胸二尖瓣修补(open heart mitral valve repair)或植入人造机械心脏瓣膜手术。现在有一个经皮通过导管植入的仪器名为 MitraClip,可以毋须接受开胸手术来处理严重二尖瓣关闭不全,其作用是将前后两面二尖瓣瓣膜接合。下列患者可考虑接受 MitraClip 治疗:

1)严重二尖瓣关闭不全伴随严重心力衰竭(纽约心脏协会第三或第四级心力衰竭);

2)严重长期原发性(primary)二尖瓣关闭不全(即不是因为心脏扩张引起的);

3)二尖瓣病变的结构属于可以接受 MitraClip 的种类(不是所有二尖瓣关闭不全都可以接受 MitraClip);

4)足够的平均寿命(例如末期癌症患者不适合);

5)不可以或不愿意接受开胸手术的患者;

6)不可以接受或长期服用抗凝血药的患者。

此手术禁忌证(contraindications)包括:

1)二尖瓣关闭不全是因为心内膜感染引起的;

2)风湿热引起的心脏瓣膜病变;

3)腹股沟、下腔静脉或心脏血栓形成。

心脏超声波扫描可以帮助评估患者是否适合接受 MitraClip 治疗,超声波准则包括:

1)二尖瓣面积$\geqslant 4.0\ cm^2$;

2)极轻微的二尖瓣瓣膜钙化(严重钙化的瓣膜不适合);

3)不可以有严重心脏瓣膜叶及腱索断裂(flail leaflet/ruptured chordae tendineae)。

一般来说,临床研究显示 MitraClip 没有开胸瓣膜修补手术那么有效。一个比较性调查显示,手术后 12 个月之内患者需要接受第二次手术的概率,MitraClip 有 20%,开胸手术只有 2%。但临床资料显示,成功植入 MitraClip 的确可以降低二尖瓣关闭不全的严重性,又可以降低左心室及左心房的扩张程度,增加患者运动体适能,提升生活质量。

MitraClip 的手术并发症包括:

1)流血;

2)仪器与心脏瓣膜分离(device detachment),仪器脱落后游至血管内其他远端位置,例如下肢动脉。

虽然 MitraClip 科技尚未完善,但此技术仍在改良中,有望将来新一代 MitraClip 能给予严重二尖瓣关闭不全患者一个更完善及有效的治疗。

经皮导管主动脉瓣置换术

经皮导管主动脉瓣置换术(transcatheter aortic valve replacement,TAVR)(图 31)是一种微创式手术,主要适应证包括处理主动脉瓣狭窄,通常应用于一些严重主动脉瓣狭窄但不能够接受开胸手术或者手术风险过高的患者,可以减少主动脉瓣狭窄引起的症状,同时可以增加患者的存活率。主动脉心脏瓣膜狭窄患者如果有其他健康问题,包括严重肺、肾、肝病,或其他任何系统性疾病,而外科医生觉得做手术风险太高的话,患者就可以考虑接受。亦可以应用于曾接受主动脉瓣置换术,而该人造心脏瓣膜是生物组织瓣膜(bioprosthetic valve),该心脏瓣膜因退化或其他问题已不能再正常运作的患者。TAVR 的并发症包括:流血过多、血管并发症、导管式植入的心脏瓣膜脱离正常位置、脑卒中、心律不齐、肾病、心肌梗死、感染,甚至死亡。数据显示,并发症的发生率与操作团队的经验有直接统计相关性。团队的经验越多,并发症的发生率会相应地减少。

手术前,医生会处方静脉注射抗生素,以减少手术引起的相关感染。手术的过程如下:患者接受全身麻醉并进入睡眠状态。医生通过腹股沟的血管进行此手术。通过 X 线显示器,医生通过一条引导导管

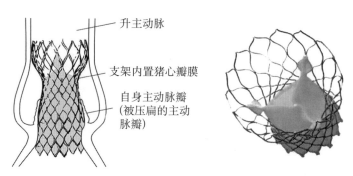

升主动脉

支架内置猪心瓣膜

自身主动脉瓣
(被压扁的主动
脉瓣)

图31　经皮导管主动脉瓣置换术

(guide catheter)放入特别仪器。首先扩张狭窄的主动脉瓣,然后通过导管,植入一个新的人造主动脉瓣。术后患者一般会在重症监护室留医观察,通常3~5日后可以出院。所有患者术后都需要服用抗凝药华法林(warfarin),抗凝治疗的持续时间由医生与患者决定。术后如果需要进行某些口腔科手术,需要先服用抗生素,以预防心内膜炎。TAVR普遍可以减少严重心脏瓣膜狭窄引起的症状,并减少死亡率。

外科心脏瓣膜手术

严重心脏瓣膜狭窄或关闭不全的患者,须经由外科手术切除有病变的心脏瓣膜,然后植入人造心脏瓣膜,以替代原来心脏瓣膜功能。各种外科心脏瓣膜手术(open heart valve surgery)中,该手术最为复杂。外科医生须将胸骨切开,心脏接上人工心肺机,让后者暂时负责血液循环和呼吸系统的功能(图32)。

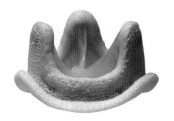

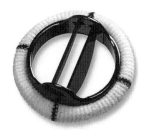

A. 生物组织心脏瓣膜　　B. 金属及热解炭制造的人造机械心脏瓣膜

图32　人造心脏瓣膜

人造机械心脏瓣膜可以用热解炭及金属制造的机械心脏瓣膜。此外，生物组织人造瓣膜经过化学药品提炼后，不会被人体排斥，因此可供心脏瓣膜手术使用，只是生物组织心脏瓣膜的磨损速度比人造机械心脏瓣膜快得多。多数心脏手术科医生选用猪心瓣膜，而牛心包心瓣膜较少用。采用哪种心脏瓣膜视乎患者的年龄而定：如患者年龄＜65岁，术后预计寿命＞10年，便不应使用生物组织心脏瓣膜，机械心脏瓣膜应为首选。但比较年长的患者，如果手术后预计寿命只有5～8年，生物组织心脏瓣膜或许是合适的选择。因为患者植入生物组织心脏瓣膜后，大多数不用长期服用抗凝药；反之，使用人造机械心脏瓣膜的话，患者须长期服用抗凝药，以免因血液凝固在机械心脏瓣膜上而增加脑卒中的危险。

对于患有二尖瓣脱垂和严重二尖瓣关闭不全的患者，外科医生可能选择二尖瓣修补（mitral valve repair），代替植入人造心脏瓣膜。除了开始3个月，长远跟进大部分修补心脏瓣膜的患者都不需要术后长期服用抗凝药。个别情况因人而异，最终由主诊医生决定有否需要服用抗凝药。

植入机械心脏瓣膜以后，除了需要定期检查抗凝药分量是否合适外，大部分患者生活质量非常高。现在市面有一些新一代的抗凝药，不用定期抽血检验INR来决定抗凝药的分量是否足够，适用于预防房颤患者脑卒中的发生。但这些新一代抗凝药不适用于植入人造心脏瓣膜的患者，专家暂时均认为在此情况下，华法林仍然是首选。

较新的手术以胸腔镜进行，不需切开胸骨：医生会在胸口切一个像手指般大的孔，由此放入仪器进行心脏手术。不过，这些新手术的成功率视乎医护人员经验而定。

感染性心内膜炎

● 什么是感染性心内膜炎（infective endocarditis）？

感染性心内膜炎指心脏内膜或心内膜周围受到细菌、真菌或其他微生物（如病毒）感染。

● **感染性心内膜炎的病原是什么?**

感染的病原通常是细菌(bacteria),但其他病原体亦可引起心内膜炎,包括真菌(fungus)。多数感染发生在已损坏或曾出现病变的心脏瓣膜,例如风湿性心内炎、二尖瓣脱垂等。有些患者病前的心脏瓣膜是完全健康的,但有一些特别恶性的病菌进入血管并到达心脏瓣膜,亦可对心脏瓣膜造成感染。这些细菌有可能是在患者进行口腔科手术(例如在牙医诊所洗牙、脱牙)、肠道检查(如内镜检查)和泌尿系统的手术时进入血液而侵蚀心脏瓣膜。静脉注射毒品的人士(intravenous drug abuser)亦特别容易患上心内膜炎。但在大多数情况之下(除非处理某些高风险患者,如已经植人造机械心脏瓣膜、复杂先天性心脏病等),无研究数据显示术前处方抗生素可以减低感染性心内膜炎发生的危险。

● **急性和亚急性心内膜炎有什么区别?**

心内膜炎可分为急性(acute)及亚急性(subacute)两种,这视乎侵蚀心脏瓣膜的病菌类型而定。急性心内膜炎患者的心脏瓣膜通常很快受到严重损坏及病情急剧变化,导致严重心瓣关闭不全及心力衰竭。若是亚急性心内膜炎,其症状发展较为缓慢。

● **感染性心内膜炎有什么症状?**

急性心内膜炎通常会引起高热、疲倦、心力衰竭,严重时很快导致患者死亡。亚急性心内膜炎的症状相对没有那么严重,大部分患者主诉倦怠、低热、肌肉疼痛、食欲不振等。亚急性和急性心内膜炎均有可能引致脑、心、肺、肾、腿部等器官的血管栓塞。亚急性心内膜炎患者开始患病时,未必会立即找医生诊治,有时直至不适情况持续数周才决定看医生。

● **怎样诊断感染性心内膜炎?**

有多种方法诊断心内膜炎,包括抽血(血液培养细菌检验)及心脏超声波扫描。通常心脏超声波检查是采用经胸部方式进行检查。另一种经食管进行的超声波检查,较经胸部检查更加准确。但最重要的确诊方法,仍是从血液中培养出细菌并得出阳性结果。医生可能要在几个小时内抽取 3 个血液样本来培养出细菌,以证明血液中被细菌感染。

● 怎样治疗感染性心内膜炎?

通常感染性心内膜炎患者须经静脉注射抗生素 4 ~ 6 周,采用哪种抗生素则须视乎细菌的种类和抗生素是否能有效杀灭细菌而定,这可在细菌实验室中确定,很多时需要使用抗生素组合。若病菌属特别恶性或引起严重的病变,便需要进行紧急手术更换心脏瓣膜,否则患者的死亡率会很高。部分患者的血液培养结果可能并非阳性(即培养不出任何细菌),但如果临床状况显示病情应该是心内膜炎引起,医生可能仍会以处方抗生素治疗心内膜炎的方式医治。

● 怎样预防感染性心内膜炎?

植入人造机械心脏瓣膜的患者、某些复杂先天性心脏病患者均较一般人或其他心脏病患者容易发生心内膜感染。这类患者在进行任何手术前,尤其是做口腔科手术前,应先跟医生讨论是否需要服用抗生素;确定需要的话,可使用不同的抗生素,如氨苄青霉素(ampicillin)或红霉素(erythromycin)等都是有效的药物。大部分患者只须口服抗生素,但一些高危患者则可能需要静脉注射抗生素。服用抗生素后,即使在手术期间有细菌进入血液,细菌感染心脏瓣膜的概率也会减低。在2008 年前,普通心脏瓣膜病变无论严重与否、间隔缺损、阻塞性心肌肥厚症,这些病例通常处方术前抗生素,希望减低患心内膜炎的危险,但自 2008 年起,以上病例不再是术前处方抗生素的指征。若对进行手术前应否服用抗生素有疑问,应与主诊医生讨论。

风湿热和心脏瓣膜疾病之间的关系

● 什么是风湿热(rheumatic fever)?

风湿热是一种炎症,发炎部位包括身体的结缔组织(connective tissue),

尤其是关节、皮肤、心脏和脑部。大部分情况下,心脏会受到影响。而风湿性心脏病是由急性风湿热引起心内膜炎后的一种慢性并发症。

风湿热通常会影响儿童,主要是 5 ~ 15 岁之间,幼童或年轻的成年人也可受到影响。在最近 50 年,风湿热越来越少见,这与生活及经济环境改善有关。在较贫穷的国家,风湿热仍然流行,并引起许多长远的并发症。在风湿热痊愈后,患者日后仍较容易受到链球菌(streptococcus)的感染。

● **风湿热有什么病因?**

风湿热跟链球菌感染有直接的关系,这种细菌会引起喉炎、肾炎或猩红热(scarlet fever)。专家认为患者身体的免疫系统,因接触链球菌导致身体制造的自身抗体(autoantibodies)无故攻击自己的器官,包括心脏和其他器官,属于免疫系统失调而引致的自身免疫性疾病(autoimmune disease)。

● **风湿热有什么症状?**

症状通常在感染链球菌后数周出现,主要包括发热(多在 39.5℃以下),亦可牵连其他器官包括关节、心脏、皮肤和神经系统。

风湿热引起的关节炎会在短期内影响几个关节,膝、踝、肘和腕关节是最常受影响的部位,而小腿关节则是最先受影响的关节。

关节炎通常是风湿热最早期的症状,虽然无症状的心内膜炎亦可能会最先发生。当牵涉心脏时,患者可能会有轻度至中度胸部不适,或深呼吸时有胸痛。如患者有严重心脏瓣膜损坏或严重心肌炎,更可能会经历心力衰竭症状。但心肌炎、心包炎、心脏电流阻滞、心律不齐和心力衰竭都可能发生。心脏引发的问题不一定有症状,但患者有可能觉得心跳、心慌、气促、胸痛、头晕、多汗。

风湿热可引起神经系统并发症,包括薛登汉舞蹈病(Sydenham chorea),症状是突然、无目的、没节奏而非自主的动作,患者肌肉软弱和情感混乱。

皮肤问题包括红疹、边缘性红斑(erythema marginatum),通常在发病早期出现。但往往在其他疾病表征消失后仍持续或复发。皮下小结

(subcutaneous nodule)通常出现在心脏炎的患者。

风湿热的病症可能会维持数月,儿患绝大部分不能上学。

● 如何诊断风湿热?

风湿热主要靠症状及临床检查作出诊断,血液检查可以帮助医生确定患者是否曾受到链球菌感染。要确诊需要符合 1~2 个主要标准和 2 个次要标准(major and minor criteria),另外还需要有近期链球菌的感染证据。

5 个主要标准包括:

- 心脏炎(carditis);
- 多发性关节炎(polyarthritis);
- 舞蹈症(chorea);
- 边缘性红斑(erythema marginatum);
- 皮下小结(subcutaneous nodules)。

3 个次要标准包括:

- 发热;
- 关节痛;
- 之前有风湿热或风湿性心脏病。

● 怎样治疗风湿热?

急性风湿热治疗一般包括卧床休息及针对并发症的治疗。治疗方法是服用非甾体类抗炎药(nonsteroidal anti-inflammatory drug, NSAID),例如阿司匹林;在最严重的病例中,尤其是有严重心脏炎者可能需要使用类固醇(corticosteroid)。有些病例的类固醇疗程可能长达数月。

虽然发生风湿热后,服用抗生素并不能扭转初期病情发展,但所有患者均应服用至少 10 日青霉素(penicillin),不论患者有否患咽喉炎。对青霉素过敏的患者可能要改服红霉素(erythromycin)。患者痊愈后,需要长期服用抗生素,以防日后再受链球菌的感染。若患者不用抗生素,日后若再受链球菌感染,风湿热的复发率会上升。

● **如何预防风湿热?**

　　有些幸运的风湿热患者没有长远的慢性并发症,但有些则会有严重的心脏瓣膜损坏,最常见的是主动脉瓣狭窄、主动脉瓣关闭不全、二尖瓣狭窄或二尖瓣关闭不全。这些心脏瓣膜病变初期可能没有特别的症状,但在10年甚至20年后,可能会引起气喘、心跳、胸痛,甚至猝死。诊断风湿性心脏病最准确方法是心脏超声波扫描。风湿热在发病后初期两年最常复发。随着年龄增长,复发率会逐渐减少。

　　在患者急性风湿热病发并痊愈后,医生应处方抗生素进行长期预防,口服或非口服方式均可。口服药包括每日2次服用青霉素,而对青霉素敏感者,可服用磺胺嘧啶(sulfadiazine)。

　　对青霉素和磺胺嘧啶(sulfadiazine)过敏的人士,可每日2次口服红霉素(erythromycin)。

　　传统非口服剂是指每4周一次注射青霉素;注射次数若增至每3周一次,可更有效预防急性风湿热复发。

　　大部分医生相信,预防性药物治疗应持续至少到患者18～20岁,或是病发后10年无复发便可考虑停止。其他专家认为曾出现风湿性心脏病的患者,均应持续无限期采取预防措施,因为风湿热可在50～60岁时复发。

8. 心力衰竭

心力衰竭

当心脏肌肉因功能衰退,令心脏不能正常运作及供应足够的血液、营养和氧气到身体各器官时,引起心脏循环障碍症候群,就是心力衰竭,简称心衰(heart failure)。通常心脏有充足的储备能力,当我们做剧烈运动时,心脏每分钟排血量会较静止时增加 5～6 倍,以满足肌肉运作的需要。但心衰则不然,因病态心脏的储备能力大量降低,不能正常满足身体各个器官的新陈代谢需要。

心脏功能如出现显著减退,一般心跳次数会增加,心腔扩大,心肌变厚,并用以上不同的方法发挥其代偿作用(compensation)。在功能代偿期内,患者也许不会觉得不适,亦没有任何症状。但心脏功能的代偿期不可能无限期延续下去,因为心跳加快会加重心脏的负荷,而心腔扩大或心肌变厚亦有上限。当心脏扩大或肥厚到一定程度时,其收缩力不但不会增加,反而开始减弱。而心排血量随着病情恶化亦会减少,此时心力衰竭症状更会恶化,心脏的代偿能力开始减弱或丧失,泵血功能不能满足身体各主要器官的新陈代谢用途,此阶段患者便开始出现气促、气喘,甚至脚肿,容易疲倦。

● **心衰的病因有几种?**

心衰的病因包括严重后期冠心病、后期高血压心脏病、糖尿病、心肌炎、严重风湿性心脏病、肺动脉高压、肺心病、严重维生素缺乏等。部分个案并没有明显的成因。加速心衰的诱因有:①愤怒或精神过度紧张；②急性传染病、发热；③心律失常，包括心动过速或心动过慢；④严重贫血；⑤甲状腺功能亢进；⑥进食过多盐分；⑦妊娠及分娩，等等。

● **心衰的症状是怎样的**？

- 容易疲倦；
- 气促，拿少量东西、走几级楼梯便觉气喘；
- 脚肿，尤其是下午和入夜时，但到早上睡醒之后，脚肿程度又会减少（图33）；
- 无法在床上平躺（因为感到气促），需要二三个枕头托高头部，才能入睡；
- 严重心衰的症状包括腹、胸和其他部位出现积水。半夜时无故透不过气来，要坐起来呼吸才能畅顺。

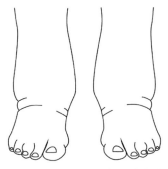

图33　心力衰竭患者下肢水肿

● **何谓左心衰竭**？

左心室心肌收缩力减低，不能有效地将左心室内血液排出，造成肺内血管血液拥塞，令左心房、左心室扩大和肥厚。长期肺部积血造成肺部阻力增加、肺动脉压力提升，并进一步使右心房和右心室增大。

左心衰竭可分为慢性和急性两种。

慢性左心衰竭：症状为气促，而早期症状是劳动时呼吸困难，于休息后症状消失或减轻。不过，病情可进一步恶化到在轻微劳动时已非常气促，睡觉时需用二三个枕头托高上半身，甚至不能平卧，必须坐起来才能呼吸畅顺（orthopnea）。亦有患者在半夜醒来时呼吸困难，必须坐起来才舒适（paroxysmal nocturnal dyspnea）。

急性左心衰竭：肺水肿（肺积水），即肺微血管内压力增加导致液体渗出，充满肺泡。如发生此情况，患者呼吸极度困难、脸色苍白、出冷汗、咳嗽。严重者咳出粉红色（有血丝）的唾液。

● 何谓右心衰竭？

右心室心肌收缩力减低，造成身体静脉循环系统出现充血拥塞。右心衰竭的病因常伴左心衰竭，亦可能由原发性或继发性肺动脉高压（pulmonary hypertension）或心肌病（cardiomyopathy）引起。通常患者出现食欲不振、肝大、腹胀、消化不良、脚肿。

● 如何诊断心力衰竭？

要诊断心力衰竭，医生会询问详细的病史，并替患者进行体格检查，特别是听心脏和肺部。使用听诊器，医生可以听取肺部充血征象。又可检测到心力衰竭的异常心音。医生亦会检查颈部静脉有否扩张，查看腹部和腿部是否有液体积聚。

血液检查：医生可能会抽取血液样本来寻找某些可能影响心脏功能的疾病，包括肾功能、电解质、甲状腺功能、肝功能、胆固醇、血糖等。很多时都会测试 NT-proBNP 的血清浓度，该测试可以确认患者的呼吸短促是否源自心力衰竭。

胸肺 X 线：可帮助医生看到肺部和心脏的状况。诊断有否心力衰竭以外的其他病变。

心电图（ECG）：可帮助诊断心律问题和以前有否心肌梗死。

心脏超声波扫描：可帮助医生看到心脏的大小和形状以及任何异常情况。评估心脏射血分数（ejection fraction），这是衡量心脏泵血功能的重要指标，用于帮助分类心力衰竭严重性并提供及指导治疗方针。

运动负荷心电图检查：衡量心脏的健康状况，并帮助评估患者的心力衰竭分类。

冠状动脉计算机断层扫描血管造影：可帮助评估有否严重的冠心病（详情请参阅第 23 页）。

心导管检查：一些患者需要这个测试来确认是否存在严重的冠心病，如果是的话，是否需要冠状动脉支架置入（详情请参阅《心导管检查：冠状动脉血管造影》一文第 27 页）。

● 心衰的严重性分几度？

根据纽约心脏协会(New York Heart Association,NYHA)的分类,心衰的严重程度可分4级。第Ⅰ级心衰:毫无症状;第Ⅱ级心衰:休息时没有不适,但在普通正常情况下体力劳动时,感到心跳和气促;第Ⅲ级心衰:轻微劳累时已感到心跳、气促和疲倦;第Ⅳ级心衰:休息时也会气促或呼吸困难。

● 如何治疗心衰？

病因的治疗:即针对心脏病的起因而对症下药。如有贫血,积极医治贫血。如有严重高血压,积极降低过高的血压。如是严重的冠心病患者,而病情允许的话,需要接受冠状动脉手术(经皮冠状动脉介入性治疗或搭桥手术)以舒缓病情,提升生活质量,甚至降低猝死的危险。

减轻心脏的负荷:减低劳动量,安排适量活动,并有适当的休息和睡眠。饮食要协调,控制钠(盐)的进食量。根据患者的不同需要,多数需要处方利尿剂,少数需要服用提高心脏收缩效能的药物(inotropes)。常用的强心药包括地高辛(digoxin),虽然疗效不高,但对于房颤患者在控制心跳方面有益处。用血管扩张剂(vasodilator)亦可减低心脏的负荷,药物治疗包括ACE抑制剂、β-受体阻滞剂、A2对抗剂、硝酸甘油。利尿剂可帮助排钠、减少水肿,从而减轻心力衰竭症状。个别患者具有不同的需求,药物组合亦因人而异,上述药物普遍不会同时用于所有患者。近年来出现了较新的药物如奈西利肽(nesiritide)、沙库巴曲缬沙坦纳片(sacubitril-valsartan),如果患者对常规治疗无反应,这些新药可被考虑使用。另一种新药托伐普坦(tolvaptan)则可用于严重低钠血症伴随心力衰竭的患者。

减轻气促:严重心衰第Ⅳ级患者,在病情加剧时需入院观察,注射利尿剂及强心药,以减低心脏负荷从而减少症状。

心脏再同步治疗(cardiac resynchronization therapy,CRT):某些心衰患者可接受心脏再同步治疗,以协调心房、心室的运作及泵血功能,但不是所有患者都适用。详情请参阅《心脏再同步治疗》一文(第137页)。

　　植入式除颤器(ICD): 许多心力衰竭患者最终或会心脏骤停和死亡, 而 ICD 在一些选定的患者中, 可帮助预防心力衰竭患者心脏猝死。ICD 的医疗适应证包括: ①心脏骤停的幸存者; ②左心室射血分数(LVEF) ≤35% 的患者以及伴有 NYHA 功能 Ⅱ 或 Ⅲ 级的相关心力衰竭患者; ③持续性室性心动过速(ventricular tachycardia)患者。

　　心脏移植: 某些患者可受惠于心脏移植, 其手术后死亡率 <10% , 1 年和 5 年生存率分别接近 85% 和 75% 。在中国, 一般移植手术的主要限制是没有足够的器官捐赠, 因为中国人愿意在死后捐赠心脏者很少, 很多患者可能在找到合适心脏前已死亡。至于哪一种治疗方法适合患者, 必须由心脏科医生作出评估, 方能决定。详情请参阅《心脏移植》一文(详见下文)。

● 心衰的预后情况怎样?

　　一个功能减退的心脏要多久之后才会退化到心力衰竭呢? 每个患者不同, 所以不能一概而论。不正常的心脏瓣膜(如严重关闭不全)可能运作二三十年之后才会出现心衰问题。有些不幸的患者在 6 个月或 12 个月后(如晚期扩张性心肌病或迅速恶化的心肌炎), 病情便可能在短期内已严重至需要接受心脏移植手术, 才能维持生命。

　　心脏开始呈现心衰, 不等于患者快将死亡。适当的治疗, 加上忌口控制钠摄取量, 服用利尿剂及其他帮助降低心脏负荷的药物, 或接受某些心脏手术, 都可以延长寿命, 保持生活质量。

　　多数心衰患者如得到适当的治疗, 均可以保持可接受的生活质量。一般而言, 第Ⅲ、Ⅳ级心衰患者会较第Ⅰ、Ⅱ级心衰患者的平均寿命短。最重要的是心衰的成因能否成功地纠正或治疗。

心脏移植

● 什么患者需要接受心脏移植手术(cardiac transplantation)?

　　如心脏严重损坏, 但身体其他的器官都能运作正常或健全, 便可接受心脏移植。当心脏功能减退至某一程度,不能再正常运作,而心力衰竭症状渐趋严重时,患者可与医生讨论及考虑是否接受心脏移植手术。需要这种治疗的患者,通常由于医生已使用过所有传统有效的治疗方法,但仍不能使情况好转,而患者如果不进行心脏移植便不会生存超过一年。当然并非每个人都可以受惠于心脏移植手术,例如患严重肺病、肾病或末期癌症患者,便不适合接受心脏移植。而最理想接受心脏移植的,就是 55 岁以下及没有任何其他慢性疾病的人士。

心脏移植手术始于 1967 年,在南非成功完成首宗个案,但主要技术及临床经验在美国斯坦福大学发扬光大。在 20 世纪 70 年代,很少患者选择做心脏移植手术,因为当时的患者在接受移植后,身体会排斥新移植的心脏,引发一系列并发症,其术后生存率亦非常低。基于这个原因,美国斯坦福大学一位心脏移植手术医生 Dr. Norman Shumway,便研究怎样才可减少身体排斥新移植的心脏。20 世纪 80 年代初,一种可以减少身体排斥外来心脏的药物环孢素(cyclosporine)面世,提高了接受心脏移植患者的生存率。患者完成手术后,需要长期服用环孢素,但很可惜这种药本身也有很多不良反应,包括高血压、脚肿、感染、头痛等。最新的抗排斥药物组合多包括环孢素、麦考酚酯(mycophenolate)以及类固醇。

● 心脏移植手术后的生存率有多高?

文献显示,在经验丰富和信誉良好的心脏手术中心,患者接受心脏移植手术 1 年生存率达 85%,3 年后的生存率有 78%。自从 20 世纪 80 年代心脏移植开始广泛应用后,历年来生存率持续增加,原因是手术后护理的改善,尤其是有更多有效的药物减少排斥反应和降低感染率。

但如果不幸地,患者在移植心脏后死亡,主要有以下 4 个原因导致:①对新移植的心脏产生急性排斥;②感染;③新移植的心脏形成冠心病(多是 1 年后);④淋巴瘤和其他恶性肿瘤。

● 什么人可捐赠心脏?

现时适合捐赠心脏的人士,通常是年龄 <40 岁、死于交通意外、枪伤或严重脑部创伤的人士。但根据统计数字,单在美国,在任何时候最

少有 2 万人等候换心,而绝大部分在未等到新心脏前便已去世。由此可见,这与自愿捐心者不足有关。在中国,很多人不愿死后捐出心脏,因此捐赠心脏不足成为移植计划广泛失败的主要原因。

● **心脏移植手术是怎样进行的?成功移植心脏后的康复是怎样的?**

心脏移植手术需要全身麻醉,手术进行时间 4～12 小时不等。医生首先要将患者的胸骨打开,同时利用心肺机帮助血液循环,供应氧气,将血液泵到全身每一个器官;接着医生会将患者的坏心脏切除,换上新的心脏;最后将主要血管与新心脏连接。

手术完成后,患者要在重症监护室住院 7～10 日。由于患者需要服用免疫抑制剂(immunosuppressive drug),以减少身体对新心脏的排斥,但患者的免疫系统功能会因此下降,容易引起并发症(主要是感染),所以每一位探望者都需要做好预防感染措施,如戴口罩等。患伤风感冒者不适宜探病。

患者在康复出院后,也需要休息一段时间,通常 4～6 周后,便可以开始做运动。由于患者的免疫系统功能下降,日后较容易患上癌症。其他并发症包括肾功能损伤及高血压、手震及毛发异常生长(多毛症,hirsutism)等,而大部分患者会出现骨质疏松。

患者完全康复后,需要定期做心脏检查,以跟进是否有冠状动脉阻塞,亦须经常接受心脏活组织检查,以决定所服用的免疫抑制剂是否有效。

心脏再同步治疗

● **什么是心脏再同步治疗**
  (cardiac resynchronization therapy,CRT)?

心脏再同步治疗是心力衰竭患者的治疗之一。当心脏泵血时,左心室的心肌应均衡并有效地同步收缩,但有些(不是所有)心衰患者的心肌不能够均衡地同步收缩,因而导致心肌泵血功能降低,使心衰恶化。CRT 采用一种特别仪器,称为双室起搏器(biventricular pacemaker),该仪器经外科手术植入于胸口皮下接近心脏的位置。起搏器传送电脉冲至左右心室,令左心室壁可以同步均衡地收缩。

双室起搏器基本上有两个部分:①脉冲发生器(pulse generator)是一个小型计算机和一个微型电池,装在一个薄的铁盒之内。脉冲发生器可以制造及发出电脉冲。医生可通过一个起搏器程控器(pacemaker programmer)放在患者胸前,指示起搏器怎样运作。②电引线(electrical leads)将脉冲发生器与左右心室连接在一起。电讯由脉冲发生器启动发出,经过电引线传递到心脏,从而控制心脏收缩。一个典型的双室起搏器通常有 3 条电引线。其实,双室起搏器与其他传统起搏器大致相同,只不过双室起搏器再多一条电引线而已。其中一条引线的远端(distal tip)位于右心房,另一条位于右心尖,第三条则放在左心室上的冠状静脉窦(coronary sinus)之内。

● CRT 有什么好处?

不是每个心衰患者都需要或可以接受 CRT 治疗,心衰患者接受 CRT 的适应证如下:①左心射血分数(left ventricular ejection fraction)≤35%;②心电图的 QRS 段时间≥150 毫秒;③纽约心脏协会功能指数第二至第四级,级数越高,则心衰严重性越大。如果不完全符合以上标准指征,也并非一定不能够接受 CRT 治疗,只不过 CRT 的功效未必是最理想,但详细情形可与主诊医生讨论。

● CRT 怎样进行?

心脏医生需要在左上胸做一个切口,切口不会超过 3 ~ 5 cm。医生会将该仪器植入于胸口的皮下(左肩锁骨下),通过上腔静脉血管,将 3 条电引线放进锁骨下静脉(subclavian vein)并推进至以上提及的特定位置。虽然 3 条电引线的每一条都连接到心脏 3 个不同位置,但电引线的近端(proximal end)均连接至脉冲发生器。

● CRT 植入手术有什么问题? 术后并发症为何?

植入 CRT 起搏器的时候,电引线在罕见情况下可能会刺穿血管甚至心脏,从而引起严重流血。而脉冲发生器手术后可能会有细菌感染,后果非常严重,除需要处方抗生素外,还需要在胸前另外一个位置重做植入手术。电引线植入后又可能会因脱离心肌接触点而自动改移位置,失去心肌与电引线远端之接触,从而令 CRT 失去继续正常运行的功效。术后 8~10 年,有可能需要再做一次手术更换并植入一个新电池(因电池会最终耗尽)。

CRT 不一定惠及所有心衰患者,所以就算患者接受双室起搏器植入后,心力衰竭症状也可能没有改善。在此情况下,心脏科医生可以尝试改变这个起搏器的程序设置,但也不一定有效。

● **CRT 术后还需服用其他心力衰竭的药物吗?**

患者在植入 CRT 之后,仍继续服用各种不同的抗心衰药物,以优化心衰的全面治疗。

● **CRT 术后怎样跟进?**

CRT 植入后,患者需要有一个定期的检查,确保 CRT 正常运作。术后应尽量不要接近磁力场,有疑虑应与主诊医生作详细讨论,但接近电视、计算机、微波炉或冰箱等应该没有问题。手机应摆放在离起搏器起码 0.15~0.2 米(6~8 英寸)的口袋里。如果起搏器在左胸的话,患者应用右耳听手机;反之,在右胸的话,则应该用左耳。患者应配备识别卡表示身上有内置心脏起搏器,卡上应该写出起搏器的制造商以及仪器型号。植入 CRT 后,不是所有诊断性检查都可以接受,尤其是磁共振扫描,但最新一代的起搏器不一定与磁共振互不兼容,详细情况要与医生及仪器商讨论。

9. 心律问题

心律不齐

● 何谓心律不齐（arrhythmias）？

正常人的心脏之所以能够规律地跳动，是由于有一个窦房结。这是控制心脏的总指挥，是体内的自然起搏器。这个起搏器有规律地发出电波，电波按着一定的途径传递至心室，令心室收缩，血液便因而可泵至身体每个角落。当窦房结传递的途径或速度有异常，便会出现心搏不规则，亦即心律不齐。在医学上有"心律失常""心律紊乱""心律不齐"等名称，都是同一个意思。

● 心律不齐有几种？

心律不齐有很多种，最常见的包括：

- 期前收缩（早搏）（premature beats）；
- 窦性心动过速（sinus tachycardia）；
- 窦性心动过缓（sinus bradycardia）；
- 心房颤动（atrial fibrillation）；
- 心房扑动（atrial flutter）；
- 室上性心动过速（supraventricular tachycardia）；
- 室性心动过速（ventricular tachycardia）；
- 心室颤动（ventricular fibrillation）。

期前收缩（早搏）

● 什么是早搏（premature beats）？

导致正常心跳的电波一般会由心房内的自然起搏器（窦房结）开始。早搏是心跳较预期早跳，通常是由心房或心室的异位起搏器（ectopic pacemaker）所导致（图34）。

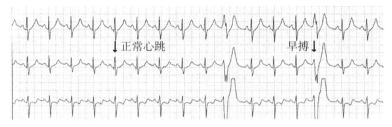

正常心跳↓ 　　　　　　　　早搏↓

图34　心室性早搏

除了窦房结外，心房和心室也可以有各自的起搏器，但只有窦房结发出的电波才是正常的，其他起搏器就像一个叛军领袖那样，间中出来抢夺兵权。如果心房和心室的异位起搏器在窦房结还未发出电波前便发出电波，便会引起早搏。那些从心室产生的称为室性早搏（ventricular premature beat，VPB），来自心房的则称为房性或室上性早搏（atrial 或 supraventricular premature beat，APB 或 SVPB）。

● 早搏有何症状？

有早搏的患者可能会感到偶然间大力心跳，有些人则会觉得心脏停顿了一下，但很多人根本不知道其存在。

● 如何诊断早搏？

心电图是诊断早搏的标准方法。24 小时心电图监测可帮助记录患者早搏的频繁程度，及有否更多其他的心律不齐存在。

● 如何治疗早搏？

绝大部分的早搏是没有重要临床意义的,往往其重要性取决于潜在的心脏疾病种类。如果患者有严重的心肌炎,某些药物中毒或体内钾过低的话,早搏可以是症状之一;也可以在心肌梗死期间发生;心力衰竭患者亦经常有早搏。一般来说,患者间中有一两次早搏,无须使用药物治疗;如果收缩频繁,引致患者非常困扰,不能入睡或无法集中精神,医生便可处方心律不齐药物以抑制早搏。但服用这类药物可能会有不良反应,所以凡使用这类药物须与医生详细讨论。一般而言,不论早搏的频繁程度,没有导致心悸症状的早搏是毋须治疗的。医生可能会进行基本的测试以排除结构性心脏病的可能,包括运动负荷心电图检查、心脏超声波扫描、胸肺 X 线、血液检查等。冠状动脉计算机断层扫描血管造影有助评估冠心病。某些患者可能需要进行心导管检查。

● 早搏的预后情况如何？

没有结构性心脏病的早搏预后情况良好。而早搏与心肌病有关的患者,要视乎心肌病的严重程度。患者在心肌梗死后,出现频繁室性早搏(ventricular premature beats)话,预后情况较差。尽管如此,如果患者无症状,也毋须处方抗心律失常药物来抑制早搏。

窦性心动过速

● 什么是窦性心动过速(sinus tachycardia)？

正常的心跳应该介乎每分钟 60 ~ 100 次之间。如果心跳每分钟超过 100 次,便称为窦性心动过速。

● 窦性心动过速的成因如何？

运动、刺激、紧张不安或焦虑、发热、脱水、严重贫血或甲状腺功能亢进等,均可导致窦性心动过速。

- **窦性心动过速有何症状？**

患者可能觉得心跳加快或重、或两者兼而有之。

- **如何治疗窦性心动过速？**

运动、发热、激愤或严重贫血时，窦性心动过速不算本身不正常，只需针对基本病因作出处理便可。如果因失血过多而导致贫血，引起心动过速，应予患者补血（包括服用铁补充剂，严重者须要输血）。如果是甲状腺功能亢进引起的心动过速，则需要针对甲状腺问题而对症下药。过分焦虑的患者会出现较正常快的心跳，而放松治疗和镇静剂有助于降低心跳率。有些医生可能会处方 β-受体阻滞剂给予焦虑患者以减慢心跳，但除非患者同时有高血压，否则应尽量不使用 β-受体阻滞剂。如果平时缺乏运动以致体力欠佳，即使只是上楼梯或做轻便的家务一些人亦可能导致心跳快。要解决这问题，定期做有氧运动可增加心肺功能，从而改善因体适能欠佳引起的心跳加快问题。

窦性心动过缓

- **什么是窦性心动过缓（sinus bradycardia）？**

如果心跳每分钟 < 60 次，便称为窦性心动过缓。

- **窦性心动过缓的成因为何？**

很多长期跑步且体适能很高的人士在处于静态时，心跳可以每分钟 < 60 次，甚至大约为 40 次。对很多非运动员来说，静止时心跳每分钟 50 次也可以是正常的。某些药物如 β-受体阻滞剂可导致心跳减慢至每分钟 40 ~ 50 次。假如患者不是运动员，又没有服用减慢心跳的药物，但心跳经常跌至每分钟 < 40 次，便是极不正常，可能是由病态窦房结综合征（即总指挥部的发电功能异常或减退）造成的。详情请参阅《病态窦房结综合征》一文（第 164 页）。

● **窦性心动过缓有何症状？**

　　轻微窦性心动过缓并没有症状。就算心跳率慢至每分钟 40～50次，一般都不会出现任何问题；但如果心跳再慢些，如心跳每分钟20～30 次，大部分患者会觉得晕眩及虚弱，甚至晕厥。

● **如何治疗窦性心动过缓？**

　　对一般人尤其是运动员而言，轻微窦性心动过缓是毋须治疗的。显著的窦性心动过缓如伴有晕厥，必须医治。如果由药物引起的，则需要停止服用该药。假若患者没有服用可致心动过缓的药物，但如果有严重窦性心动过缓伴眩晕的症状，则大多患有病态窦房结综合征，严重的个案需要植入人工心脏起搏器，帮助控制心跳。详情请参阅《病态窦房结综合征》(第 164 页)和《人工心脏起搏器》(第 168 页)等文章。

心 房 颤 动

● **什么是心房颤动(atrial fibrillation)？**

　　心房颤动(简称房颤)是一种常见的心律不齐。在正常情况下，当心房收缩后，便会有电波从心房传递至心室，令心室收缩。心房和心室的收缩是相继性和有规律性的，而房颤是心房收缩完全失去规律性的控制，就像有 500～800 个心房起搏器同时想控制心跳，导致心房不按照规律收缩。房颤可以是间歇性的，但亦有长期永久性房颤的患者。在年老者中，非心瓣性心脏病房颤(nonvalvular atrial fibrillation)是脑卒中的主要危险因素，临床数据显示超过两三成的 >75 岁人士脑卒中是由房颤引起。

● **房颤的成因为何？**

　　房颤可能与冠心病、心肌炎、严重的心脏瓣膜病或心力衰竭有直接关系。其他可能性包括甲状腺功能亢进、肺病、肺血管栓塞、长期高血压或心包炎等。但亦有些患者完全没有明显且可证明的心脏结构病变,却仍有房颤出现。

● 房颤有何症状?

房颤患者有部分因心律紊乱引起的症状而感觉极度不适,但亦有部分患者就算是长期永久性房颤(permanent atrial fibrillation)也没有任何症状,这些患者根本就不知道自己有心律不齐。如果医生没有做心电图或者是用听诊器听心跳,很多时候这些患者也不知道自己有房颤。有些房颤患者的症状比较严重,包括因为心动过速引起气促或眩晕。在房颤发作时,心跳可能非常快,影响心脏效率,令心脏的泵血功能降低,因此房颤会使心力衰竭的患者症状恶化。超过 24 ~ 48 小时的持久房颤就已经有可能会引起脑卒中。据调查显示,约有 >15% 的脑卒中与房颤有直接关系,脑卒中患者多是年长人士,年轻又没有其他危险因素的房颤患者脑卒中的概率应该不大。

● 如何诊断房颤?

利用心电图进行诊断,通常已能清楚知道患者是否有房颤(图35)。如果静态心电图不能证实患者的间歇性心跳不规则是否由房颤引起,医生便可能会做 24 ~ 72 小时心电图监测。最常用的一种仪器叫 Holter 监测仪,患者将监测记录仪戴在身上,可以记录这段时间内的心跳。由于房颤经常仅偶尔发生,患者在监测期间也可能没有经历任何房颤,在这种情况下,如果 Holter 仍然不能帮助医生诊断患者有房颤与否,还有其他的心律记录仪可以让患者长时间戴在胸壁上(或戴在手腕上),帮助医生捕获并记录症状期间的心电图。

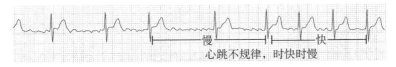

慢　　　快

心跳不规律,时快时慢

图 35　心房纤维性颤动

● 如何治疗房颤?

如发生房颤,便应调查是否伴有其他症状或结构性心脏病,并对症下药。

- **房颤伴随胸痛**

患者在房颤发作时,如果有胸痛、严重气促或脚肿,必须即时延医诊治。在这种比较紧急的情况下,施救的方针是立即使心律正常化,最有效的方法是用电复律:以少量电流通过胸部肌肉抵达心脏,使心律正常化。详情请参阅《直流电电复律》一文(第178页)。

- **非紧急情况的房颤**

这类房颤的治疗视乎患病时间、症状的严重性以及房颤的病因。普遍来说,治疗的目标包括:①控制心律;②纠正房颤,回复正常;③预防血块形成,从而预防脑卒中。

治疗的方针视乎多种不同的临床因素,包括患者是否有其他心脏问题,可否接受及服用抗心律不齐药物。某些情况下,患者甚至可能需要接受侵入性治疗,包括导管消融术。部分患者的房颤可能是甲状腺功能亢进引起,此时,适当治疗甲状腺功能亢进就可以有效地处理房颤的问题。如果房颤的症状严重(伴有头晕、低血压或胸痛)或者是第一次房颤,医生可能会选择纠正心率的方针。

纠正心率最理想的目标就是心跳及频率都可以回复正常。采取纠正心率的话,医生可以用电复律,但选择视乎潜在病因以及房颤存在的时间性,同时也取决于临床上是否需要紧急纠正心率。但大多数患者不需要接受电复律。

- **电复律**

电复律基本上可以有两个方法达到目的:①电复律(electrical cardioversion)的治疗通过两个电桨(paddle)或者是贴在胸前的两块电极贴(patch)输送电流至心脏,可以暂时纠正心律不齐。如果心律回复正常,当然希望可以有长久的效益。电复律是在局部麻醉下进行,所以患者应该不会感觉到电击所引起的痛楚。②药物复律(pharmacologic cardioversion)主要依靠处方抗心律不齐药物,达到回复正常心律。医生会视乎患者的病情,可能处方静脉注射或口服心律药物来纠正房颤,通常会推荐患者留院观察以纠正心率。心率正常后,医生会处方一些长期使用的抗心律不齐药物,来减少房颤复发。

进行电复律之前,医生会处方一些抗凝血药如华法林(warfarin),患者须先服用数周以减低电复律引起的潜在脑卒中危险。除非房颤维持的时间<48小时,否则患者都需要服用抗凝血药最少4周来降低纠正房颤而引起脑卒中的危险性。有些患者可以先进行经食管超声波扫描来评估心房(尤其是左心耳)内有否血块存在,没有血块的话,便可立即进行电复律以纠正心律。

- **维持正常心律(rhythm control)**

恢复窦性心律之后,可以帮助预防房颤复发的药物包括氟卡尼(flecainide)、普罗帕酮(propafenone)、胺碘酮(amiodarone)及索他洛尔(sotalol)。虽然这些药物可以帮助降低房颤复发的概率,但可能在服药时出现不良反应,包括作呕、头晕、疲倦等。罕见情形之下,上述药物会导致有生命危险的室性心动过速(这取决于患者是否有潜在的心脏疾病)。服药后,就算在短期内药物能有效预防房颤复发,事实是无论服药与否,房颤复发的概率永远存在。服药只是希望降低复发的概率而已。

- **控制心室率(rate control)**

与其纠正心律回复正常的窦性心律(normal sinus rhythm),医生可能会选择处方另一些药物来控制房颤时心跳的次数,而放弃纠正房颤(恢复窦性心律)。心跳控制可以用不同的药物来达到目的。地高辛(digoxin)可以控制静态时的心跳,但对运动时的心跳,则没有太大的功效。除了服用地高辛(digoxin)来控制心跳之外,大部分患者需要服用另一种药物,包括 β-受体阻滞剂(beta blocker)或钙离子通道阻滞剂(calcium channel blocker)。但是这类药物可能会有不良反应,包括少数患者如已经有心力衰竭的话,其严重性可能会加剧。当房颤发作时,如果心率很快,有些患者可能会感到非常不舒服,而控制患者的心跳,令其慢一些,患者便会感到舒适。但部分年长的患者(≥70 岁)可能完全不需要任何调整心跳的药物,因为其心跳在未有服药时可能已很慢。对这类患者而言,若患者服用 β-受体阻滞剂可能导致心跳太慢而引起晕厥,而部分患者在此服药时会感觉倦怠或睡眠不足。钙离子通道阻滞剂均有可能引致心力衰竭恶化或低血压。

导管消融术或药物治疗

基本上,房颤的病因是因为心房内有数百个起搏器同时不受控制地企图控制心跳,这么多的起搏器热点同时发出电波,导致心房不规律地收缩。

但无论是选择恢复窦性心率或控制心室率,药物治疗都应该是首选。如果药物没有功效或不良反应过多,则可以考虑用导管消融术(catheter ablation)。比较年轻的患者对生活质量的要求可能比年长的患者高,因此他们考虑做消融术的概率亦相对地高。如患者已接受药物治疗,但仍然有阵发性房颤,又不希望或不愿意接受药物长期治疗,这组患者便可考虑做导管消融术。

导管消融术主要通过导管的电极传递射频能量(radiofrequency energy),因此又称为射频消融术(radiofrequency ablation),销毁那些失控的起搏器热点。在操作过程中,医生将导管经过腹股沟,通过下腔静脉到达心脏,导管尖端电极可以传递射频能量。冷冻治疗(cryotherapy)或热能治疗(heat therapy)销毁这些热点,从而减少热点触发电脉冲的风险。

如果药物或导管消融治疗无效,又或者服用药物有不良反应或不适合其他治疗程序,房室结消融(AV nodal ablation)可以是另一种选择。房室结(AV node)是连接心房和心室的中途站,房室结消融过程涉及将射频能量消融房室结,摧毁这个小区域的电路组织,可以有效防止电流信息由心房传递至心室。换言之,心房可以继续颤动,但心跳次数不会受几百个起搏器同时企图控制。但房室结消融术后,患者须要植入一个人工起搏器(artificial pacemaker)以保持心室不会跳得过慢。就算在房室结消融术后,患者仍然需要服用抗凝药,以降低脑卒中的风险。

2018年5月,在一次国际会议上报告了CABANA研究的重大结果。该试验将约1 100例房颤患者(中位年龄67岁)随机分配到药物治疗或射频消融治疗中。该研究计划评估两组的主要终点(major end-points)方面,如总体死亡率、致残性脑卒中、大出血和心脏骤停等消融治疗是否优于纯药物治疗。而经过5年的随访,总体死亡率没有显著差异。主要终点的个别部分也没有显著不同。这项研究的结果表明,对于大多数房颤患者,特别是那些相对无症状的房颤患者,射频消融术于预防主要终点并不特别有用。因此心脏科专家不需要向大多数患者推荐该治疗。小部分房颤患者如果症状特别严重,而医药又不可以有效舒缓的话,则可以考虑射频消融治疗。

● 导管消融术的并发症

一个包括 93 801 例患者的分析显示,并发症率为 6.29%。另外一个包括 8 万多例患者的分析显示,并发症率为 2.6% ~4%。有两项 2000 ~2012 年的大型调查报告指出,导管消融术的医院死亡率为 0.06% ~0.46%。死亡个案包括心脏压塞(cardiac tamponade)、脑卒中、食管心房瘘管(atrio-esophageal fistula)、肺炎、肺静脉穿孔(pulmonary vein perforation)及败血症(sepsis)。

● 预防心房内血块形成

正常的左心房有节奏地随着心跳收缩,因此并不会出现凝血的危险。患有房颤的患者,其左心房停止正常收缩,血凝块因而有可能在左心房内形成;而心房血凝块慢慢增生一段时间后可能会断开,如果分离的血凝块游至脑部的话,便会造成脑卒中。由于房颤可能会引致脑卒中,患者需要服药以防血液在左心房内凝结。较年轻的和没有心脏结构病变或其他脑卒中高危因素的患者,很多时不必服用抗凝药。

长期房颤以及间歇性房颤(paroxysmal atrial fibrillation)的脑卒中概率相似。不是每个房颤患者都是脑卒中的高危族,如果有下列情况存在,危险性便会上升:高血压、糖尿病、曾经患过脑卒中、年龄 >65 岁、周围血管病变、女性、过去有心力衰竭史。患者的年龄越大,风险越高。但服药对年老的患者有不利因素,因年长者一般较容易跌倒,如服用抗凝药,而在跌倒时撞伤头部,便会发生脑出血。

● CHA_2DS_2-VASc 的脑卒中危险指标

有一个名为 CHA_2DS_2-VASc 的脑卒中危险指标,可以帮助医生评估房颤患者患脑卒中的危险性。CHA_2DS_2-VASc 得分越高,脑卒中的概率就越大。高危患脑卒中的房颤患者每年的脑卒中危险可以高达 4% ~18%。CHA_2DS_2-VASc 计算方法:心力衰竭 1 分、高血压 1 分、年龄 >75 岁 2 分、糖尿病 1 分、以往脑卒中或间歇性脑部缺氧 2 分、周围血管病变 1 分、年龄 >65 岁 1 分、女士 1 分。如果计算得出的 0 分的话,即脑卒中危险极低,不需要处方抗凝药;反之,如果是 5 分的话,则脑卒中危险颇高。分数越高,服用抗凝药的需求越大。

高危患者都需要服用抗凝药,包括华法林。华法林需要定期抽血检查以决定剂量(主要是检查 INR)。每个患者服用的剂量需求不同,而同一患者每 1~2 个月所需要的剂量也会有改变。

● 新一代抗凝药

新一代抗凝药在这几年开始广泛可以使用[包括达比加群酯(dabigatran)、利伐沙班(rivaroxaban)、阿哌沙班(apixaban)]。这类药物的有效性比华法林短,但最大的好处是不需要抽血来决定剂量是否足够。这些药物不适用于已植入人造机械心脏瓣膜的患者。达比加群酯与华法林一样可有效预防脑卒中,每日服用 2 次。利伐沙班(rivaroxaban)是另一种有效预防脑卒中的药,其优点是每日只服用 1 次。阿哌沙班(apixaban)是第三种,每日服用 2 次,数据显示阿哌沙班的出血并发症有可能较其他低。Edoxaban 是第四种,每日服用 1 次,数据显示肾功能决定药物是否可以使用;该制药公司指出一个颇不寻常的指南就是,如果肾脏的排泄功能过高或过低,则不应处方该药物。但暂时未有药与药之间的直接比较(head-to-head comparison)。美国 FDA 已批准上述新一代抗凝药,基本上可以广泛使用。新一代抗凝药通常在饮食方面的限制不像华法林有众多禁忌,并相对于华法林有较少药物间的相互作用,也无须定期检查血液的抗凝血水平,因此普遍被大多数患者接受。还有一个重要的优点就是降低房颤导致脑卒中危险的功能相似,服用新一代抗凝药伴随颅(脑)内出血的风险也较华法林低。

● 高原旅行应采取的预防措施

如患者准备搭乘飞机,上机前应与主诊医生讨论关于是否需要接受额外注射抗凝药。服用华法林的患者,如果预备去高原(如西藏、九寨沟等),应该在搭长途飞机前检查 INR 的水平,了解上机前的凝血状态是否适当。因为高原可能会导致某些心律不齐恶化,而若当地医疗设备不足,加上 INR 欠佳的话,问题会趋严重或有提高脑卒中的可能性。患者需要去高原后，开始几天要刻意降低活动的次数及强度；如果出现新症状，需要立即回到低海拔水平。搭乘飞机时，某些高危患者需要穿一些弹性袜以预防下肢静脉栓塞，在飞机上也应该多走动以及饮用足够的水分。

- **房颤患者需不需要或可不可以做运动？**

关于房颤患者需不需要做运动，有一项调查显示不太剧烈的运动是可以接受并且是安全的，定期运动可以改善心肺功能及提升生活质量。但无论如何，运动的种类及强度，应由主诊医生与患者一起讨论来作决定。服用β-受体阻滞剂能有效控制心律，但有些患者会因为服用了β-受体阻滞剂而运动时容易疲倦。适合房颤患者的运动包括步行、慢跑、骑单车、篮球、高尔夫球、网球等。

- **房颤患者需要忌口？**

关于房颤患者需不需要忌口，一般来说，适用于心脏病患者的健康餐单便可。患者须注意小心酒精饮品，因为酒精可能增加房颤复发的概率，同样咖啡因饮品也能引起房颤复发。糖尿病患者则需要控制血糖水平。如果服用华法林的话，医生大多会吩咐患者不要服食太多绿叶蔬菜，因为绿叶蔬菜含有大量维生素K，而华法林其实是一种维生素K抑制剂；但缺乏绿叶蔬菜的餐单其实也不健康，因蔬菜可增进大肠蠕动，避免便秘。服用华法林时，每周进食绿叶蔬菜的分量不要太多，蔬菜种类也不要有太大差异，那么大部分患者服用华法林的效果可以达到一个可接受的水平。而新一代的抗凝药则没有这种限制，因为蔬菜不会影响新一代抗凝药的功能，而这也是为什么会优先选择新一代抗凝血药的原因之一。

左心耳堵塞术

- **左心耳堵塞术（left atrial appendage occlusion）的根据？**

有部分房颤患者服用抗凝药有不可接受的过高流血风险，例如一些曾经有严重脑出血的患者，或过往有经常肠胃出血或肾出血史的；已经证实有些患者即使服用了抗凝药，仍然出现脑卒中；有些年长的患者因身体软弱而容易经常跌倒，增加严重创伤导致内部（特别是脑）出血的危险；有些患者服用太多不同的药物或通常不按照医嘱服药，或严重血小板过低等。以上的这些患者可以考虑接受左心耳堵塞术治疗。

房颤导致脑卒中，是因为绝大部分血栓形成在左心耳（left atrial appendage）内，因此研究人员早在10多年前已开始钻研不同的经皮导管式技术来堵塞左心耳，目的是不让左心耳血栓形成。自2001年以来，心脏科医生已测试多种不同的左心耳堵塞术，10多年来大多数仪器设计没有显著功效，或因过多并发症而不能获得美国FDA批准。

- **左心耳堵塞术：Watchman device**

Watchman device是一个鸟笼形的仪器，仪器经由腹股沟静脉推向心脏方向，经过心房间隔放入左心耳（图36）。这个鸟笼有5种不同的尺寸，视乎患者的左心耳大小来决定。仪器在6周内便会被心脏内壁的黏膜细胞完全遮盖，因此术后需要继续服用氯吡格雷（clopidogrel）及阿司匹林组合，为期45天，之后只需要一直服用阿司匹林，以降低血栓

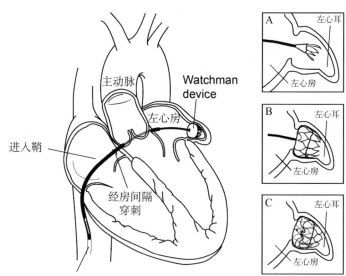

导管通过右股静脉经过下腔静脉，
再进入右心房，然后穿刺房间隔，
进入左心房

图36   左心耳堵塞术：Watchman device

黏附的风险。植入 Watchman device 之后,所有患者都需要接受一次经食管心脏超声波扫描,以评估手术的成功程度或有否血栓附在左心耳内的堵塞仪器上。有两个随机对照试验(randomized controlled trial)显示 Watchman device 跟华法林一样可有效降低房颤引起的脑卒中发生率,但是仪器植入手术的并发症仍然存在风险。数据显示最重要的临床安全考虑,在于手术医生的经验。绝大部分的手术并发症为心包积水或出血,而一半有并发症的患者需要心包引流(pericardial drainage)。2015 年 3 月,美国 FDA 则批准 Watchman device 可以在个别房颤患者使用以预防脑卒中及血栓性栓塞症(thromboembolism)。但最新的数据分析显示,就预防血栓性脑卒中的功效而言,该仪器有可能不如抗凝药华法林有效。

- **左心耳堵塞术:其他仪器**

以前有一个仪器曾广泛应用于左心耳堵塞术,称为 Plaato。但此仪器因为安全考虑,制造商已经不再出产。

另外一个在欧洲很常用的同类仪器,名称为 amplatzer cardiac plug,以前用来处理卵圆孔堵塞术(patent foramen ovale closure)。此仪器也可应用于左心耳堵塞术,但暂时还未有随机比较调查,能证实其与抗凝药有同样降低脑卒中危险的功效。此仪器目前还未得到美国 FDA 的批准。

还有一个可应用于左心耳堵塞术的仪器,称为 Lariat 系统。2015 年美国 FDA 发出警告,认为此仪器在其他疾病中应用的危险性颇高,现时还未得到批准可应用于左心耳堵塞术,因此暂不应用于房颤患者。

- **左心耳堵塞术:适应证及心脏学会的指南**

总体来说,左心耳堵塞术可以减少脑卒中的危险,此手术主要适应证包括一些不适合或不可以安全长期服用抗凝药(因有严重出血风险)或服用抗凝药不能达至理想 INR 的高危脑卒中房颤患者。

一般来说,在预防房颤引起脑卒中的危险方面,欧美的心脏学会多数不会把左心耳堵塞术放在首位。其实整体来说,绝大部分房颤患者不应该亦不需要接受左心耳堵塞术治疗,最安全的治疗方法还是在有经验的心脏科医生指导下服用抗凝药。

● **房颤的预后情况怎样？**

预后情况要视乎潜在的心脏病而定。患有严重心脏病如心力衰竭的患者,预后较差。心脏结构正常的患者预后则较好。当房颤问题在纠正恢复正常心律后,正常心脏大小的患者出现房颤复发的概率较低,左心房扩张患者房颤复发的概率则较高。而房颤患者同时患有心力衰竭、二尖瓣狭窄,会比心脏正常者有较大风险出现脑卒中。

心房扑动

● **什么是心房扑动(atrial flutter)？**

心房扑动是颇常见的心律不齐疾病,具有独特迅速、规律的心房扑动。在没有心律不齐的正常情况下,心房的跳动次数(心房率)应与心室的跳动次数(心室率)一致。但心房扑动率每分钟可高达 300 ~ 350次,当这些急促的心房电波传送到房室结(AV node),电波会被房室结调节。因此,并非所有心房扑动电波都可传送至心室,有时是两个或三个心房扑动电波,才有一个成功传送到心室,因此心室率会时快时慢(图 37)。如果患者同时出现心房纤维性颤动,便会提升心房血栓凝成的危险,导致心房栓塞。

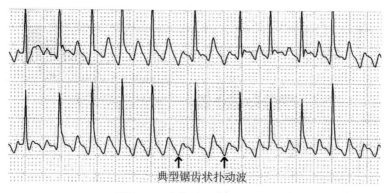

典型锯齿状扑动波

图 37　心房扑动患者的心电图

● **心房扑动的成因如何**？

心房扑动在正常心脏中很少有，尤其是在儿童或年轻的成年人中更是罕见。但在风湿性心脏病、病态窦房结综合征、心包炎、肺血阻塞、慢性阻塞性肺疾病患者中则比较常见。心房扑动亦可以在心房间隔缺陷患者中出现，可能是因为间隔缺陷是结构上的障碍，影响正常的电波传导。

● **心房扑动有何症状**？

患者通常会有心悸、心跳过速情况。部分患者可能有心力衰竭或呼吸困难。如果与心房纤维性颤动一同出现，都可能提升脑卒中的危险。

● **如何诊断心房扑动**？

心电图可诊断出心房扑动（见图37）。超声波检查可有效评估左心室功能、心脏大小和瓣膜。胸廓超声波扫描很多时不能用于排除左心房血栓，而经食管超声波扫描在这方面则有更大用处。

● **如何治疗心房扑动**？

正如治疗房颤一样，在治疗心房扑动时，必须面对以下4个主要问题。

回复正常的窦房结心律：这可以用药物或直流电电复率，一般只需要微量的电流便可以转变心房扑动至正常心律。

维持正常的心律（rhythm control）：使用药物维持心律正常，这些药物与治疗心房纤维性颤动的药物相似，例如胺碘酮（amiodarone）、氟卡尼（flecainide）、普罗帕酮（propafenone）等。

控制心室率（rate control）：如果药物不能预防心房扑动复发，则可用其他药物尝试控制患者的心室率。

导管消融术或药物治疗：通常复发性心房扑动患者的症状较房颤的更明显甚至更严重，心脏科医生在处理心房扑动问题时，都希望可以尽量用药物治疗，并有效地预防心房扑动复发。心房扑动跟房颤不同之处是心律控制治疗方法通常都不太成功。对大部分心房扑动患者来说,采用纠正心律的方法较理想,而通过射频消融术达到纠正心率的目标,较通过药物纠正更有效。如房颤及心房扑动同时存在的话,消融术应该同时针对房颤及心房扑动。

普遍来说,心房扑动消融术的成功率高达 >90%,术后患者的生活质量也大大改善,并发症发生率不高,死亡率非常低。但关键取决于主诊心脏科医生的临床手术经验。

● 预防心房栓塞

个别患者需要长时间服用抗凝药,尤其是同时患有房颤的患者。射频消融术可以用于治疗某些心房扑动,成功率≥90%,心房扑动复发率为7% ~44%。射频消融术通常用于治疗药物未能控制、频繁发作的心房扑动。详情请参阅《射频消融术》一文(第166页)。

● 心房扑动的预后情况怎样?

要视乎潜在的心脏问题而定。

室上性心动过速

● 什么是室上性心动过速(supraventricular tachycardia)?

心脏共有两个心室、两个心房,心房位于心室之上,而来自心房的心跳过速就称为室上性心动过速。心动过速是心律失调的一种,患者通常会有心跳很快的特征。对患者而言,室上性心动过速若非与其他心脏疾病同时存在,很少会致命,一般只会引起烦躁不安,但不会导致生命危险。

很多原因可导致室上性心动过速,其中常见的原因是源自房室结的心动过速。正常的心脏电流传导系统中并不会有双电流路径(dual pathways),但室上性心动过速患者可能有双电流路径存在于房室结上,若电波进入这路径,便可能开始循环的模式,导致快速的心跳,这种情况属于先天性。但要注意,有双电流路径存在并不等于患者一定会有室上性心动过速。

另一个常见的室上性心动过速的原因,是心房与心室间存有先天性附加电路(accessory pathway),这种情况称为预激综合征(Wolff-Parkinson-White syndrome, WPW)(第 162 页)。

● 室上性心动过速的症状为何?

- 快速心跳感(心悸);
- 头晕眼花;
- 胸痛(心绞痛);
- 湿汗;
- 呼吸急促。

● 如何诊断室上性心动过速?

在测试中,室上性心动过速患者会出现常规、快速的心跳,心率一般为每分钟 150~250 次,而儿童则可能更高。在每次出现阵发性室上性心动过速之前,患者的心率则正常。另外,可用心电图和监测仪诊断。因为该病偶然发生,如果 24 小时心电图监测未能记录心律不齐,可能需要持续监测以确诊病情。

● 如何治疗室上性心动过速?

阵发性室上性心动过速可能持续数秒、数分钟甚至数小时不等,然后自动停止。极短时间的室上性心动过速并不需要治疗,但是如果心动过速持续一段时间,并且出现头晕眼花、心悸等症状,则需要立即治疗。

当有室上性心动过速的症状,可进行佛萨瓦压力均衡法(Valsalva maneuver),即将口鼻闭住,但又尝试竭力将肺内空气呼出,以打通耳咽管和耳道,令其充气,部分室上性心动过速便会骤停,但该方法不一定有效。此外,在患者不知道的情况下,突然将冰水泼向其脸上,令患者吃惊,亦有可能停止患者的室上性心动过速。但由于没有人喜欢被泼湿身体,因此这个方法较少采用。医生也可按摩患者颈部的颈动脉血管,尝试阻断心动过速;但年老的患者若要进行这类按摩,必先要征询医生的建议,因为患严重颈动脉狭窄的患者,按摩其颈动脉可能减少脑部的血液供应,导致脑部局部缺血。此外,在某些紧急情况下,部分患者需要进行直流电电复率,这个方法能立即有效地迅速纠正阵发性室上性心动过速,但医生需要先处方镇静剂及待患者入睡后,才予以施行。

● 室上性心动过速:药物治疗

治疗室上性心动过速的药物包括维拉帕米(verapamil)和腺苷(adenosine)。在儿童,通常不会多使用维拉帕米,腺苷则会较常用。其他有效药物包括地高辛(digoxin)、艾司洛尔(esmolol)、普鲁卡因胺(procainamide)、普罗帕酮(propafenone)、氟卡尼(flecainide)等。

● 室上性心动过速:导管射频消融术治疗

部分室上性心动过速是可以根治的,方法是利用导管射频消融术(radiofrequency ablation)。射频消融术的适用范围:①不愿长期选择药物治疗的患者;②药物证实无效;③药物对患者产生不良反应。在射频消融术治疗中,心脏科医生会将数条长而细的胶导管,穿过患者手臂或大腿的血管进入心脏,找出不正常电路的位置后,将导管放在有问题的电路上,由导管尖端的电极发射出射频能量,破坏这些异常的电路组织,详情请参阅《射频消融术》一文(第166页)。使用射频消融术可成功治疗大多数的室上性心动过速,成功率为85%～95%。但并非所有室上性心动过速都可以由射频消融术治愈;在此情况下,仍需要心律不齐药物治疗。

● 室上性心动过速的预后如何?

阵发性室上性心动过速一般不会致命,但如果患者有其他心脏疾病,例如严重冠状动脉粥样硬化性心脏病、心力衰竭,则室上性心动过速可以导致严重的并发症,甚至引发危险。接受射频消融术的患者如有室上性心动过速复发,可能需要进行第二次射频消融术。

● 如何预防室上性心动过速?

避免过量饮用含酒精或咖啡因(浓茶、咖啡)的饮料及戒烟。一些曾出现阵发性室上性心动过速的患者,医生可处方一些药物进行预防性治疗,以减低复发次数。而 WPW 综合征是先天性的问题,无法预防。

室性心动过速

● 什么是室性心动过速(ventricular tachycardia)?

室性心动过速是由心室开始的快速心跳。正常人的心跳一般为每分钟 50 ~ 100 次。室性心动过速患者的心跳可以是每分钟 160 ~ 240 次。室性心动过速是一种严重者可致命的心律不齐,当心动过速发生时,心脏不能泵出足够的血液供应全身,导致低血压。在部分严重心脏病患者中,室性心动过速亦可恶化为致命的心室纤维性颤动(ventricular fibrillation,VF,简称室颤)。

● 室性心动过速的成因如何?

室性心动过速可以自发地出现,例如在没有任何心脏病的情况下发生;亦可以是心肌梗死、心肌病、心力衰竭、心肌炎和心脏手术后的并发症;又可以是以前心肌梗死造成的瘢痕引起,或是抗心律不齐药物带来的非预期不良反应。在部分心脏病患者中,血液电解质失调(例如低血钾或镁)、酸碱度改变或局部缺血亦可能触发室性心动过速。

尖端扭转型室速(torsade de pointes)是室性心动过速的一种,心电图呈现独特的规律性变化,可以由于某些药物(包括抗生素、个别精神科药物等)或低血钾导致,又或是先天性的。

● 室性心动过速的症状为何?

室性心动过速可分为非持续性(nonsustained, < 30 秒)和持续性(sustained, ≥30 秒)两种,后者比前者导致更多心悸、眩晕、呼吸短促、心绞痛,甚至休克等情况。室性心动过速可能会突发性出现,又可以突然停止。

部分室性心动过速患者可能没有任何症状,有些可能只有心悸,但没有头晕眼花或胸痛、呼吸短促等严重症状。患者的血压可以是正常或偏低，如果血压低，可导致排尿减少或出冷汗。室性心动过速也会导致脉搏微弱。潜在严重心脏病患者中，室性心动过速可能导致猝死。

- ● **如何诊断室性心动过速？**

室性心动过速可以通过心电图或24小时心电图监测发现。患者应该进行血液检查以评估钾（potassium）或镁（magnesium）的水平，以及是否有心肌炎，并进行心脏超声波扫描，以评估心肌功能及确诊过去是否曾有心肌梗死。在患者恢复正常心律情况后，可进行运动负荷心电图检查，以确定室性心动过速是否与运动有关。

- ● **如何治疗室性心动过速？**

治疗方法应视乎患者的症状和潜在的心脏失调问题而决定。在部分情况下可能不需要药物治疗，尤其是患者没有明显的心脏病，或者室性心动过速持续的时间很短（例如只有1~2秒）。

室性心动过速（特别是持续性的）可以是很紧急的情况，例如心动过速出现在严重心脏病患者身上，可能导致低血压，严重者可能需要心肺复苏操作救治，或需要心脏电复律操作纠正心律。

一些抗心律不齐的药物，例如利多卡因（lidocaine）、胺碘酮（amiodarone）均可用作控制室性心动过速，其他包括氟卡尼（flecainide）、溴苄胺（bretylium）等，但使用哪种药物要视乎患者的临床情况而定。

如果非持续性（但有症状）的室性心动过速不受药物控制，或患者不能或不愿意服用药物，射频消融可有效减少或消除相关症状。部分个案需要进行心脏手术，例如冠状动脉搭桥术或经皮冠状动脉介入治疗术；而植入心脏除颤器（implantable cardioverter defibrillator, ICD）亦可以有效地控制复发性室性心动过速。如果持续性室性心动过速患者不适合或拒绝ICD植入，射频消融也可以是一个治疗选择。

- ● **室性心动过速的预后情况如何？**

预后要视乎患者潜在的心脏病和症状，患有严重心脏功能衰退的患者比心脏功能正常的患者的预后情况要差。

● **如何预防室性心动过速？**

　　部分个案治疗潜在的心脏病,平衡血清电解质、酸碱度及氧化程度问题,均可预防室性心动过速。例如,冠心病患者可能需要做经皮冠状动脉介入治疗或心脏搭桥术,而服用抗心律不齐药物亦可预防室性心动过速。部分患者植入 ICD 可延长寿命。

心室颤动

● **什么是心室颤动(ventricular fibrillation)？**

　　心室颤动(简称室颤)有即时生命危险,亦是最严重的心律不齐。室颤的心脏,不能有效排出血液,会引起心脏骤停。

● **室颤的成因为何？**

　　心脏的电流活动变得紊乱无序。当发生这种情况时,心室没有同步的收缩和跳动,最终导致心脏骤停。导致室颤的原因包括:急性心肌梗死、心肌病、主动脉问题(主动脉夹层)、药物毒性(药物中毒)、败血症(严重感染)等。

● **室颤有何症状？**

　　心脏骤停症状包括:突然失去反应、没有正常呼吸(患者停止呼吸或室颤发生前有前驱喘气症状)。

● **如何治疗室颤？**

　　这是心脏骤停、即将猝死的时刻,需要立即给予医疗帮助(如心肺复苏和除颤术)。

　　如果是从室性心动过速退化并演变成室颤,可以用除颤器停止室颤。如果看到有心脏骤停迹象者,应大声求救,并要求路人致电急救电话"120",也可以问周围人士在现场附近有否自动除颤器,如果有的话,请他们立即将除颤器带到现场。如果知道如何施行心肺复苏法以及使用除颤器,你应该立即开始急救,并请求周围的人帮忙。

预激综合征(WPW)

● 什么是预激综合征(WPW)?

预激综合征是一种可能导致室上性心动过速的综合征,通常由先天性异常的附加电路(accessory pathway)造成。

● 什么原因导致预激综合征?

正常的心脏电流传导是由窦房结(sinus node)开始,电波穿过心房组织后再穿过房室结,电流最后经过左右心室令肌肉收缩,以保持血液循环。

预激综合征患者天生有连接心房与心室的额外附加电路存在,此额外的附加电路会绕过正常延缓电流传递的房室结,令心脏电流未经调节便快速传导至左右心室,导致室上性心动过速(图38)。根据西方

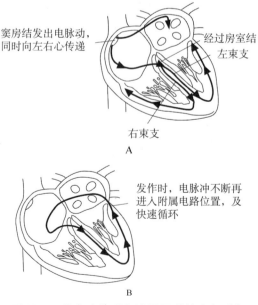

图38　正常电路传递(A)及预激综合征附加电路传递(B)

医学文献,大约每10万人中便有4人患预激综合征,这亦是初生婴儿和儿童心律不齐的常见原因。需要指出,以上资料分析是大学研究数据,不代表一般普遍人口统计数字,绝大部分预激综合征患者不会有猝死的危险。在无症状的预激模式(WPW pattern)患者中,心因性猝死的发生率相当低,包括20项研究、涉及1 869例患者的荟萃分析(meta analysis),估计,每年猝死的风险为0.13%。

● **预激综合征的症状如何?**

预激附加电路一般没有症状;若出现症状,通常是由心悸所导致的,包括轻微眩晕、头晕、呼吸困难和胸口痛。上述症状一旦出现,则出现的次数或严重程度可日渐增加。极少数患者可能出现并发症和猝死。

● **如何诊断预激综合征?**

若在静止时无缘无故每分种心跳 > 150次,其中一个可能便是预激综合征引起的心动过速问题。以下测试可帮助诊断预激综合征:

- 心电图可寻找三角形的波浪(delta wave);
- 持续24小时心电图监测可记录阵发性心动过速问题;
- 导管式心脏电流生理学调查(electrophysiology study)显示附加电路是否存在。

● **如何治疗预激综合征?**

如果预激综合征患者没有任何症状,是无须治疗的。如果需要治疗的话,主要是针对一些有复发心悸的患者,目的是借着降低心动过速而减少症状或复发次数。在急诊室内,心动过速可使用静脉注射腺苷(adenosine)或其他治疗心律失调的药物如普罗帕酮(propafenone)或氟卡尼(flecainide),终止心动过速。但有些药物如地高辛(digoxin)和维拉帕米(verapamil),在紧急情况下给予患者静脉注射,则有可能反常地令部分预激综合征患者增加心动过速的频率,而导致病情恶化。一般来说,服用治疗心律失调的药物均可成功预防与预激综合征有关的心悸复发。其他可有效即时停止持续心动过速的治疗方法还包括直流电电复律。

进行手术可永久治愈预激综合征,主要通过射频消融程序清除附加电路。成功率为85%～95%甚至更高,复发率为5%～12%。适合使用射频消融术的患者包括:①希望能根治该病的患者;②药物治疗未能控制心悸的患者;③不愿长期服药以控制心悸的患者;④患有房颤并有心动过速的患者;⑤曾经因预激综合征的并发症猝死但获成功救回的患者。

● 预激综合征有何并发症?

- 因持久的快速心跳令血压降低;
- 长时间服用药物可能有不良反应;
- 射频消融术后的并发症;
- 如患有房颤,而附加电路顺行向前传导发送电波(antegrade conduction)非常迅速,在此情况下患者亦有猝死的危险,但这种情况极为罕见。

● 预激综合征预后如何?

预后情况可以很不同。射频消融附加电路通常可根治预激综合征,但并非百分之百有效,少部分患者在进行射频消融术后仍有室性心动过速复发的概率,需要接受第二次手术或持续性药物治疗。

● 如何预防预激综合征?

因附加电路是先天性的,现时并没有方法可预防预激综合征。

病态窦房结综合征

● 什么是病态窦房结综合征(sick sinus syndrome)?

窦房结是人体的自然心脏起搏器,用以控制心脏的跳动。当人处于静态时,窦房结(sinus node)会发出缓慢的电波讯息;当运动或走上斜路时,则会增加发出电波信息,令心脏加速跳动以提供身体所需。不过,窦房结会由于不同原因,包括心肌梗死、心肌炎或老化等问题而发生病变,这些病变令窦房结不能有效正常控制心跳的节律发放。而窦房结以外其他心脏细胞有潜在的起搏功能,称之为异位起搏器(ectopic pacemaker),当窦房结停止工作,这些异位起搏器可能会接管控制心跳,但其功能并不如窦房结可靠。当窦房结功能开始出现障碍,出现心跳太慢或出现过长的停顿,并与头晕或易疲劳有关时,就是病态窦房结综合征。心跳太快会导致心悸,心跳太慢会使心脏、脑部的血液分量减少,假如血液供应量大减,便有可能休克,甚至猝死。

● 病态窦房结综合征有什么症状?

轻微的病态窦房结功能障碍可以完全没有症状。病态窦房结综合征是指有症状的患者,主要症状是心动过缓引起患者脑部缺血、缺氧,病情严重者可能出现头脑混乱、胸痛、休克甚至猝死,或出现心跳时快时慢的情况。

● 怎样诊断病态窦房结综合征?

诊断病态窦房结综合征并不困难。患者感觉眩晕时,医生只要安排做静态心电图便可确诊,但由于病态窦房结的问题未必在求诊时出现,所以医生给予患者 24 小时或 48 小时(有时甚至更长)心电图监测,才能确定窦房结的功能是否异常(图 39)。

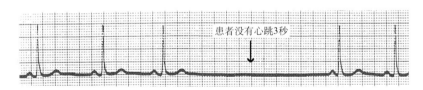

患者没有心跳3秒

图 39　病态窦房结综合征患者的心电图

● 怎样治疗病态窦房结综合征?

治疗病态窦房结综合征的方法,主要视乎患者的病情及症状的严重程度。患者若有头晕或休克,医生大多会建议接受人工心脏起搏器植入手术。对某些罕见情况,尤其是不想植入心脏起搏器的年老患者,医生可能会给处方一种增加心跳的药物茶碱(theophylline),以帮助部分患者减轻心跳过慢的问题,但效果大多不理想。

某些心脏病药会使窦房结起搏功能减退,若医生发现患者的病因是由药物不良反应引起,会建议患者停服该药。

● **植入人工起搏器后,患者的生活质量如何?**

病态窦房结综合征患者在未接受起搏器植入时,经常会眩晕,但植入人工起搏器后,一般会感到生活质量大大改善,基本上可以重过正常的生活。起搏器的寿命可维持6~15年,直至电池耗尽需要更换。详情请参阅《人工心脏起搏器》一文(第168页)。

射频消融术

● **什么是射频消融术(radiofrequency ablation)?**

此种导管技术可以有效治疗部分患有心律不齐的患者,是一种与心脏电流生理学相似的程序,用以评估心脏的电流系统和在有需要时用作治疗。

射频消融这类新治疗形式在20世纪80年代末期出现,当时主要用于治疗室上性心动过速。室上性心动过速是导致心悸的原因之一。被诊断出有室上性心动过速或出现有关症状的患者,医生通常会处方药物治疗,然而药物可能要每日服1~2次,不仅令患者感到厌烦,亦有可能带来不良反应,而部分患者的室上性心动过速可能不受任何药物控制。射频消融技术则大大改变了症状性室上性心动过速患者的治疗方法。这种技术十分有效,根治室上性心动过速的成功率>85%,而且较以往的治疗方法更具成本效益。

其他类型的心动过速,包括室性心动过速、房颤、房扑,其射频消融的成功率较室上性心动过速低。

● 射频消融术的基本步骤如何？

首先，需要有一位已经受训的心脏电流生理学医生（cardiac electro-physiologist）、一个有良好设备的电流生理学实验室和适当的后援员工，以确保理想的效果。

进行治疗前，医护人员应详细复查患者的病史并为患者做全身检查。整个治疗一般需 2 ~ 8 小时，视乎心律不齐的种类以及个别患者心脏结构的复杂性而定。患者亦应至少在手术前 3 日停止服用任何抗心律不齐的药物。患者需要空腹进入实验室，由医护人员解释如何使用监测和介入工具（主要是导管），令患者适应陌生的环境。心电图的导线和贴片会放置在患者的胸部和小腿。由于治疗时间长，有可能需要为患者插入导尿管。

患者的腹股沟位置要先用消毒液消毒准备。医生会视乎情况在患者颈部、腹股沟或同时在这两个地方放入多过一条细小、易弯曲和可传递电讯的胶导管，并用 X 线透视检查（fluoroscopy）引导至心脏，然后记录由心脏发出的电波信号，这些信号经过解读后，可以显示出哪些是不正常的电路位置。

医生在详细分析及鉴别出电路位置后，消融导管的尖端可以由主诊医生控制及调校，并在受控的情况下准确地在目标点上发放射频能量，破坏或修改不正常的电路组织，术后要作 30 分钟的监测，并测试是否有心动过速复发，没有的话，即表示手术成功。

● 手术后会发生什么情况？

患者会送回病房休息，先卧床 4 小时，期间最好保持双腿伸直，然后进行 24 小时的心脏监测、测量血压、检查腹股沟的穿刺部位。患者手术后通常 1 ~ 2 日便可出院，但出院后不应立刻驾驶，2 ~ 3 日内避免费力的活动，之后可正常活动，包括上班。医生会与患者讨论是否需要接受术后的药物治疗或复诊。

● 射频消融术会否有任何并发症？

可能的并发症包括心脏或血管穿刺（perforation）、穿刺部分的细菌感染、深静脉血栓形成、肺阻塞、心肌梗死、脑卒中,甚至死亡。射频消融治疗一般是安全的,出现主要并发症的概率应该<3%,其他次要的并发症概率<8%,死亡概率仅0.1%~0.3%。

人工心脏起搏器

● 什么情形之下,需要接受人工心脏起搏器手术(artificial pacemaker implantation)?

当心脏的自然起搏器不能正常运作,而心跳的速度过度缓慢,导致心脏泵血量不能应付身体主要器官需要的时候,便需要使用人工心脏起搏器来保持正常心跳。

● 人工心脏起搏器是怎样运作的?

人工心脏起搏器是一个金属小盒子,装有发电机。这个小型发电机可发射出微量电波,并有电线装置,电线的末端会触及心脏肌肉。当起搏器发出电波,就像发射出电讯一般,电波通过电线传达到心脏,刺激心脏跳动。发电机每发出一次电讯,便会引起一次心跳。起搏器启动控制心脏跳动时,患者在正常情况下应该不会感觉到电讯的传递。

● 为什么有暂时性和永久性的人工心脏起搏器之分?

暂时性的人工心脏起搏器通常只在紧急的情况下使用,另有些心动过缓的问题是暂时性的。在此情况下,只需将起搏器放于患者的身体内几天便可,发生并发症的概率不高。如果暂时性的起搏器放置在体内太久,可能会因此受到感染,或血管内形成血块引起静脉栓塞。

如果患者的心律问题不是暂时性的,医生会建议使用永久性起搏器。视乎使用的程度,通常永久性起搏器的电池可维持6~15年之久。有些最新一代的单腔起搏器电池寿命可达18年之久。

暂时性起搏器的发电机放置在体外,永久性起搏器的发电机则放置在皮下,通常是位于锁骨之下与胸肌之上(图40)。但年轻女性患者因为仪容问题,医生可应其要求将起搏器藏于乳腺之下。

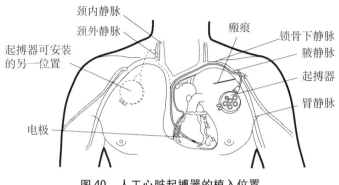

图40   人工心脏起搏器的植入位置

● **为什么有些起搏器只用一条电线,有些则用两条?**

心脏分为心室及心房,有些起搏器只传递信息到心室,刺激其肌肉收缩,故只需用一条电线;另外一些起搏器由于需要同时刺激心室及心房肌肉,因此需要两条电线分别接驳心室及心房,这种双线双腔起搏器(dual-chamber pacemaker)的功能一般接近正常的心脏生理功能运作(图41)。虽然如此,并非每位患者都需要用双线双腔起搏器。

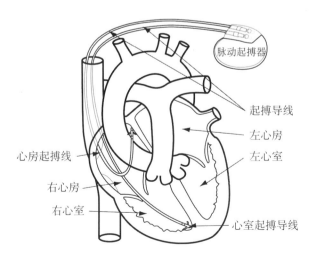

图41   人工心脏双线双腔起搏器植入

● **新一代的起搏器怎样比旧一代的先进?**

旧一代的起搏器发出电波的速度设定于每分钟 50 ~ 60 次,若患者的自然心跳 <50 次,起搏器便会帮助维持心脏跳动,以防心跳停搏。这种编排程序固定了心跳的数值,所以当患者做运动或步行上斜坡时,起搏器不会因活动而增加心跳次数。

新一代起搏器的功能较旧的先进,大多能根据生理需要而决定发出电波的频率及速度。例如当使用者做运动或步行上斜坡时,心跳必须加速,以提升心脏肌肉的功能,增加泵血量,让更多营养及氧气输送给运动中的肌肉细胞;新一代起搏器会按照这个生理需要而自动增加跳动的次数,心跳速度亦会随着起搏器的控制而提高。年轻和活跃的患者一般可受惠于双线双腔起搏器。

● **起搏器的电池耗尽之后怎么办? 怎样才能确保起搏器运作功能正常?**

当起搏器的电池量降至很低时,所发出的电压便会降低,而电压过低便不能有效操纵心跳,所以起搏器需要定期检查,通常可以在诊所由医生进行测试。如果有适当的遥控装置,患者亦可以通过电话线连接到诊所,让医生检查。新一代的起搏器功能多样化,包括可用无线电发射机来改变起搏器的运作,以及调校起搏器的功能组合。当发现电池容量将耗尽时,医生便会建议更换。

● **如何替换心脏起搏器的电池?**

人工心脏起搏器的电池是密封在仪器内的,当电池耗尽时,便要更换一个新的人工心脏起搏器。医生会先取出旧的心脏起搏器,然后再植入新的。手术不算复杂,患者只需局部麻醉,而原先接驳心脏起搏器的电线并不一定需要更换,但如果导线传递功能出现障碍,则需要同时更换。

● **人工心脏起搏器植入手术是怎样进行的?**

医生在进行起搏器植入术前,通常会为患者作局部麻醉,很少需要全身麻醉。因为新一代起搏器的体积较小,所以手术造成的伤口亦比以前小。手术完成后,并发症包括流血或伤口感染,因此医生在进行起搏器植入手术前后,都会处方抗生素静脉注射以预防起搏器口袋(pacemaker pocket)感染。患者 2~3 日后,便可出院回家休息。

- **人工心脏起搏器会否有损坏的概率?**

任何电子仪器均有可能功能失常,但发生的概率并不高。近年科技进步,令人工心脏起搏器更可靠,而且具有多功能。

- **如果体内人工心脏起搏器出现障碍,应如何处理?**

如人工心脏起搏器不能正常运作,患者可能会出现未植入起搏器时的症状。若出现这些症状,便应尽快找主诊心脏科医生检查。

- **人工心脏起搏器会严重影响日常生活吗?**

接受起搏器植入术后,日常生活不会因此受到太大的局限。但因为起搏器是金属造的,所以在通过机场安保系统时,须事先通知机场海关人员。使用旧一代起搏器的人士亦不可接受磁共振检查,因为磁场会影响起搏器的功能,严重者会危及生命。新一代起搏器所使用的金属壳保护性能较旧式的高,所以家居电器或一般电子仪器应该不会对起搏器产生很大的影响,但在接近强力磁场时,仍要特别小心。最近几年起搏器技术有突破,个别产品甚至可以接受磁共振扫描,详情应向医生查询。

- **植入人工心脏起搏器的患者可否使用手机?**

可以。但必须留意在某些情况下,人工心脏起搏器如果未能与手机保持至少 0.15 米(6 英寸)的距离,其操作便可能会受影响;然而,这个影响只是暂时性的,当手机距离远些,障碍便会消失。若要减少这些电讯干扰,手机须与人工心脏起搏器保持不少于 0.15 米的距离;使用手机时,应放在植入起搏器的另一边耳朵收听(即左胸起搏器,用右耳听电话),切勿将手机放在起搏器同一边的胸袋或与起搏器距离少于 0.15 米的口袋内。

● **微波炉会否影响人工心脏起搏器？**

微波炉不会影响新一代人工心脏起搏器的运作，患者可放心使用。

● **有否其他电子仪器会影响人工心脏起搏器？**

某些类型的焊接设备也会影响人工心脏起搏器功能，使用前须与医生商讨。另外，某些工业设备也可能对起搏器产生影响，如患者在设有重型电力设备的环境中工作，也须与医生讨论。

据估计，美国每年死于突发性心跳停搏的人数约有 40 万，大多是死于室性心动过速（ventricular tachycardia）或心室纤维性颤动（ventricular fibrillation）。在亚洲地区，暂时未有可靠的统计数字，但在心脏病患者（如心力衰竭或严重冠心病）中经常发生猝死的情况。

当患者出现心室纤维性颤动时，心脏泵血功能停顿，除非以电击停止及纠正心律，否则会快速导致死亡。而对于患有心室纤维性颤动或室性心动过速的患者，内置心脏除颤器（ICD）是高度有效的治疗方法。

无导线起搏器

传统的心脏起搏器通常需要植入一个脉冲发电机（pulse generator），并通过 1~2 条静脉电极控制心跳。这种传统起搏器普遍来说极有效，但少数患者会在跟进期间发现导线电极（pacemaker lead）可能脱离与心肌的接触而移位，或皮下包裹起搏器的口袋有感染并发症。由于电池技术的发展，最新一代的无导线起搏器（leadless pacemaker）允许一个自足起搏器放置在心肌层中间，由于没有导线电极亦没有起搏器口袋，能避免很多传统心脏起搏器可能伴随的并发症。

无导线起搏器的适应证包括一些不需要双腔起搏器患者。在所有需要接受心脏起搏器的患者中，差不多 10% 只需要单腔起搏器。有一项研究调查 Micra 无导线起搏器（图 42），为 Medtronic 公司出产，其中 750 例患者，通过腹股沟静脉植入者，成功率达 99%。近 3.4% 的患者

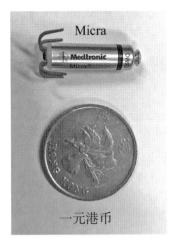

图42　Micra 无导线起搏器

患有严重的并发症,最普遍的心脏损伤1%～2%,腹股沟穿刺部位血管并发症0.7%,血栓栓塞0.3%。没有一个仪器植入后移位。技术上,Micra 植入术较传统导线起搏器植入术简单,但仍然需要有一个学习时期。与传统起搏器相比,无导线起搏器植入手术的相关严重并发症显著减少。Micra 起搏器长25.9 mm、宽6.7 mm、重2.0 g。图42所显示的 Micra 无导线起搏器与实际尺寸相似。

　　无导线起搏器是一个重大的突破,其安全性和有效性在未来几年内有望持续改善。

内置心脏除颤器

● **什么是植入性内置心脏除颤器（implantable cardioverter defibrillator，ICD）?**

　　ICD 体积细小,如一个微型录音机般装置于胸壁中,以持续监测心跳,并在心律不齐时精确地传递标准的电击;仪器亦可调节其他类型的恶性心律不齐,并以电流治疗有危险性的急促心律。

　　ICD 主要是以电池驱动的一种独立仪器,一般植入左胸皮下、近左边锁骨下的位置,仪器中有几条松软、细薄的导线,穿过静脉连接到心室内。当患者出现室性心动过速,一般使用外置手提式心脏除颤器便能以电击恢复患者的正常心跳,这种仪器多见于医院急诊室或救护车等。不过并非所有患者发病时均在医院附近,而患者从开始有室性心动过速或纤维性颤动直至失去知觉,时间极短(可以只是数秒之间),加上室性纤维性颤动如果缺乏治疗是一定致命的。如果高危患者植入ICD,便能在出现室性心动过速或纤维性颤动时,利用除颤器即时以电击治疗,救回患者一命。

● ICD 怎样运作?

ICD 可以感应到不正常的心跳,预设的电脑程序可以决定是否属于恶性心律不齐;在恶性心律不齐的情形下,ICD 可以传送 1~2 下电脉冲,电击心脏,从而纠正心律恢复正常。

ICD 基本上有两部分。电脉冲发生器(pulse generator)通常放在上胸皮底下但在胸肌之上;ICD 感应到严重心律不齐的时候,通过一条联系电脉冲发生器与心室的电导线(electrical lead),传送电脉冲至特定的心脏位置,从而调节心律。

● 哪些人需要植入 ICD?

并非所有患心脏疾病的患者均能受惠于 ICD。ICD 主要用于治疗患有可致命的室性心动过速,或曾经患有或经历过室性纤维性颤动而导致心搏停止的高危患者,亦可用于曾经心脏病病发或心肌衰弱,并在测试中显示有高危猝死的患者。

评估患者是否适合植入 ICD,首先患者要接受 24 小时心电图监测以确定是否有室性心动过速;若有的话,加上先前因心脏病病发导致心肌显著变弱,即预示日后存在猝死的风险。上述高危患者包括某些严重冠心病、个别心肌肥厚症(遗传性肥厚并伴有家族成员猝死个案)、Brugada 综合征患者等等。

● 怎样进行 ICD 植入手术?

随着技术改进,ICD 的大小及手术的侵入性比以前大大减少,手术在全身麻醉下完成(有些医生会采用局部麻醉,并在电击测试时才作全身麻醉),而手术过程通常需要 2~3 小时。患者需要住院 1~2天,并在出院前接受心脏电流生理学评估,以确定 ICD 是否正常运作。

另一种植入 ICD 的手术选择是皮下装置。这种方法不需要侵入胸大血管。以下是皮下 ICD 的适应证:①年龄 <45 岁;②过去曾植入静脉ICD 及出现并发症的患者;③患复杂的先天性心脏病;④血管解剖学构造方面并不适合静脉导管插入;⑤属高危菌血症的患者。

皮下 ICD 口袋会植入在左胸部,用于除颤的电导线则连接到胸骨旁,因此不会进入任何血管。但皮下 ICD 的缺点是它不能为严重心动过缓提供过缓起搏。而有可能发出错误不必要的电击是另一个主要的负面因素。

● ICD 植入后有否并发症?

植入 ICD 的过程中,有可能会出现并发症,包括电导线刺穿血管或心脏(vessel/heart perforation)或其他流血问题。植入后亦可能有其他并发症出现,包括 ICD 口袋感染(ICD pocket infection),但大部分患者植入 ICD 之后没有任何严重问题。

● 怎样知道 ICD 在正常操作?

当患者经历室性心动过速时,导线会将信号传送至 ICD,并开始电流治疗。短暂而急促的电流或脉冲,会按预先调校的速度将心跳纠正至恢复正常。脉冲的跳动温和,通常是感受不到的。如果患者心跳持续急促或加快,仪器便会传送较强大的电击以调节心跳,而电击可能会有痛楚,就好像胸部被踢到一般,不过痛楚只是一瞬间,不会持续太久或导致损害。

ICD 会将电流记录资料储存,医生只要利用一支类似棒状的遥控装置,贴近植入除颤器的皮肤表面,便可透过无线电波将资料传送至计算机。取得的信息可帮助医生评估患者的健康情况以及 ICD 的效用,若有需要更可调校 ICD 的设定程序。

● ICD 与其他形式的治疗比较,何者较佳?

就治疗室性心动过速的方法而言,除了 ICD 外,尚包括药物治疗、手术及治疗潜在的心脏或血管病问题。

一些国际性调查曾比较上述 3 种治疗方法的功效,发现高危人士使用 ICD 较单独使用药物治疗,更能挽回生命,增加生存率。ICD 不但能不断监测心脏的电流活动,而且可在数秒内有效治疗危险的心律不齐,亦没有处方药物治疗的潜在不良反应。

● **ICD 植入后,有否其他并行的治疗?**

很多患者需要同时服用其他治疗心脏病药物,甚至需要接受其他心脏手术治疗,包括经皮冠状动脉介入或搭桥手术。换句话说,ICD 只是治疗高危猝死患者的有效措施之一。

● **ICD 植入后的生活质量如何? 会否有活动限制?**

大部分患者在 ICD 植入后,都可以有一个正常的生活,如做运动、工作及性行为,一般按照医生指示便可,但需要定期复诊以确保 ICD 运作正常,及其他药物是否需要调整。在术后开始 4 周,患者需限制以下活动:

- 避免肩膀活动过大的动作,包括打高尔夫球、网球、保龄球、游泳,或用真空吸尘机打扫;
- 避免提取重量 >2.27 千克(5 磅)的物件;
- 避免做一些会大力碰撞身体的运动;
- 因心跳会随活动量增加,费力的活动会提升心跳,为了避免触发内置除颤器运作,如果患者是十分活跃的人士,亦应与医生商量,在调校 ICD 时,要同时考虑活动量。

此外,一般建议患者在出院后至少 6 个月才可驾驶,这是因为心律不齐患者较易出现头晕眼花及眩晕,若驾驶的话便不安全。很多心律不齐患者即使在 6 个月后仍被限制驾驶。而没有出现眩晕的患者,则禁止驾驶 1~2 周。视乎每个国家或城市的法例,交通部有可能不会允许已植入 ICD 的患者开车,详情应与主诊医生讨论。

另外,患者应该避免接触或接近电磁场。一般来说,绝大部分日常家居或工作环境,如果患者不是太过接近强大电磁场的话,应该没有太大问题。

患者在术后会收到确定植入 ICD 的个人资料卡片,应在进行任何医疗护理前出示此卡片,以避免进行磁共振检查。但最新一代的 ICD 则不一定不兼容,详细情况要与医生及仪器商讨论。

此外,尚有其他程序可能要先由医生批准才可进行:

- 碎石术,用于除去肾石(lithotripsy);

- 烧灼器,用热力或电力去烧灼组织(electrocautery);
- 辐射治疗(radiation therapy);
- 热透法,即用电能产生热力的治疗。

患者在出入机场安保系统前,亦应向在场的安保人员出示卡片,因 ICD 可能使机场安保警报误鸣。值得注意的是,手提式的金属探测器,当中的磁力亦可能干扰患者的 ICD,故应要求安保人员用手搜查。尚有其他需要注意的地方,包括:

- 远离有磁场的范围,如高电压、强大电流、大型机械或工业用仪器;
- 确保磁石远离 ICD;
- 使用手机时,应与 ICD 保持至少 0.15 米(6 英寸)的距离,同时应将电话放在植入仪器的另一侧耳朵接听(即左胸仪器,右耳听)。

不过,家用电器(如微波炉)并不会干扰 ICD 的功能。

● ICD 能使用多久?

ICD 一般能用上 5～7 年,甚至更长。患者应至少每 3 个月到医生处复诊,由医生或护士检查仪器是否曾发出电击治疗,以及仪器的电池量,一般会在电池用完前更换仪器。

● 使用 ICD 有何长期结果?

对于高危患者而言,植入 ICD 会较药物更有效治疗危险的心律不齐,减低猝死风险,并延长寿命。很多临床研究显示,ICD 能制止 99% 致命的心律不齐。

● 植入体内的医疗仪器会受电子监测系统干扰吗?

体内植入电子医疗仪器的人,在电磁环境中是否安全呢? 常见于商铺、超级市场、书店、图书馆等地方的电子监测系统(electronic anti-theft surveillance systems),会否干扰植入体内的医疗仪器,如心脏起搏器或 ICD 的功能呢?

2012 年,美国 FDA 就有关植入体内的医疗仪器会否与电子监测系统(如防盗装置)产生干扰的问题,向公众发表指南。总结是:对绝大多数患者来说,电子监测系统受干扰而引起严重并发症的概率不大,也没有导致严重的受伤或死亡发生。

医生应建议患者以正常的步行速度经过防盗系统的闸口,不要在闸口附近徘徊或倚靠在闸口旁。此外,有些防盗系统可能会较隐蔽而难以察觉,使用者经过闸口时,如发觉起搏器功能有任何改变,或除颤器不适当放电,应立即通知医生或仪器供货商。

直流电电复律

● 什么是直流电电复律(direct current cardioversion)?

很多高危患者即使服用药物,也未能将严重心律不齐纠正为正常的心律。在这些情况下,有可能需要进行直流电电复律的步骤(图43)。

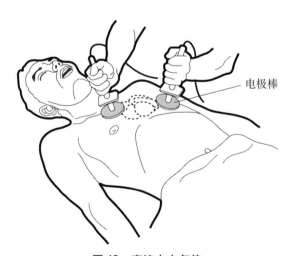

电极棒

图43　直流电电复律

电复律是治疗心律不齐的方法之一。治疗期间,医护人员会使用特别的仪器传送电流能量至患者的心肌,以恢复其正常心律和心跳,让心脏更有效地泵血。电复律可以治疗很多类型的快速或不正常心律,尤其是房颤或房扑。但直流电电复律亦可治疗室性心动过速和其他引起危险的心律不齐,包括可导致突然猝死的室颤。在室颤时的电复律治疗也常被称为电击除颤。

● 直流电电复律如何进行?

医护人员会一直监测患者的心脏和血压,先为患者注射短效型催眠麻醉药,接着通过电极棒或凝胶贴,将电击经过胸壁传送至患者的心脏,使其心律回复正常。

对于一些房颤患者,因为有左心房血凝导致脑卒中的危险,所以在施行电复律前后一段时间,均需要服用抗凝药;部分患者更可能需要在施行电复律前,进行食管心脏超声波扫描,以确保心房内没有血凝块。食管心脏超声波扫描需要患者吞下尖端装有一个镜头的探测器,沿着食管游至心脏背后的位置,医护人员透过镜头可非常清晰地看到心房内(特别是左心耳)有否血凝块。

由于患者已注射镇静剂,故不会感到电击。电复律可能需要进行数次的电击,才达到恢复正常心律的目标。

● 直流电电复律与除颤器有何不同?

直流电电复律和除颤器均使用仪器传送电击至心脏。直流电电复律所使用的电流较除颤器为低。除颤器主要用于治疗室颤。

● 进行直流电电复律后怎样?

患者通常会接受催眠麻醉药物以进行电复律,因此在治疗后仍需要留院数小时,直至完全清醒。患者在接受电复律期间会进入睡眠状态,醒后对此亦没有记忆。术后患者可能需要服用治疗心律不齐的药物,以帮助心脏长期维持正常心律。

10. 心因性猝死

● 引言

猝死是指患者在症状出现后 24 小时内的死亡。猝死通常是由心脏病引起的,但亦可能由脑出血(中风)、主动脉撕裂(aortic dissection)、肺阻塞(pulmonary embolism)等导致。在各种心脏病中,最常引起猝死的是冠心病,其他心脏病如原发性肥厚型心肌病、主动脉瓣狭窄、心肌炎、先天性冠状动脉异位、心力衰竭等,均有可能引致猝死。

大部分心因性猝死(sudden cardiac death, SCD)的终端致命事件(terminal fatal event)是室性纤维性颤动(ventricular fibrillation),此类型的心律失常与心脏结构上的疾病,尤其与冠心病有关。一般没有心脏疾病的人出现心因性猝死的情况很少见,事实上大部分没有明显心脏病而猝死者的心脏并非真的正常,一般有心电流紊乱而导致恶性心律失常。

心因性猝死的病因

一项 2011 年发表的解剖研究显示,在 902 宗疑似 SCD 病例中的患者(平均年龄 38 岁),79% 患者有结构性心脏病。冠心病是大部分(57%)患者猝死的主要原因。35 岁以上年龄组中的猝死病例,相对于

35 岁以下年龄组的,冠心病导致猝死的发病率(incidence)高 20 倍。而
35 岁以下群组则较容易死于非冠心病的原因,如突发不明原因死亡。

另一项研究显示(1991 年),<40 岁、估计为心因性猝死的死者,
10% ~12% 并没有明显的心脏异常。这研究评估 162 例年龄 9 ~39 岁
心因性猝死的死者,当中没有人在生前被诊断出患有疾病,死因亦非创
伤引致。接近 15% 的死因并非心脏病导致(大部分是脑出血),73% 则
是心脏病。在 20 ~29 岁的死者中,24% 有冠心病,22% 有心肌炎,13%
有原发性心肌肥厚症问题。在 30 ~39 岁的死者中,则有 58% 患冠心
病,11% 有心肌炎,另有 2% 为心肌肥厚。上述数据分析适用于白种人,
未必同样适用于中国人。

在 2009 ~2014 年间,另外一项研究对在运动中出现心脏突然骤停
(sudden cardiac arrest, SCA)的患者进行了分析。在这 5 年内,共有
3 825 名患者年龄 12 ~45 岁经历过 SCA。共有 74 宗 SCA 个案在运动
时发生。其中,16 宗在竞争性运动期间发生;58 宗则在非竞争性运动
期间发生。赛跑和足球运动最常出现 SCA 个案,分别有 4 宗。而每年
SCA 的发生率为每 10 万名运动员出现 0.76 次。在该 16 宗个案当中,
有 9 人最终死亡,当中包括 2 宗心脏肌肉肥厚症、3 宗冠状动脉血管异
常、2 宗恶性心律失常,以及 2 宗心脏肌肉缺血个案。

在最近(2016 年)发表的一项关于儿童和青年(1 ~35 岁)由于原
因不明的心因性猝死的研究报告中指出,将 113 个案进行了基因测试,
其中有 31 个案(27%)被确认为临床相关的心脏基因突变,导致心因性
猝死。因此基因测试可能有助于辩认个别家庭中的高危人士。

很明显,心因性猝死的病因很多,而且因年龄而异,年迈患者与年
轻患者的死因可以有很大的差别。大部分可导致猝死的心脏病包括:

冠心病:对于 >35 岁的患者来说,冠心病是导致猝死的主要原因。
冠心病通常有家族遗传史,其他冠心病的危险因素包括吸烟、高血压、
糖尿病、血内胆固醇过高、紧张、肥胖等,而唯一可以避免的因素是吸
烟。年龄越大,患冠心病的概率亦越高,而男性亦较女性为多。虽然有
些冠心病猝死个案与过度操劳或运动有关,但一般来说,定期进行适当
的运动,长远而言应该可以降低罹患冠心病的概率。

原发性肥厚型心肌病(hypertrophic cardiomyopathy):是由于左

心室肌肉的厚度病态增加而导致,如果肌肉肥厚的程度严重至阻碍心室内血液流动的话,患者运动时容易气促、胸痛,甚至晕倒。有些患者可能没有任何症状,在猝死后经过尸体解剖才发现患有此病。要诊断心肌肥厚症,主要是依靠心脏超声波扫描。年轻运动员在运动时猝死的个案,有很多是因此病引起的。

扩张型心肌病(dilated cardiomyopathy):患者的心肌功能减退,导致心室扩大,大多数患者后期会出现心力衰竭的现象。但在早期,可能没有任何症状,后期患者通常会主诉有心力衰竭的症状,包括呼吸急促、脚肿。>30%的心力衰竭患者会有猝死的风险。诊断同样主要靠心脏超声波扫描。

先天性心脏病(congenital heart disease):顾名思义,这种心脏病是与生俱来的,但不属于遗传性疾病。某些冠状动脉异位,例如主冠状动脉在肺动脉和主动脉间异常位置生长发育,如果被挤压的左冠状动脉管腔严重狭窄的话,部分患者会有运动相关的胸痛症状,严重者可猝死,但不是所有先天性心脏病均会猝死。磁共振或冠状动脉计算机断层扫描血管造影均有助诊断先天性冠状动脉异位。放射性核素扫描可以帮助评估心肌缺血存在与否。

心瓣性心脏病:严重主动脉瓣狭窄(aortic stenosis)可导致心因性猝死,患者走路时容易感到气喘和胸痛,并会因操劳过度而晕倒。诊断方法主要靠心脏超声波扫描。

恶性心律不齐(malignant arrhythmias):室性心动过速(ventricular tachycardia)恶化或演变为室性纤维性颤动,也可以导致猝死,部分个案与严重冠心病有关。其他是因心肌病引起,但部分患者完全没有心脏结构异常。就算是窦房结(天然心脏起搏器)操作心跳的话,若窦房结出现异常导致心跳速度太慢,同样也可以休克,心跳速度太慢至停顿者更有可能猝死。心跳速度过慢的患者一般罹患病态窦房结综合征(sick sinus syndrome)。诊断主要是靠心电图。

其他病症:其他如心肌炎、肺动脉栓塞、心内膜炎、脑出血(中风)和大动脉撕裂等,都可以是猝死的病因。部分心因性猝死的个案并不能在生前诊断出原因,有些甚至到死后,法医经过解剖,也找不出猝死的病因。

● 没有心脏结构性疾病但与心电流紊乱有关的心因性猝死

以下数种疾病可导致一些没有心脏结构性疾病的患者出现室性纤维性颤动,最终可能引致心因性猝死:

预激综合征(WPW syndrome): 一项调查显示290例有心因性猝死的生还者中,2.3%是与预激综合征有关的心律不齐。在另一项报告中,突然死亡的儿童和年轻人也有相似的发生率(3.6%),他们在发病前的心电图测试中亦发现有预激综合征的症状,但部分患者在事前并没有症状,而心肌炎可能是加剧发病的原因。

Brugada 综合征(Brugada syndrome): 部分有室性纤维性颤动(室颤)而没有心脏疾病的患者,可能患有 Brugada 综合征,这是较罕见的问题。这种综合征患者有典型的心电图模式,男性较女性为多,大多数以亚洲人为主。多数是家族遗传性的。

长 QT 综合征(long QT syndrome): 长 QT 综合征是在心电图显示 QT 间距过长的失调问题(见图4,第17页),这会增加心因性猝死的危险。患长 QT 综合征的患者初期症状包括心悸、晕厥和心搏停止。这个症状可以是先天性(congenital)或后天性(acquired)的。

某些遗传性心跳紊乱,与 Brugada 综合征和长 QT 综合征不同,其特征是由精神压力导致恶性室性心律失常和晕厥,甚至心因性猝死。

原发性心室纤维性颤动(idiopathic ventricular fibrillation): 如排除上述的失调因素,心脏结构又正常的话,便会诊断为原发性室颤,亦称为原发性电流疾病。有调查显示,在54项推测有原发性室颤个案中,事前曾出现晕厥的有25%,2~4年间室颤的复发率为22%~37%。

儿茶酚胺性室性纤维性颤动(catecholaminergic ventricular fibrillation): 大量这种个案可能与遗传失调有关,其中一个是遗传性的室性心动过速,亦称儿茶酚胺性室性心动过速(catecholaminergic ventricular tachycardia),或儿茶酚胺性室颤。这些遗传性心律不齐,可能在身体或情绪受到压力时,导致猝死。

心震荡(commotio cordis): 虽然不是首要的心脏电流疾病,但曾遭受抛射体击中前胸的人士,如棒球或拳击的年轻运动员,可能因此而出现心因性猝死,他们通常在事前未发现有心脏疾病,胸壁、胸腔或心脏亦没有结构性的损坏。在 128 宗心震荡个案中,62% 发生在休闲性运动中,余下的 38% 则在日常活动中出现,常是意外事故。

● 接触有毒药物或毒素引起的心因性猝死

接触某些药物可导致长 QT 综合征,例如某些抗心律不齐药、个别抗生素、抗组胺药和部分抗抑郁药。此外,常被滥用而又可能与心因性猝死有关的物品包括可卡因(cocaine)和酒精。但必须强调,因上述因素而出现长 QT 综合征导致猝死的可能性很低。

● 其他罕见疾病和诱发因素

在罕见情况下,某些组织性疾病,如淀粉样病变(amyloidosis)或肉状瘤病(sarcoidosis)可导致心脏病和心因性猝死。此外,对于已患有恶性心律不齐的患者来说,血清电解质异常,如低钾血症(hypokalemia)和低镁血症(hypomagnesemia)也会促成心因性猝死的出现。另外,虽然二尖瓣脱垂曾经被怀疑可能导致猝死,但其实从来都没有肯定的证据证明两者有直接的关系。

● 如何诊断潜在的心脏疾病?

高危患者即使没有胸痛或眩晕的症状也可接受测试,包括冠状动脉计算机断层扫描血管造影(CCTA)和心脏超声波检查,以排除潜在心因性猝死疾病的风险。在上述的解剖报告中,只有 37% 被判断为心因性猝死的患者曾有胸痛的历史。其他可用的测试包括磁共振扫描(MRI)和电流生理学调查(electrophysiology study)。

在进行心脏评估期间,就算测试出轻微的心脏异常情况,都非必然与心因性猝死有明确的因果关系。

● 如何治疗心脏电流问题?

很多心因性猝死的生还者即使心脏正常,只要曾出现室颤,亦会有机会复发,因此这些患者应考虑植入心脏除颤器(ICD)治疗。由于他们没有结构性心脏病,若能植入心脏除颤器以控制室颤,预后情况会大幅改善。

在一项调查中,Brugada 综合征患者在接受植入 ICD 治疗后,3 年内的死亡率为 0;相反接受心律不齐药物或完全不接受治疗的患者死亡率为 26% 及 31% 。

对于原发性室颤患者,ICD 亦有同样效果。跟进 28 例患室性纤维性颤动植入 ICD 后、有极少或没有心脏异常的生还者 30 个月后,亦没有出现心因性猝死情况。

原发性室颤患者服用抗心律不齐药物,可有效预防室性心律不齐,但 Brugada 综合征患者则不适用。β-受体阻滞剂可能有效,但有关经验很少。

处理其他心脏结构性死亡的成因,有很多方法,如发现心因性猝死者有预激综合征,可以靠消融术治疗。患长 QT 综合征又无症状的患者出现心因性猝死的概率很低,而预防性植入 ICD 治疗也没有保证。有症状的患者包括心因性猝死生还者,可用 β-受体阻滞剂、交感神经切除术(sympathectomy)和植入心脏除颤器治疗。

● **对一个已经患上冠心病的人而言,怎样做才能降低因心脏病发而猝死的危险呢?**

冠心病患者猝死的危险程度,视乎有多少条冠状动脉出现阻塞,以及阻塞的严重程度而定。运动调查有助医生评估冠心病的严重性:一般来说,运动调查显示的心肌缺氧程度越不正常,预后亦越差。举例来说,如果一个冠心病患者运动时血压下降,通常显示有严重的冠状动脉阻塞;至于 24 小时心电图检查显示患有恶性心律不齐的冠心病患者,亦有猝死的危险。心导管检查有助医生评估患者是否需要接受血管手术,例如冠状动脉搭桥手术或经皮冠状动脉介入治疗,这类手术可以增加冠心病患者的生存率。此外,某些药物包括阿司匹林、β-受体阻滞剂等,以及戒烟,也有助降低冠心病患者因心脏病并发猝死的概率。

● **怎样降低因其他心脏病而导致的猝死危险?**

严重原发性肥厚型心肌病、主动脉心瓣狭窄或心力衰竭患者,不应进行剧烈运动;严重心脏瓣膜狭窄患者需接受心脏手术;心跳病态过慢者并伴有眩晕症状,须考虑接受人工心脏起搏器(artificial pacemaker);患有恶性室性心动过速者,则须服用某些药物来抑制不正常的心律,部分患者更需要接受 ICD 植入手术,此仪器可以帮助纠正恶性心动过速,并预防猝死。

● **如患者有猝死的危险因素,其家人应该怎么办?**

心因性猝死的主要原因是心跳停顿,如果心脏不能有效地泵血,全身的器官组织便会出现缺氧。脑部对于缺氧特别敏感,而脑部又是控制呼吸的总指挥部。因此,如果脑部缺氧,呼吸亦会停顿,这时必须向患者施行紧急的心肺复苏法(cardiopulmonary resuscitation,CPR)治疗。患者越早接受心肺复苏法治疗,存活的概率亦越高。

如果患者有猝死的风险,其家属应学习心肺复苏法。当患者晕倒而没有脉搏或呼吸时,应立刻施行心肺复苏法,维持患者脑部的血液供应,降低对脑部的损害,从而增加患者的生存概率(图44)。

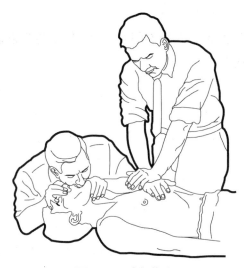

图44　心肺复苏法

内置心脏除颤器

请参阅第 9 章《心律问题》有关《内置心脏除颤器》一文(第 173 页)。

咳嗽式心肺复苏法，应否使用？

美国心脏协会表示并不赞同咳嗽式心肺复苏法，在其教材 *Basic Life Support for Healthcare Providers* 中，并没有将之列为核心课程。咳嗽式心肺复苏法的根据是，若一个清醒、有反应的人突然出现心律不齐时，强而有力的咳嗽有可能短暂地维持脑部血流，以保持神志清醒，直至心律不齐的情况消失或得到治疗。有传闻认为，当患者强而有力地咳嗽时，肺部会因压力增加而维持血流。

● **为何咳嗽式心肺复苏法不列入心肺复苏法的训练课程**？

咳嗽式心肺复苏法不应该列入心肺复苏法中作为常规课程，因为这样会与传统的心肺复苏法混淆。实际上，一般救援者学习的传统心肺复苏课程，均是应用于昏迷患者，而昏迷患者并不可能做到咳嗽式心肺复苏法。

● **在什么情况下，适合做咳嗽式心肺复苏法**？

患者如果是身处医院而有短暂的心律过缓，这时候以咳嗽形式维持血流是有用的，尤其是进行心导管检查时。患者有可能会突然出现心动过缓（注射造影剂的不良反应之一），如果仍未失去知觉，医生会指导患者大力、重复地咳嗽，以帮助患者维持清醒，直至心动过缓的情况消失。因此，咳嗽式心肺复苏法只会在医院、有医护人员监测时才适用。

● **美国心脏协会有何建议**？

患者如果能够意识到心脏病发作、心律不齐的早期症状，最好的方法是立刻致电紧急救援。如果患者正驾驶汽车，并出现严重胸痛或不适，便要将汽车停在路边，找其他人协助及致电紧急救援电话求救。

中国香港地区的紧急救援电话号码是"999"；中国内地的医疗急救电话号码是"120"。

　　笔者相信,如果心肌梗死患者没有致命的心律不齐,作出重复有力的咳嗽行为,在部分情况下有可能造成更大损害。并不是每一个心脏病发作患者均会出现心律不齐或眩晕情况的,一些懂得触摸脉搏、测量心跳的人士,若能找到良好而稳定的心跳,即显示没有心律不齐,便不应尝试作咳嗽式心肺复苏。

11. 先天性心脏病

成年人先天性心脏病

● **成年人先天性心脏病（adult congenital heart disease）有何症状？**

先天性心脏病可能在出生前、刚出生后、儿童时期甚或成年时才发现，患者可能有心脏缺陷而没有任何症状。成年人中，如有症状出现，患者多主诉呼吸急促、体适能差、容易倦怠、胸痛等。

● **常见的成年人先天性心脏病有哪几种？**

房间隔缺损（atrial septal defect，ASD）、室间隔缺损（ventricular septal defect，VSD）、动脉导管未闭（patent ductus arteriosus，PDA）、主动脉狭窄（aortic coarctation）和二叶主动脉瓣（bicuspid aortic valve）。很多先天性心脏病的患儿大部分会活至成年期，详情请参阅《儿童先天性心脏病》一文（见下页）。

● **如何诊断先天性心脏病？**

先天性心脏病通常在医生听到患者的心脏杂音或心脏异常声音时才发现。医生会视乎所听到的心脏杂音，再为患者做进一步检查：
- 心脏超声波扫描或食管心脏超声波扫描（后者准确率比前者高，但过程较复杂）；
- 心导管；

- 胸肺 X 线;
- 心电图;
- 心脏磁共振扫描。

● **成年人的先天性心脏病如何治疗**?

治疗视乎病情的严重性而定。部分轻微的先天性心脏缺陷并不需要治疗,例如一个细微的房间隔缺损并不需要进行任何手术,但尺寸大的房间隔缺损、室间隔缺损或动脉导管未闭,需要进行修补手术。详情请参阅《心漏症:房间隔缺损、室间隔缺损》(第 196 页)及《动脉导管未闭》(第 199 页)。

治疗方法包括药物或手术。大部分先天性心脏病的成年患者应该由心脏科医生跟进,个别患者(视乎缺陷种类)终生需要在进行口腔科手术或其他外科手术前服用抗生素,预防出现心内膜炎(endocarditis)。

儿童先天性心脏病

撰文:梁平医生(儿科专科医生、香港大学医学博士、英国伦敦皇家内科医学院荣授院士、英国皇家儿科医学院荣授院士、美国心脏科学院院士、香港大学李嘉诚医学院儿童及青少年科学系名誉临床教授)、罗鹰瑞医生

● **什么是先天性心脏病**(congenital heart disease)?

先天性心脏病是在胎儿发育时期,心脏结构的发展出现问题而产生的心脏畸形。因此,先天性心脏病可能在出生前、出生后、儿童成长甚或成年时才发现。后两者的情况,因为心脏结构的畸形比较简单,初期心脏血液循环没有受到很大影响,所以症状轻微及不易被察觉,到成长后期才发现心脏受到影响。

● 常见的儿童先天性心脏病（pediatric congenital heart disease）有哪几种？

儿童先天性心脏病大概可以分为两类：发绀性（cyanotic）及非发绀性（non-cyanotic），以后者较多。

正常的血液循环中，身体缺氧血经上、下腔静脉回流至右心房，顺流入右心室，再泵到肺部氧化，然后流回左心房，到左心室，再把携氧血输送到各重要器官。

如果右心室输送到肺部的血液没有受到阻碍，那么一般就没有缺氧的机会，所以患者没有发绀的问题出现；但当右心流出道有所阻碍，例如肺血管严重狭窄，那么患者便会出现明显发绀性的症状。

非发绀性的心脏病，常见的一般俗称为"心漏病"：房间隔缺损（ASD）、室间隔缺损（VSD）、动脉导管未闭（PDA）。另外还有左心室流入道及流出道的阻塞，流入道阻塞如二尖瓣狭窄，以及流出道阻塞如主动脉狭窄和二叶主动脉瓣。

发绀性的心脏病比较复杂，常见的病症包括法洛四联症（tetralogy of Fallot）、严重的肺动脉瓣狭窄（severe pulmonary stenosis）、单心室（single ventricle）及大血管转位（transposition of great vessels）等。

● 初生婴儿和儿童患先天性心脏病，可能有哪些症状？

- 发绀（皮肤转为紫蓝色）；
- 呼吸急促和喂食欠佳；
- 体重难以增长；
- 复发性肺部感染；
- 体适能差。

症状要视乎哪一种先天性心脏缺陷而定，严重程度也会因缺陷类型而异。

● 如何诊断先天性心脏病？

一般而言，先天性心脏病可能是在医生听到患儿的心脏有杂音或异常声音时才发现，但也可能是因为患儿有呼吸或发绀的症状，促使医

生为患者做进一步检查:

- 胸肺 X 线
- 检查肺部的血液输送,和心脏是否扩大
- 心电图
- 检查心房心室有没有扩大,心跳规律有没有异常
- 心脏超声波
- 检查心房心室或主/肺动脉有没有结构性的转变,也可评估心室的功能
- 食管心脏超声波
- 从另外一个角度(后面)评估心房、心室或主/肺动脉的结构和功能,能够增加超声波诊断的准确性
- 心导管检查
- 一般而言,这是诊断先天性心脏病最标准的检查,也可以加入介入性心导管治疗
- 磁共振扫描
- 没有心导管的创伤性,但对于评估左右心室的功能及肺动脉的结构都有很大帮助

● 如何纠正先天性心脏缺损? 先天性心脏病可否根治?

一般而言,当患儿的血液循环受到影响,不能应付日常活动,包括正常运动,又或者患者有心脏衰竭的症状,那么便需要药物或介入治疗。如果情况允许,一般会先选择导管介入治疗(如房间隔缺损或动脉导管未闭),其他的治疗方式多选择开胸手术。

复杂先天性心脏缺损的临床情况很严重,甚至在初生婴儿时期已可致命(如大血管转位或单心室),这就需要在出生后不久做紧急开胸心脏手术。有很多复杂性的心脏缺损,更需要患者做定时的检测和介入性治疗。即使做了开胸手术治疗,患者亦需做定期检查,探测有没有后遗症或心室功能异常,这很难算得上是根治。

相反,单心房、心室或动脉导管未闭,做了介入治疗,可以完全没有后遗症,一般算得上根治。

● 儿童的心脏缺损会否在长大后消失? 又或长大后才显露出来?

有部分患儿长大后,先天性的心脏缺损会自动消失。例如患有房间隔缺损或室间隔缺损的儿童,如果缺损的面积细小,在出生后数年,缺损可能会变得不明显,甚至自动消失。根据文献记载,一半室间隔缺

损的患儿,缺损的部位在 5 岁以前会自然关闭,不药而愈。不过,若心脏缺损的洞很大,又或者有异常的心室或其他血管连接的问题,即使长大后缺损亦不会消失。

虽然先天性心脏缺损在婴儿出生时已存在,但部分因为没有明显的心脏杂音和症状,而在常规体检中未能够检测到。例如儿童或青少年很少会患有高血压,但假若发现这个情况,医生有可能在检查中发现患儿心脏主动脉有显著狭窄,但此病在儿童出生时其实已存在,只是一直未曾发现。同样地,较为严重的心脏瓣膜狭窄亦可能在儿童长大后才开始出现症状,或可以因医生在患者其他疾病诊断时听到心脏杂音才发现。

● **什么因素决定儿童何时可动手术,治疗先天性的心脏缺损?**

如果血液的运行因为心脏的先天性缺损而明显影响输送携氧血液到各重要器官,例如血液含氧量(oxygen saturation)<80% ,那么就应该尽快做介入治疗。又如果有心脏衰竭的现象,影响儿童的呼吸,导致吞咽食物(如饮牛奶)困难,这也是决定动手术的时间。另外,如果肺动脉压力增高,儿童就算没有明显症状,但因为肺动脉高血压会破坏肺部的血管,这也是急于动手术的重要考虑条件。

如果延迟手术会致命,或严重损害心脏或其他器官的话,即使是新生婴儿也需要做手术纠正。手术由儿童心脏科医生详细评估其介入手术的需要及风险。

● **如果先天性心脏缺损未有适当纠正,长远会有何后果?**

这要视乎缺损的性质及严重程度而定。当血液循环系统受到阻碍,心脏功能会逐渐衰竭,引致血液中氧分逐渐减少,如病重者会出现发绀性(cyanosis)的症状。严重的缺氧,更会急速导致死亡。如果缺氧程度不太严重,但患儿的活动量仍会因此而减少,身体发育也会显著受到影响。再者,长时间的血液循环受阻,肺动脉血压会增加,呈现肺动脉高血压(pulmonary hypertension),损坏肺动脉的微血管。如出现此并发症,可以成功修补缺损的机会便会降到很低。因此,最重要是家长切勿在不了解情况下延迟做手术,以免对肺部和心脏造成不可逆转的损害。

● **一般比较严重的先天性心脏病,有什么纠正方法?**

　　一般比较严重的先天性心脏病,导致血液循环障碍,引起上述提及的症状,患儿便需要介入治疗,例如介入性导管或开胸心脏手术。介入性导管应用于单一心漏病,如房间隔缺损或动脉导管未闭。其他比较严重的先天性心脏病,大部分需要动开胸心脏手术。

● **手术后,患儿情况会怎样? 术后的护理需要注意什么?**

　　在开胸手术后,患儿需要在重症监护室留院观察,由专业医护人员照料。一般情况,患儿可能暂时性插有呼吸气管(intubation),需要用呼吸器帮助氧化血液,还有静脉注射的导管及动脉监测血压的导管等。随着儿童的身体逐渐康复,这些监测的导管亦会逐渐撤去。

　　开胸手术后的初期监测及护理,务求患儿有稳定的血液循环,而严重的先天性缺损,需要定时做心脏超声波检查,监测手术部位的心脏结构是否恢复正常。

　　患儿在康复阶段,重要的护理是避免让其再受到任何感染,尤其是肺部、泌尿道或伤口感染。

　　一般开胸手术后,约1周便可出院,严重的则需要较长时间。出院后大约2周内,因为包围心脏周围的薄膜(pericardial sac),经过动手术后会受到损伤,有可能出现心包积液(pericardial effusion),造成心脏填塞(cardiac tamponade),导致急性心力衰竭,增加术后死亡率。所以医生要做定期的超声波检查,监测心脏有没有出现心包渗液的现象。

　　有很多比较复杂的先天性心脏病,即使在手术后,都需要由儿童、心脏科医生定期跟进,长大成人后也需要熟悉先天性心脏病的心脏科医生跟进。此外,亦要定期做心脏功能检查,包括心电图、胸肺X线和心脏超声波扫描。对于某些患有非常复杂的先天性心脏缺损的患者,若要接受深入评估或治疗,绝大部分需要进行心导管检查。

● **患儿在手术后是否需要服用心脏病药物?**

　　一般情况下,简单的间隔缺陷在成功修补后,如果心脏血液循环没有残余障碍或残余分流(residual shunt),那么患儿就不再需要服用任何药物。但有些情况,心脏收缩功能于手术后未能完全康复,就可能要处方加强心脏收缩功能的药物如地高辛(digoxin),或并用扩张或松弛动脉血管药物,以帮助血液循环[如雷米普利(ramipril)、依那普利(enalapril)或赖诺普利(lisinopril)]。如果还有明显的残余分流,那么患儿可能需要服用利尿剂[如呋塞米(furosemide)],以减少肺血管充血。有时术后出现心律不齐,便需服用抗心律不齐药。

如属简单的缺损,术后一般不需要服用药物。但如果儿童在手术后6～12周进行口腔科治疗程序或其他介入程序,便需服用抗生素以防感染。

● **经治疗后,先天性心脏病儿童的预后情况如何?**

大多数患先天性心脏病的儿童,于手术后都可以过着健康并保持活跃的生活。若经心脏科医生评估,患儿的血液循环系统没有障碍,家长应鼓励患儿做适量的规律性有氧运动,不需要因为做过心脏手术,便限制运动,妨碍其信心及身心健康发展。但基于先天缺陷的范围很广,就个别病例而言,特别是复杂的个案,家长应与患儿的心脏科医生商讨,定期做临床健康监测,有需要时才做进一步的检查,例如胸肺X线、心电图、心脏超声波扫描等。就算心脏血液循环未能完全恢复正常,与心脏科医生商讨后,家长还需鼓励患儿做适量的运动,使其发展接近同龄的小朋友,不会受到排斥。

● **如何预防心内膜炎?**

部分患先天性心脏病的人,即使心脏已经修补或已进行手术更换,仍然比较容易患心内膜炎。尤其是一些高危先天性心脏病患者,包括发绀型先天性心脏病(cyanotic congenital heart disease),或其他复杂结构和某些修补手术后的个案。

高危先天性心脏病患者在接受任何可导致流血的手术前,应先服用抗生素,例如洗牙、拔牙、进行高危的侵入性测试和手术治疗,因高危程序亦有可能引起菌血症(bacteremia)。如出现感染症状,包括喉咙痛、身体疼痛、发热等,应立刻看医生并告知患有先天性心脏病。如有口腔科问题,亦需看牙医及告知患有先天性心脏病。此类患者对牙齿和牙龈的护理要特别小心,以防感染。但不是所有先天性心脏病在术前都需要处方抗生素,此新指南由美国心脏学会及欧洲心脏学会于2007—2008年公布。其实大部分先天性心脏缺损都不属于高危种类,包括常见的房室间隔缺损等。详细情况应与主诊医生讨论。

常见的先天性心脏病

心漏症:房间隔缺损、室间隔缺损

● **什么是心漏症?**

心漏症是指心房或心室的间隔有缺陷,形成一个漏洞,这均属常见先天性心脏病之一(图45)。

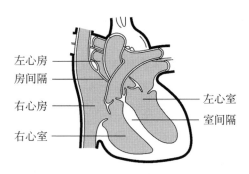

左心房
房间隔
右心房
右心室
左心室
室间隔

A. 正常心脏结构

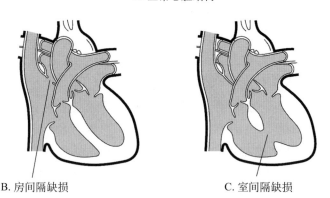

B. 房间隔缺损

C. 室间隔缺损

图45　心房与心室间隔的缺损(心漏症)

● 什么是房间隔缺损(atrial septal defect)？

　　房间隔缺损是左右心房之间遗留孔隙,令血液循环异常,在心脏舒张时,血液会从左心房经缺损孔隙流至右心房,大量血液便由右心流向肺部,长期过量的血液充满肺血管,久而久之,肺血管便会出现病变及硬化,最终导致肺动脉高血压。如果有这样的并发症,便有可能不适宜做根治的闭合手术。房间隔缺损患者多为女性,在先天性心脏病中占25%。患者在初期一般不会有症状出现,所以不容易被诊断。通常是在例行的肺部X线检查时,患者的心脏形状可能出现异常扩大,或者是医生在临床诊断时,察觉到心脏有杂声,令医生怀疑有此缺陷。部分患者在年轻或中年时才发现患有此病,但也有些患者在年长时才发现。越迟发现,出现并发症的概率就越高,如心脏肥大或肺动脉高血压,这类患者的预后情况较差。如果由左心房流到右心房的血量不算多,心脏大小仍能保持正常,这类患者通常预后情况良好。

● 怎样治疗房间隔缺损？

　　因为患者在初期一般不会出现症状,所以如果开始有症状,例如心脏扩大或经常有肺炎,那么患儿就应该考虑做开胸修补手术,≥4岁者应该有很满意的结果,成功率接近100%。现今科技进步,可以用微创介入性导管进行。手术中导管经患者腹股沟放入心脏,将伞形闭合器(Amplatzer occluder)堵塞心房缺损的孔隙(图46)。这技术适用于≥4

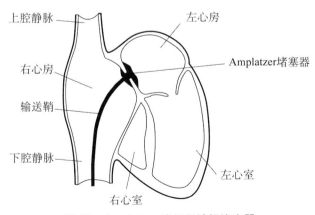

图 46　Amplatzer 房间隔缺损堵塞器

岁的儿童,最理想的是较为偏中的房间隔缺损,而周边最好有≥5 mm
的心房纤维承托。伞形闭合器也适用于成年患者,最重要的是肺动脉
压力不能够太高。该手术不论在儿童或成人均有良好效果。术后患者
可重过正常的生活。而没有接受治疗的房间隔缺损者,一般在五六十
岁前会因心力衰竭而死亡。

● **什么是室间隔缺损(ventricular septal defect)?**

室间隔缺损是先天性心脏病中最普遍的一种,>20%的先天性心
脏病患者属此类。心室是两个心脏的主要泵房,若心室之间出现缺口,
令大量血液由左心室经漏洞流向右心室,然后流向肺部,使心脏工作量
加重,而心脏长期负荷沉重,最终可导致肺动脉高血压及充血性心力衰
竭。肺动脉压变得严重时,未氧化的血液最终可由右心室经过缺陷洞
口而流向左心室,导致身体组织因没有适当的氧气而发绀。

● **怎样治疗室间隔缺损?**

接近一半的细小室间隔缺损患者,在初生数月到5岁之间,缺口会
自行愈合。以初生正常体重的婴儿为标准,1~3 mm的缺口为细小的
室间隔缺损,通常没有症状,也不需进行手术治疗,就算成长后缺口没
有自行关闭,血液循环也不会影响正常的活动量,唯独需要保持口腔牙
齿健康,避免因为口腔感染而导致心内膜炎。父母也应鼓励患儿跟其
他正常小朋友一样参与不同的竞技运动,切忌为患儿作任何限制。

若患儿的室间隔缺损大小为中度的话,以初生正常体重的婴儿为
标准,4~6 mm的缺口为中度室间隔缺损,在初生阶段可能出现心力衰
竭的严重问题。但只要肺动脉的压力不算太高,可以先用药物控制心
力衰竭;若不成功,则在1岁前以手术关闭缺口,手术成功后可以过正
常的生活。

以初生正常体重的婴儿为标准,若室间隔缺损的孔隙≥7 mm,血液
循环会引起严重的心力衰竭问题,导致肺动脉高压,此时应尽快为患儿做
开胸手术关闭缺损,一般建议在3~4个月内动手术,成功率>98%。

成年人如被诊断出患有室间隔缺损,应找成人心脏科医生诊治,患
儿则应向儿童心脏科医生求诊。心脏科医生会决定矫正的程序,并向

患者解释不同治疗方法的优点和缺点。导管型修补手术暂时处于研究
及试验阶段。绝大部分患者需要接受开胸手术,其死亡率<2%。

● **心漏症的预后情况怎样?**

预后情况视乎缺陷的大小而定。缺口越大,问题便越多,需要进行
修补的概率便越高。上文曾经提及,并非所有室间隔缺损患者均有并
发症,但出现并发症后,如心脏扩大或肺动脉高压,预后情况大多较差,
尤其是肺动脉已明显有高压的状况。一般而言,所有室间隔缺损患者
术后都需要定期随访,尤其要关注主动脉瓣有没有倒流。这并发症可
能要经历长期的复查才会发现,就算不需要接受手术的细微缺陷,也需
要长期随访。而房间隔缺损及动脉导管未闭的心漏症,如果术前没有
明显的肺动脉高压,大部分患者术后很少出现并发症。

动脉导管未闭

● **什么是动脉导管未闭(patent ductus arteriosus)?**

动脉导管未闭是两条主要血管(主动脉和肺动脉)之间出现一条异
常的交流管道(图47)。胎儿在子宫中孕育时,主动脉和肺动脉的交流
是正常和必须的,但当新生婴儿出生后,心脏会适应子宫外的环境,逐
渐在出生后 2~3 天内关闭这一条交流管道;而早产婴儿则常会在出生
后数周才自动关闭;足月婴儿则很少出现这情况。

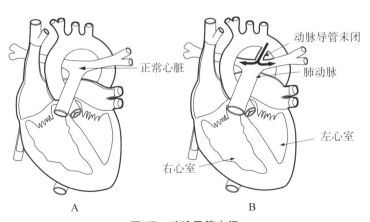

图47　动脉导管未闭

早产婴儿因为肺部发展不健全,加上动脉导管未能及时关闭,很多时要长期靠呼吸机来帮助氧化。在此情况下,静脉注射吲哚美辛(indomethacin)(有时候可用口服药)可以帮助关掉这未闭的导管。而过分早产的婴儿(30周前出生)要经手术结扎,才能关闭这动脉导管,减少血液冲击肺部,帮助早产婴儿脱离对呼吸机的依赖。

● 如何诊断动脉导管未闭?

一般而言,与动脉导管未闭有关的心脏杂音很容易用听诊器诊断,一般可以听到典型、连续性的杂音,通过心脏超声波扫描便可确诊。

● 若动脉导管未闭首先在足月的婴儿或儿童及成人才发现,他们有何症状? 如何治疗这未关闭的导管?

细小未关闭的导管,血流量流至肺部不多,不会引起症状,医生可能在定期检查中意外发现心脏有杂声。若未关闭的动脉导管较大,则血量流至肺部亦相继增加,婴儿会因此而呼吸急促,影响食量,亦会较难增加体重,并容易发生肺炎。较年长儿童如有导管未闭,可能不会如其他同龄儿童般活跃,因他们容易疲倦和常会出现肺部感染问题。长远的并发症包括心力衰竭和感染性心内膜炎,这些并发症会增加死亡率。若动脉导管未闭到成年时才发现,则容易产生肺动脉高压。

首次成功以手术结扎动脉导管未闭的个案出现在1939年,并迅速成为造福很多同类患者的手术。随后的75年经验中,该技术并没有太大改变。幸运成功修补后的动脉导管,不会再影响儿童的成长和发展,亦鲜有导致长远问题。

现时动脉导管未闭大部分可以用介入性导管治疗,放进导管堵塞器(ductal occluder)有很高的成功率,但仍然有一定风险,如堵塞器移离指定的植入位置而流入主动脉,便会阻碍下游动脉血流。

法洛四联症

● 什么是法洛四联症(tetralogy of Fallot)?

法洛四联症是属于发绀性先天性心脏病中最常见的一种(图48),

心脏同时出现 4 种畸形,以致未能提供足够氧化的血液供应全身。4 种心脏结构缺陷最重要的是:室间隔缺损、右心室流出阻塞(right ventricular outflow tract obstruction),还有主动脉根部骑跨室间隔(overriding aorta)及右心室肥大(right ventricular hypertrophy)。

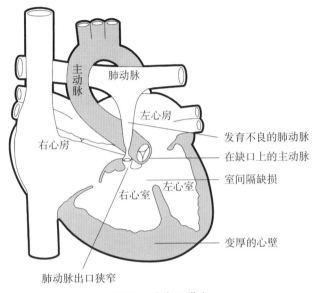

主动脉
肺动脉
左心房
右心房
发育不良的肺动脉
在缺口上的主动脉
室间隔缺损
左心室
右心室
变厚的心壁
肺动脉出口狭窄

图 48　法洛四联症

● 法洛四联症的成因如何?

很多此类先天性心脏缺陷的成因不明。患有唐氏综合征(Down syndrome)的儿童出现法洛四联症的概率较大;而产前的因素,如母体在怀孕时感染德国麻疹或其他病毒性疾病、产前缺乏营养、母亲酗酒、孕妇年龄 >40 岁和患有糖尿病等,均有较高概率诞下法洛四联症的婴儿。

法洛四联症可归类为发绀心脏缺陷。所谓"发绀"(cyanosis)是指一些没带足够氧分的血液进入身体的循环系统,令肺部血液循环减少,患者的皮肤因而呈现紫蓝色,呼吸亦因缺氧而短促。初生婴儿最初并未有显示发绀的症状,但其后可能会在哭闹和喂哺时才出现间歇性发绀。约 10 万名初生婴儿中,便有 50 名婴儿患法洛四联症,这是初生婴儿最常见的先天性发绀性心脏疾病。

● 法洛四联症患者有何症状？

典型的病例是在初生婴儿时并没有显著症状，医生在体检时发觉患儿心脏有杂声；又或初期右心室流出道阻塞不太严重，血液循环就好像单一室间隔缺陷一样，血液经间隔缺损流入肺部，导致初生婴儿喂食困难，体重难以增加，成长和发育较慢。当患儿成长到 1~2 岁时，右心室流出道阻塞发展比较明显，流入肺部的血液减少，皮肤因此呈现紫蓝色，在患儿不安时特别明显，手指出现杵状膨大（clubbing）（图49）；当运动时，容易引发呼吸短促情况，患儿劳累后比较喜欢蹲下，这姿势可让其缓和呼吸急促的不适。有一部分患儿右心室流出道的肌肉突然抽搐，血液流入肺部相应大量减少，患儿会严重缺氧以致昏迷，需要紧急处理。

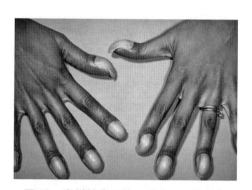

图49 发绀性先天性心脏病——杵状指

● 如何确诊法洛四联症？

一般在体检时，可听到婴儿心脏有杂音，而心电图显示右心室肥大。典型的个案是，肺部 X 线显示心脏面积细小，而右心室肥大使心影变成"靴状"。心脏超声波检查及心导管检查都可以非常准确地诊断此症，但心导管检查有时可引发右心室流出道肌肉抽搐，婴儿会出现严重缺氧的并发症。近年，有些心脏中心仅以心脏超声波检查作修补手术前的确诊办法。

● **如何治疗法洛四联症？**

　　法洛四联症患者要接受全面性的完整修补手术。如患儿在手术前有心力衰竭，可能需要先接受地高辛（digoxin）和利尿剂治疗，以缓和心肺充血情况。患儿通常在 1～2 岁便需进行手术以修补室间隔缺损，如右心室流出道的阻塞情况较为严重，手术需要提早进行。亦有时会做一个初步搭桥手术（Blalock-Thomas-Taussig shunt）增加肺部血流，之后才做全面矫正手术。矫正手术主要是扩大狭窄的肺动脉瓣和修补室间隔缺损。

　　现在初生婴儿在出生后第一年便可进行完整修补手术。初生婴儿进行手术的死亡率为 0%～3%。手术后 1 年生存率为 94%，5 年生存率为 92%。一部分接受完整修补手术的初生婴儿，亦可能需要第二次手术。患者如果年幼时没有接受手术，长大后也必须进行手术，但危险性较高。成功接受手术修补的法洛四联症女性，日后亦可以正常怀孕。

● **患法洛四联症儿童的家长应如何照顾子女？**

　　家长在最初知道子女患此病时，很多不愿意相信，要经历一段哀伤期才能继续照顾患儿。家长其实可以帮助患儿减少症状出现的概率，如患儿因室间隔缺损引发肺部充血，呼吸急促，家长应慢慢地喂哺患儿进食，每餐进食分量较少，而进食次数增加。若右心室流出道阻塞较严重，家长应让儿童保持安静，减少其不安感，从而减少儿童哭喊概率。当儿童皮肤出现紫蓝色时，应将其侧抱，让其保持膝部贴近胸膛的姿势，使体内血液得以流向肺部动脉。如果右心室流出道肌肉抽搐，患儿严重缺氧而休克，家长应立刻带患儿到医院，接受氧气治疗。

● **法洛四联症的预后如何？**

　　如果没有进行修补手术治疗，患儿大多在 20 岁左右或之前死亡。其实大部分个案可以用手术纠正，术后的预后情况通常是良好的，有部分患者在术后会出现残留的右心室流出道阻塞，可能需要额外的手术以消除阻塞。有少数患者术后会出现心律不齐，更有一些患者术后肺动脉瓣关闭不全，需要更换肺动脉瓣。手术后长期随访发现，有 1%～

5%的患者在其后可能存在猝死的风险。

主动脉狭窄

● 什么是先天主动脉狭窄(aortic coarctation)?

主动脉是指传送携氧血液到身体各部分的大血管,通常狭窄的位置是在升主动脉和降主动脉连接之间的一个部位,也是跟动脉导管(ductus arteriosus)相连的位置(图50)。一般而言,当动脉导管关闭时,关闭导管的纤维伸展到附近的主动脉,造成主动脉狭窄,心脏泵血时便更费劲,迫使血液通过狭窄的主动脉部分。

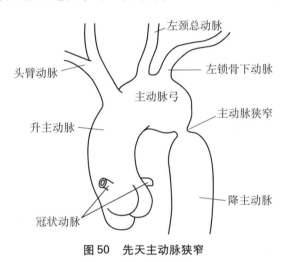

图50   先天主动脉狭窄

● 先天主动脉狭窄有何症状?

症状视乎病情的严重程度而定。严重主动脉狭窄患者,通常在童年已有症状出现,而病情轻微的患者则可能到成年之前也没有明显症状。婴儿若患有严重主动脉狭窄,通常在出生后数天便会出现症状,包括突然面色苍白、呼吸困难、休克、心力衰竭,甚至死亡。较年长的儿童和成年人,一般没有任何症状,因其病情通常比较轻微。如果出现症状,常见的是运动时呼吸困难、头痛、虚弱。并发症包括高血压、脑卒中、大脑动脉瘤和心力衰竭。

● **先天主动脉狭窄的成因为何?**

主动脉狭窄一般是先天性的问题,上文曾经提及,占所有先天性心脏病的4%~6%。主动脉狭窄可以独立发生,或与其他先天性心脏病一同出现,如室间隔缺损、二叶主动脉瓣、动脉导管未闭。主动脉狭窄也可以由大动脉炎(Takayasu's arteritis)导致,但这个情况属于后天疾病,较为罕见。

● **如何诊断先天主动脉狭窄?**

患者会有高血压,而且从右手臂测量的血压比左手臂高,上肢的血压比下肢高。心脏超声波扫描通常是首选诊断方法,计算机断层扫描或磁共振血管造影均可帮助确诊。

● **如何治疗先天主动脉狭窄?**

主动脉狭窄的程度可以从轻微至严重,通常需要接受治疗,现时亦有数种修补狭窄的治疗选择。虽然治疗主动脉狭窄通常很成功,但术后从婴儿期以至成年期仍需要跟进。

治疗主动脉狭窄的选择,视乎患者的年龄和狭窄的程度而定。而在治疗主动脉狭窄时,亦可能同时修补其他心脏缺损,通常包括开胸手术修补室间隔缺损或结扎未关闭的动脉导管。

● **开胸手术治疗**

开胸手术修补主动脉狭窄有几种,医生会与患者商讨哪种方式较适合。最常用的方法是将狭窄的地方剪去,然后将两边血管的末端连接在一起。手术很安全,而患者因手术致死很罕见。术后患者的血压应该会降低,但某些患者在术后初期血压反而升高,需要用药物控制,而这种反应在球囊血管成形术中则较少见。手术后的主要并发症是主动脉再度狭窄,这种情况会在5%~10%的患者中出现。

● **经皮球囊血管成形术(balloon angioplasty)**

经皮球囊血管成形术是治疗主动脉狭窄的另外一个选择,主要用于治疗开胸手术后再度狭窄的情况,但在未接受任何治疗前的主动脉狭窄个案,其益处则成疑。在治疗程序中,会放入一个未扩张的球囊到主动脉狭窄的部位,当球囊充胀后,主动脉会随着扩大,血液便容易通过。有些个案会将金属支架植入球囊扩张的部位,以保持主动脉畅通。研究显示,初步成功率为80%~90%。并发症包括术后动脉瘤及死亡。不过,球囊血管成形术并不适合6个月以下的初生婴儿,因为其术后狭窄复发率很高。

● 药物治疗

药物并不能修补主动脉狭窄的部分,但可用于手术后控制血压。虽然修补主动脉狭窄可改善血压,很多患者在手术成功后仍需要服药,以维持血压正常。

● 先天主动脉狭窄的预后情况如何?

主动脉狭窄最常见的长远并发症是高血压。虽然修补主动脉狭窄后,血压通常会降低,但仍可能维持高于正常的水平。有些个案,手术修补后的主动脉可能会再度狭窄,需要再做手术或用球囊扩张术,更有一些手术后修补的主动脉部分可能变得虚弱,甚至形成主动脉瘤(aortic aneurysm),有撕裂的危险。因此,主动脉狭窄患者就算术后健康良好,都应该定期复诊,留意有没有术后的并发症。

大血管转位

● 什么是大血管转位(transposition of the great vessels)?

大血管转位是严重发绀性先天心脏缺陷。主要是两条由心脏输出的大血管位置逆转,缺氧的血液由右心室输向主动脉(正常应该输向肺动脉以进行氧化),而带氧的血液由肺部经左心室输向肺动脉,而没有输送到身体各个器官,改变了正常的血液循环关系,使血液氧化过程出现异常。如果没有立即在短时间内进行适当的治疗,患儿会面临严重的缺氧并导致死亡。

- **患大血管转位有何症状？**

大血管转位的症状包括：患儿会因严重缺氧而出生后不久皮肤发绀、呼吸急促、食欲不振、无法正常地成长和增加体重，导致患儿出生后数小时或数天后发生心力衰竭、死亡。

- **患大血管转位的危险因素有哪些？**

虽然大血管转位的确切病因不明，但有几个因素可能增加患病风险，其中包括：在怀孕期间母亲有德国麻疹、营养不良及酗酒，年龄较大的母亲（ >40 岁），母亲的糖尿病缺乏控制，或患有唐氏综合征患者，这些因素都会增加患大血管转位的风险。

- **如何诊断大血管转位？**

最准确的测试是心脏超声波扫描，观察主动脉和肺动脉的相对位置，确诊两条血管异位。超声波扫描还可以识别相关的心脏缺损，如心房或心室间隔缺损及动脉导管未闭。

肺部 X 线有时可以观察到典型的心影，像平躺的鸡蛋型（ egg on the side）。心电图亦能显示右心室肥大。

- **如何医治大血管转位？**

很多儿童心脏中心在患儿心脏超声波确诊以后，会同一时段做介入性导管治疗，将球囊导管从下肢静脉血管经卵圆孔（ foramen ovale）从右心房引伸入左心房，将卵圆孔扩大成手术造成的房间隔缺损，让携氧的血液由左心房流入右心房，然后经右心室输送到主动脉，氧化各个器官，短暂缓冲缺氧的程度。通常在 1 周内，婴儿便进行矫正大动脉移位的手术。整个手术过程中，最重要的是将冠状动脉从原本主动脉的位置转移到新主动脉的位置，而不会影响血液输送到心肌。

- **大血管转位的预后如何？**

大部分经手术矫正的生还者，都可以做近乎正常儿童的活动，不会有特别的限制。术后患儿常见的并发症包括心瓣关闭不全和血管接驳位狭窄,也有少数患儿有心律失常、冠状动脉狭窄等。所以,术后生还者都要定期进行心脏检查。

二叶主动脉瓣

二叶主动脉瓣亦属先天性心脏病,详情请参阅第 7 章《心脏瓣膜疾病》之相关章节(第 109 页)。

丰唐手术

● 什么是丰唐手术(Fontan procedure)?

丰唐手术用于治疗复杂的先天性心脏病。正常的血液循环,要靠两个产生动力的泵,即左右心室,输送血液到全身。右心室先泵血到肺部进行气体交换,然后左心室把携氧的血输送到各器官。复杂的先天性心脏缺陷有很多不同的类型,其中有心室发育不健全的(即不能作为动力的泵),如三尖瓣闭锁(tricuspid atresia)、肺动脉瓣闭锁(pulmonic atresia)、单心室(single ventricle)、左心发育不全(hypoplastic left heart syndrome)、右心发育不全(hypoplastic right heart syndrome)等。

1968 年,法国波尔多儿童心脏外科丰唐医生(Dr. Francois Marie Fontan)为一个三尖瓣闭锁的患儿进行修复手术(现被称为丰唐手术)。

因为三尖瓣闭锁,右心室发育不健全,缺氧的血液从上下腔静脉流入右心房,经卵圆孔(foramen ovale)到左心房室,然后把缺氧血供应全身。丰唐手术将下腔静脉与右心房和左肺动脉连接,上腔静脉则连接到右肺动脉,使整个身体缺氧的血液绕过右心室,直接输入肺动脉。这样的血液循环,是靠呼吸时产生的胸腔内负压(negative intra-thoracic pressure),将血液吸进肺部进行氧化,然后流入左心房室,仅靠一个左心室将氧化的血液输送到全身各个器官。

初期选择合适的患者要非常谨慎,且定下了 10 条必守的规则。随着经验的累积,允许放宽某些限制,但最重要的还是肺动脉压不能高,肺微血管的阻力也不能提升,单心室的功能要够强,能负起整个血液循环的泵力。这个手术一般适用于 2 ~ 5 岁的儿童,年龄太小会使血管的缝合困难增加。在这一两年间的等候中,正可以为患儿的肺动脉压力作一个调校,以配合日后的血管缝合手术。

现时的丰唐手术有 3 种缝合:

- 房室胸动脉连接(atriopulmonary connection)(原技术);
- 心内全腔静脉肺动脉连接(intracardiac total cavopulmonary connection);
- 心外全腔静脉肺动脉连接(extracardiac total cavopulmonary connection)。

● 丰唐手术的并发症及预后情况如何?

手术后患儿可能会有胸腔积液,要长期胸腔引流。有学者建议让静脉流通,开小孔让其流入心房,以减轻肺动脉高压的危险。

术后的中长期变化,可能会有慢性静脉高压、蛋白丢失性胃肠病(protein-losing gastroenteropathy)、肝纤维化等。成功的个案中,患者可以正常或接近正常生长、发育和运动,但所有患者都要做定期的随访检查,确保没有并发症出现。

12. 血管病

撰文：郑永强医生（杨雪姬基金教授〔血管外科〕、香港大学李嘉诚医学院外科学系系主任、血管外科主任）、罗鹰瑞医生

主动脉瘤

● **何谓主动脉瘤（aortic aneurysm）？主动脉瘤的病因是什么？**

　　正常的动脉血管可以承受血压，原因是动脉管壁由多层肌肉和结缔组织组成，但当动脉管壁肌肉层出现病变而变得薄弱，无法承受血压，管壁薄弱的位置渐渐隆起，便会形成动脉瘤。动脉瘤通常发生于身体内最大的血管，即主动脉（aorta），故又称主动脉瘤。动脉瘤位置最常见于腹主动脉，但也可以在胸廓内。有些动脉瘤会发生在下肢，例如髂（iliac）或股（femoral）动脉。主动脉瘤的名称又视乎其位置而再分，位于胸、肺部分的主动脉瘤称为"胸主动脉瘤"（thoracic aortic aneurysm，TAA），位于腹部的主动脉瘤则称为"腹主动脉瘤"（abdominal aortic aneurysm，AAA）。

　　吸烟、慢性阻塞性肺疾病（如慢性支气管炎）及肺气肿者，患动脉瘤的概率较普通人高。家族遗传亦是导致动脉瘤的一个危险因素，如家族成员曾患动脉瘤，其他成员患此病的概率便大大提高。马凡综合征（Marfan syndrome）（第217页）及其他结缔组织病如Ehlers-Danlos综合征及Loeys-Dietz综合征患者，有动脉瘤的概率亦较普通人高出很多倍。梅毒（syphilis）导致的动脉发炎在经过几十年后，亦有可能慢慢变成动

脉瘤,但梅毒的诊断在时下极其罕见。

● 主动脉瘤的症状是什么？

　　动脉瘤除非出现破裂,否则未必出现任何症状,医生很多时候是因其他原因为患者进行检查,例如心脏超声波扫描、磁共振扫描(MRI)、X线或计算机断层扫描(CT)时,偶然检测到患者患有动脉瘤。而主动脉瘤破裂的症状视乎破裂的位置而有所不同,如腹主动脉瘤破裂,会引起严重腹、背或腰痛。主动脉瘤破裂导致大量内出血,更会令患者的血压骤降而晕倒。动脉瘤患者中,有8成会因动脉瘤破裂而死亡,其中一半患者在送至医院前已不治。

● 怎样诊断和治疗主动脉瘤？

　　诊断方法可以靠X线或超声波,而CT及MRI的准确率更高。不过,MRI需时30分钟以上,在紧急情形下或患者的状况不稳定的话,可能不是很安全及不太适合;相比之下,CT检查少于5分钟,医生可以极快作出诊断,并立即进行动脉瘤破裂修补手术,从而增加患者的存活率。CT和MRI两项检查均不需要向患者施行麻醉。

　　主动脉瘤的主要治疗方法是进行主动脉切除及修补,接着植入一条人造纤维管道代替动脉瘤损坏的部分。由于许多动脉瘤患者会同时患有其他血管病,如心血管硬化或阻塞,所以主动脉手术亦有可能会引发心脏病并发症(例如心肌梗死),有一定的危险性。医生会建议动脉瘤较细小的患者暂延手术,直至动脉瘤直径>5 cm时才手术。对于较细小的动脉瘤,处理方法是靠扫描随访,观察动脉瘤扩大的速度及大小。若扩大速度加快的话,患者便需尽快进行手术修补(图51)。

　　主动脉瘤另外的治疗方法,是利用局部麻醉,通过患者腹股沟动脉植入一个金属支架(aortic stent-graft),在主动脉瘤处以作支撑,这样患者便无须开腹手术,由于其较低的发病率和死亡率,腔内血管修复治疗(endovascular repair)已经成为治疗主动脉瘤的主要方法。然而,不是每个患者都适合(取决于动脉瘤的位置和程度,以及动脉瘤与其他主要分支血管的解剖关系),腔内修复治疗的长期耐用性暂时仍不确定,需要更多的临床资料,详细情况可向医生查询。

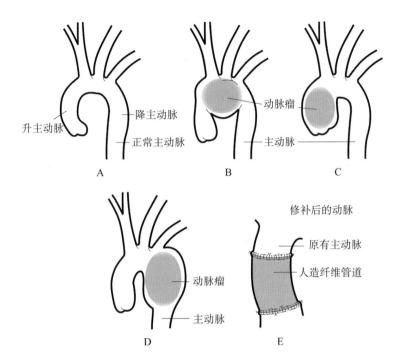

图51　胸主动脉瘤的位置(B、C、D)及修补主动脉(E)

对于胸主动脉瘤,根据西方数据,手术适应证包括:

- 出现症状,例如胸痛;
- 升主动脉瘤(ascending aortic aneurysm)直径为50～60 mm,降主动脉瘤(descending aortic aneurysm)直径为60～70 mm,高危患者的动脉瘤通常会≥70 mm;
- 直径<50 mm的动脉瘤加速生长,生长率每年>10 mm。

上述的手术适应证,主要针对非马凡综合征或其他结缔组织病的患者。

而对于腹主动脉瘤,手术适应证包括:

- 若在6个月间扩张>5 mm;
- 增大至绝对值>55 mm;
- 或有症状的,如腹痛或背痛。

腹部超声波检查可以监测细小的动脉瘤,而中型的动脉瘤(直径40～55 mm)除可观察外,亦可选择做手术。上述适应证主要应用于欧美白种人,亚洲华人的资料则不多。普遍手术的适应证可能有一点不同,见下文。

● **患有主动脉瘤的预后怎样?**

　　胸主动脉瘤:预后视乎动脉瘤的位置、直径和相关的诊断(如冠心病)。主动脉瘤直径普遍扩张速度为每年 1 ~ 10 mm 不等,而直径较大的动脉瘤扩张速度会较快,降主动脉瘤扩张的速度又较升主动脉瘤快,而关于胸主动脉瘤会否撕裂的重要决定条件是其直径(直径越大,风险越高)。

　　主动脉瘤修复手术可以降低动脉瘤撕裂引起的并发症及死亡率。但修复手术的并发症及死亡率颇高,手术并发症通常由心肺方面问题引起,也可以导致脊髓功能障碍(spinal cord dysfunction)及肾衰竭(kidney failure),后者部分严重的病例需要做换肾手术。亚洲患者体形较白种人细小,所以手术指征也相对比较低。换句话说,基于欧美调查显示,升主动脉瘤直径为 50 ~ 60 mm,就可以考虑做手术,但在亚洲人当中可能直径为 46 ~ 50 mm 便需要考虑手术。因此,手术视乎主动脉瘤的体积决定。调查显示,没有进行修复手术的胸主动脉瘤患者,5 年存活率为 20%。有一项调查 108 例患者的资料显示,胸主动脉瘤修补手术后,10 年存活率 >50%。

　　腹主动脉瘤:对大部分患者来说,腹主动脉瘤的直径 >30 mm,就称为动脉瘤。大部分没有症状的动脉瘤如直径 <50 mm,医生通常会赞成用保守治疗方式,而不会推荐做动脉瘤手术。欧美调查显示,患者有 >60 mm 的动脉瘤,其 5 年存活率只有 6%。基于欧美调查,>55 mm 的动脉瘤应该接受动脉瘤修补手术。但基于同样的理由,中国患者的手术指征相对来说应该是较低的。

主动脉夹层

● **什么是主动脉夹层(aortic dissection)? 成因为何?**

　　主动脉壁由 3 层组成:内膜(intima)、中层(media)及外膜

(adventitia)。主动脉夹层涉及主动脉壁的层与层之间裂开,而导致撕裂。主动脉有不同的部分,从心脏延伸出来的动脉称为升主动脉。在胸的顶部,主动脉的弯曲部分称为主动脉弓(aortic arch)。主动脉弓向下朝着腹部的部分则称为降主动脉。而主动脉夹层可以在主动脉的任何位置发生,但通常是在主动脉弓位置。

主动脉夹层通常是因为主动脉内壁严重受损而撕裂,夹层使血液积聚并加压于主动脉内壁的假腔(false lumen)内,严重者可能降低受影响器官的血液供应,导致一些并发症,如心肌梗死、肾损伤、肠道损伤、脑卒中等等。主动脉壁亦有机会破裂,导致大量内出血,这是有生命危险的紧急情况。

主动脉夹层是一种严重的疾病。很多升主动脉夹层或严重的降主动脉夹层患者,即使接受治疗仍无法生存。

● **主动脉夹层的症状是什么**?

主动脉夹层临床表现包括突发性、剧烈、严重和尖锐的,伴随着"撕裂"性质的胸、背或腹部痛楚。患者一般有其他伴随症状,取决于主动脉夹层的位置。如果供应脑部的血管受到影响,可能感到眩晕,说话或移动身体出现困难。如果供应心脏的血管受到影响,可能有心肌梗死的症状。如果供应手臂或腿部的血管受到影响,可能四肢或会感觉寒冷。

● **如何诊断主动脉夹层**?

胸肺 X 线不能确诊夹层,但可以显示主动脉轮廓是否比正常大。心脏超声波扫描则方便、快捷,但不能看到整个主动脉。其他影像学检查方法如 CT 或 MRI 都可以提供明确的诊断信息,显示主动脉夹层的位置,还能帮助诊断主要器官的血液供应方面有否出现流动障碍或阻塞。

● **如何治疗主动脉夹层**?

治疗取决于患者的症状及主动脉夹层位置(升或降主动脉)。升主动脉夹层(ascending aortic dissection)必须接受紧急修补主动脉夹层手术。因为此类型危及生命。如果没有立即修补,可导致心脏压塞(cardiac tamponade)而死亡。

降主动脉夹层(descending aortic dissection)则可以不同的方式处理,取决于主动脉夹层范围。如果病情不太严重,医生会处方强效止痛、降低血压或减慢心跳的药物。如果降主动脉夹层严重影响血液供应到重要器官,则需要通过外科手术干预。有以下两个主要途径:

(1)血管腔内支架植入(endovascular stent graft):医生在大腿通过股动脉,使用导管式的方法,将支架植入到动脉夹层位置。此支架由人造材料制成,一旦植入血管内,支架扩张能支撑主动脉夹层部分,减少假腔内压力,并覆盖动脉夹层位置。

(2)传统的开胸手术:医生会切开胸腔,并用人造主动脉移植物(synthetic graft)替换受损的主动脉,但很少需要开胸手术,因为大多数降主动脉夹层可以采用保守治疗。

那些没有接受降主动脉夹层修复手术的患者,仍需要终生接受治疗,通常每日都要服用降压药,避免剧烈运动;定期身体检查,以跟进主动脉夹层是否扩大或泄漏。如果病情恶化,患者最终需要接受修补手术。

周围血管病变

● 什么是周围血管病变(peripheral vascular disease)?

周围血管病变会影响腿部和手臂的动脉。如同冠状动脉疾病影响心脏血液循环一样,周围动脉狭窄会导致缺血引起缺氧症状。如果动脉因粥样硬化完全被堵塞,更可导致坏疽(gangrene)。周围血管病变可以引起脚部溃疡(ulcer)、感染和其他问题,如果患者得不到适当的治疗,最终可能需要接受截肢手术。糖尿病患者特别容易出现周围血管病变,吸烟者亦然。

● 周围血管病变有何症状?

患者在步行或运动时,大腿、小腿、臀部会出现间歇性痛楚,医学名称为间歇性跛行(intermittent claudication),休息时痛楚会自发舒缓,跟冠心病引起的心绞痛相似。这是由于运动时血管狭窄,减少了小腿肌肉灌注导致缺氧。患者的腿或脚也较容易冰冷(因血液循环减少),当提高脚时,血管狭窄点下游的肢体部分会因血液供应下降而变得苍白,脚或脚趾有麻痹或刺痛感,而脚趾血管栓塞闭塞(embolic occlusion)会令脚趾变蓝。

● 如何诊断周围血管病变?

医生会采用无创伤性的腿部动脉评估测试,以评估患者周围动脉狭窄的严重程度。医生会先用手去感受患者的脚部脉搏跳动,寻找腿部有否血液循环受损征兆,然后在患者足踝、小腿和大腿测量其血压水平,对得出的资料加以分析,便可估计动脉变窄的情况。医生可能要求患者在检查的同时做运动心电图检查,在正常速率下步行,可帮助评估周围动脉阻塞的程度,并客观分析患者出现痛楚前可行走的距离。

患者可能要接受多普勒超声波(Doppler ultrasound)检查,可让医生进一步评估阻塞的严重性。MRI亦可提供非侵入性检查的资料。另外,血管造影可查出确实阻塞的地方,相比其他诊断,该测试是最佳的标准。但因是侵入性测试,需注射造影剂,所以并非所有患者均需要或可以接受此检查。

● 如何预防周围血管病变?

要预防周围血管病变,须依从健康的饮食或生活方式。例如:定期有规律地做有氧运动;保证低脂、低胆固醇的饮食;戒烟,因为吸烟不仅会增加患周围血管病变的危险,更可使病情恶化。胆固醇水平亦应尽量维持在正常水平,运动、体重控制均有帮助。某些个案需要用他汀类药物治疗,但此类药物有一定的不良反应,因此并非所有患者可长期接受,患者更不应在没有监测下自行服用。高血压病、糖尿病患者则要接受适当治疗,糖尿病患者应与医生合作,以实现对血糖的最佳控制。如果血清同型半胱氨酸值高的话,可服用维生素B补充剂(维生素B12及叶酸)。

● 如何治疗周围血管病变？

治疗严重的周围血管病变,可能要接受血管成形术(angioplasty)和血管支架植入术(stenting)或搭桥手术;患者需要做哪种手术,视乎主诊医生的决定。对于某些未能接受手术治疗者,则每日定期做步行运动亦会有帮助,因为适量运动可为已受阻塞的血管制造侧支循环(collateral circulation)。大部分患者在监督下运动,病情预计可在 2 个月内有改善。辅助性药物治疗包括西洛他唑(cilostazol)和己酮可可碱(pentoxifylline),均有帮助,前者较后者更能有效缓和跛行。患者亦需要服用抗血小板药,阿司匹林是其中一种。

● 预后情况如何？

周围血管病变经过介入治疗后亦经常会复发,甚至有时即使接受血管成形术后,亦可能再做搭桥手术,这两种手术并不相互排斥。

马凡综合征

● 什么是马凡综合征(Marfan syndrome)？

马凡综合征是一种遗传性疾病,主要影响人的骨骼系统、心血管系统、眼睛,部分更会影响中枢神经系统。

● 马凡综合征的成因为何？

马凡综合征是遗传疾病,属常染色体显性遗传(autosomal dominant inheritance)。马凡综合征可以自发性突变(spontaneous mutation),即使以往没有受影响的家庭也会出现,平均每 1 万人中有 1 人受影响。

马凡综合征可导致很多骨骼的缺陷,但很容易识别。患者会有较高、瘦长的骨架,手臂长,手指细长像蜘蛛,胸部畸形(如漏斗胸形或鸡胸形)。

常见的眼睛问题有近视和晶状体异位。在严重的骨骼异常疾病中,马凡综合征患者眼睛巩膜会呈现蓝色。

此病最重要的缺陷症状是心血管异常,包括主动脉底部的扩张,造成主动脉瓣关闭不全、二尖瓣脱垂。受影响的患者亦会出现主动脉瘤撕裂。

● 马凡综合征的症状如何? 如何诊断?

- 两臂横伸后的总长度超过高度(比例 >1.05);
- 细长(像蜘蛛)的手指和脚趾(arachnodactyly);
- 漏斗胸畸形(pectus deformities);
- 髋臼内陷(protrusio acetabuli);
- 脊柱侧弯(scoliosis)超过 20°,或驼背;
- 主动脉扩大(aortic dilatation),并有主动脉瓣关闭不全(aortic regurgitation);
- 主动脉夹层(aortic dissection);
- 眼睛晶状体异位(ectopia lentis)等等。

诊断方面,除了临床体检、胸肺 X 线、心电图,医生可能会进行心脏超声波及主动脉扫描,亦可能需转介给眼科医生做详细检查。体检可显示关节松散、近视、晶状体异位、角膜变形、巩膜变蓝、视网膜脱落。超声波、CT 或 MRI 检查亦可帮助诊断以下病症:主动脉瓣关闭不全、二尖瓣脱垂、主动脉瘤、主动脉底部扩张,或其他主动脉瘤(胸部或腹部)。

● 如何治疗马凡综合征?

现时并没有单一的方法可医治马凡综合征。心血管异常是最大的烦恼,特别是主动脉夹层。马凡综合征患者如有心脏瓣膜关闭不全,在进行口腔科手术前,一般来说应该不须服用抗生素。女性患者若怀孕,因其心脏和主动脉的压力会增加,需要接受密切监测。患儿则不应做一些运动量过大的练习,因为要顾及是否已经有动脉扩张的趋势。对于那些动脉扩张而暂时不需要动手术的患者,有部分需要使用 β-受体阻滞剂,尤其是一些已经患高血压的患者。马凡综合征亦相对容易有创伤性主动脉夹层,因此应避免做一些经常有身体碰撞或接触的运动,如美式足球、跆拳道、空手道或自由搏击。

患者的视觉缺陷应可改善。同时要小心护理预防脊柱侧弯,尤其是青春期的患者。

● **马凡综合征的预后情况如何**?

马凡综合征患者通常因心血管并发症而致命,一般寿命比较短,为40岁左右;若进行心脏手术并有适当治疗,寿命可延长。

● **如何预防马凡综合征**?

一些家族中曾有马凡综合征病史的人士,适宜并应该进行遗传评估(genetic assessment),考虑生育下一代的人士最好先行检查。孩子若出现上述症状,家长应找医生求诊。至于自发性突变导致的马凡综合征,并不能预防。

静脉曲张

● **何谓静脉曲张**(varicose veins)? 成因为何?

动脉血管壁有厚密的肌肉层及弹性组织,可以运送携氧的血液从肺部循环到全身。静脉血管则没有肌肉层和弹性组织,主要靠血管周围的肌肉组织协助,将血液推动回流到心脏。杯状的静脉瓣交替开合,让血液通过,亦会关上防止血液倒流。

静脉曲张是由于静脉腔内压力慢慢增加,静脉血管因此扩张,导致静脉瓣不能完全紧闭,使周围的肌肉难于推动血液单向往上流,增加静脉压,导致静脉血管膨胀恶化(图52)。因为表面的血管较深层的血管有较少肌肉支撑,所以表面

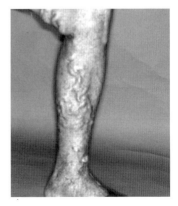

图52 静脉曲张

血管比较容易出现静脉曲张。

在腿部或下腹的位置，无论任何因素产生过分压力，均可造成静脉曲张。最常见的压力来自怀孕、过胖或长时间的站立。长期便秘，甚至长时间坐着，也可导致静脉曲张。当年纪渐长，静脉血管壁会变得脆弱，失去弹性，也容易产生静脉曲张。至于有说法指坐着时交叉双脚会导致静脉曲张，如果是短暂性的话，则并不正确；假若静脉曲张患者经常性并长时间采用这种坐姿，则会使病情加剧。

● 如何治疗静脉曲张？

轻微的静脉曲张通常不需要治疗，一些基本的家居治疗也可舒缓静脉曲张带来的不适。表面血管的静脉曲张虽然不用治疗，但也不可忽略，医生会建议患者穿弹力袜以舒缓不适，这些袜子有助腿部肌肉推动血液单向流回心脏，并减少静脉压。患者应该从早上起床开始便整天穿上弹力袜，但以不使小腿感到过紧为合适。

静脉曲张可引起偶发性的痛楚及膨胀，要舒缓这个情况，医生会处方非甾体类抗炎药物，例如治疗关节炎的药物。如果发现静脉血管周围的皮肤出现淡红色、溃疡、变色，或持续的痛楚而无明显的表征，便应立即看医生，因为可能是深层静脉栓塞(deep vein thrombosis)。深层静脉栓塞需要住院，严重的会出现肺栓塞(pulmonary embolism)。

很多静脉曲张个案并不需要切除，手术干预适应证包括显著症状相关的不适、血栓性静脉炎、出血等并发症，或纯粹是为了外观美容的需求。轻微及表面的微小静脉血管曲张可通过激光除掉蜘蛛网状的血管，改善外观；或硬化疗法(sclerotherapy)，将药物注射入静脉血管内，令静脉血管壁陷落，使其不能输送血液；较严重的个案则应采用手术切除。当然患者在接受任何特别疗法前，宜先与血管外科医生讨论。

手术治疗方案包括：

1）使用传统大隐静脉高位结扎和剥脱手术(traditional high ligation and stripping of the greater saphenous vein)，通常在全身或局部麻醉下进行；

2）使用微创静脉腔内激光消融术(thermal ablation with endovenous laser)或射频消融术(radiofrequency ablation)，在局部麻醉下进行；

3）使用微创机械化学消融术（mechanical chemical ablation），或使用静脉胶（venous glue），可在无麻醉下进行。

患者出现以下情况时，应立即就医：

- 若割破了出现静脉曲张的血管引起严重出血，应先直接压着伤口以控制血流，然后立刻请医生诊治；
- 血管不受控制地膨胀，或静脉曲张的皮肤表面呈现溃疡、变色或有经常流血倾向，医生可能切除患者血管，避免更多日后的不适，预防可能更严重的循环问题；
- 若静脉曲张的血管呈红色，可能代表出现静脉炎（并发症的一种）。

● 如何预防静脉曲张？

- 维持理想体重；
- 进食高纤维食物以防便秘，包括蔬菜、水果；
- 多做运动，尤其是运用大肌肉的耗氧运动；
- 减少站立时间，如每日需要长时间站立，应不时活动双腿，以增加血液循环；
- 多喝开水，保持身体有足够的水分，尤其是天气炎热、在室外和烈日下运动时；
- 孕妇睡觉时不宜仰睡，宜采用左边侧睡方式，以减低子宫给予腹部下腔静脉的压力；
- 戒烟，有研究显示吸烟会增加静脉栓塞的危险，令静脉曲张情况恶化。

深静脉血栓形成

● 什么是深静脉血栓形成（deep vein thrombosis）？

深静脉血栓形成是指腿部的大静脉因为血栓形成而引起阻塞，中国人比白种人较少患上这种病症。

● **深静脉血栓形成有什么病因?**

导致深静脉血栓形成的主要因素包括:

静脉血流速度较正常慢:步行时,在正常情况下,小腿的肌肉有节奏地收缩,从而将静脉内的血液挤向心脏。若长期卧床、搭乘长途飞机或进行手术的时间过长,均会使小腿的血液循环因缺少收缩而减慢,增加下肢静脉血栓的危险。

心力衰竭:心力衰竭会影响血液循环,尤其是对严重心力衰竭的患者而言,因为要经常卧床,小腿深静脉血栓形成的概率也相对增加。

其他:吸烟、服避孕药、怀孕、某些癌症、感染、红细胞增多症、某种遗传因素引起高凝固状态(hypercoagulable state,包括蛋白 C 和蛋白 S 缺乏症等)、身体受伤和接受手术后(缺乏活动)、意外或手术而导致静脉创伤等,都会提升血液凝固功能。

● **深静脉血栓形成有什么症状?**

深静脉血栓形成可能完全没有症状。某些患者在大腿时,小腿和脚开始肿胀;若栓塞发生在小腿静脉,小腿肌肉可能抽筋,皮肤表面可能感到灼痛,脚可能肿胀。若血栓脱离大腿静脉栓塞的位置,跟随血液流动的方向移动到肺部,便有可能引起肺动脉栓塞,从而导致胸痛、气促,甚至会有猝死的危险。

● **怎样诊断深静脉血栓形成?**

患者若下肢肿痛发热,特别是那些具有危险因素的患者,应立即就诊。深静脉血栓形成不能单靠临床检查便能确诊,可能需要进行下肢静脉超声波检查(lower extremity venous Doppler),让医生观察静脉内血流的速度以及有否栓塞。若超声波未能诊断,医生可能会给予 X 线静脉造影或 MRI。静脉造影需要在下肢的静脉内注射造影剂,然后在 X 线下检视有否静脉阻塞,但大部分患者并不需要这类侵入性造影测试。再者,D-二聚体(D-dimer)血液测试可以高度有效帮助诊断。D-二聚体值如果在正常范围,大部分情形下可以帮助排除深静脉血栓形成。

MRI 是十分安全的检查,可以帮助医生评估下肢和盆骨内有否血栓形成。除了费用较其他检查昂贵,很多患者也不愿意被安置在 MRI 仪器内,尤其是那些患有幽闭恐惧症的患者。但医生很少需要依靠 MRI 诊断深静脉血栓形成。

若检查显示深静脉血栓形成只在小腿的静脉出现,患者在诊断后数周仍要继续接受检查跟进,观察病情有否恶化。一般来说,小腿的血栓问题不大,主要因为肺栓塞的风险相对较低。但若血栓延伸至膝盖上,并蔓延至大腿静脉,并发症的危险则大幅上升,因为大腿血栓引起肺动脉栓塞的概率较小腿血栓为大。

● 怎样治疗深静脉血栓形成?

治疗通常利用抗凝药,患者需要住院观察。以前,医生会利用持续的静脉注射肝素(intravenous heparin),其好处是可以随时停药,在 2 小时内抗凝功能便会消失,坏处是开始注射时需要经常抽血检验抗凝功能,以确保肝素分量(血液稀释功能)适中。现在,调查显示每日在皮下注射 1 ~ 2 次重量调整(根据患者的重量)的低分子肝素(low molecular weight heparin)便足够,好处是不需经常验血。在某些情况下,患者或许可以在家中接受治疗;但患者的静脉血栓已引起肺动脉栓塞的话,就必须住院观察,因为肺动脉栓塞可导致生命危险。

在入院后 1 ~ 2 天,患者在接受肝素注射的同时,亦需要口服抗凝药,而常用的华法林通常需要服用数天后才能达到足够的抗凝功能。一般来说,在口服华法林有效后 2 ~ 3 天后才中止肝素注射的治疗,而病情稳定后,华法林至少需要长期服用 3 ~ 6 个月。部分患者则需要长期接受抗凝治疗,尤其是那些没有诱因的大腿静脉栓塞个案,或伴有肺血栓的患者。长期随访方面,当华法林凝固功能达至稳定水平,患者只需每月抽血检验一次。

新一代的口服抗凝药(novel oral anticoagulant)亦已经得到美国 FDA 批准,应用于治疗深静脉血栓形成,临床效果与传统肝素治疗相似,亦可取代华法林。但用于深静脉血栓形成的剂量与降低房颤导致脑卒中风险的剂量并不一样。详情请参阅《新一代抗凝药》一文(第 150 页)。

严重的深静脉血栓形成,亦可以通过静脉注射溶栓药物治疗

(thrombolytic therapy),以增加溶解血栓的概率,但不是每个患者都需要接受溶解血栓药,一般只适用于严重肺栓塞患者(伴随着症状性低血压和血氧过低)。这种药物的一个严重并发症是脑出血,尤其是用在年长并患有高血压(特别是那些血压失控)的患者。最终是否使用溶栓治疗,由主诊医生决定。

休养期间,患者需要并应该穿着弹力袜,以减少深静脉血栓形成后脚部肿胀、步行时脚痛或感染的概率。

13. 心包病

心包炎

● 什么是心包炎（pericarditis）？病因是什么？

　　心脏外面有脏层和壁层两层心包膜，如它们发生炎症改变即为心包炎。急性心包炎如果发生在免疫功能正常的患者身上，绝大多数病例是由于过滤性病毒感染，或无任何已知原因（idiopathic）引起的。但其他细菌如结核分枝杆菌，亦可引起心包炎。在儿童患者中，导致心包炎的最常见病毒感染是柯萨奇病毒（A 型和 B 型）和埃可病毒（Echoviruses），成人患者更常被巨细胞病毒（cytomegalovirus）和疱疹病毒（herpes virus）以及 HIV 感染。有许多病毒只引起短暂性心包炎，预后良好，并无后遗症。此外，红斑狼疮或类风湿关节炎等自身免疫系统疾病，也可以是心包炎的病因。如果患者患心肌炎或慢性肾衰竭，心包炎是并发症的一种。心脏手术或胸肺手术后也可导致心包炎（同样属于自身免疫系统失调）。肿瘤（特别是淋巴瘤）、乳腺癌或肺癌患者亦有可能因为癌症扩散至心包而导致心包炎；除此之外，有些癌症患者需要接受放射治疗，而这类治疗的不良反应之一也是心包炎。心包发炎时，两层心包膜会互相摩擦及伴有心包摩擦杂音（pericardial rub），心脏与心包之间亦会积聚水分、脓液或血液。

● 心包炎的症状是什么？

　　心包炎的主要症状是胸痛，胸痛由发炎组织与心或肺产生摩擦而引起。胸痛可能会反射至颈部及肩膀。这类胸痛与冠心病的心绞痛胸痛有所不同,典型痛楚是咳嗽及深呼吸时可能会使这种痛楚恶化(pleuritic chest pain),有时转动身体的位置,例如将身子挺直平卧,也通常会使痛楚加剧。反之,坐起让身体向前倾会使痛楚减轻。此外,发热、疲倦等也是很常见的症状。医生可用听诊器听到心包摩擦的声音。严重心包积水会减弱心脏的泵血功能,导致低血压,严重者会休克。

- ## 怎样诊断心包炎?

医生通常可以通过症状及临床检查,对患者作出初步诊断。静态心电图可显示典型心包炎引起的变化,心脏超声波扫描则可以评估心包发炎而导致积液的严重性,而积液的分量决定患者的危险程度。如不能立即清楚知道病源,医生可能采用其他检查方法,有时需要将一根针经过胸部(局部麻醉)直插入患者的心包内,抽取其中的液体进行病理检查。目前的实验室技术可以用 PCR 快速测试,对积液作出分析,帮助鉴定各种病毒感染。

- ## 怎样治疗心包炎?

治疗方法通常是针对病源,对症下药。若心包炎由过滤性病毒引起,治疗方法一般是用消炎药控制痛楚。若属细菌性心包炎,便需要处方静脉注射抗生素,如果有严重的脓液积聚,便需要以手术将脓液排出。若心包炎由肾衰竭引起,则血液透析是最佳的治疗方法。若严重心包积液使心脏肌肉功能受压迫而减退,便需要即时用心包穿刺术抽取及移除心包积液(pericardiocentesis),让心脏立即恢复正常功能。有些患者更须进行开胸心包手术。

- ## 心包炎的预后情况怎样?

过滤性病毒导致的心包炎或心肌梗死,以及心脏手术导致的心包炎,通常要接受恰当的消炎治疗,于 2～3 周后便会慢慢痊愈。当过滤性病毒感染引起的急性心包炎痊愈后,部分患者的心包炎可能会复发。但由细菌感染引起的心包脓肿(abscess),如不及早治疗引流脓肿并使用适当抗生素,患者的病情会越来越严重,甚至致命。严重心包脓肿患者均须接受开胸排脓手术(须全身麻醉)。

心包积液

- ## 什么是心包积液(pericardial effusion)？

　　心包积液是心包的两层薄膜间的空隙积有液体(图53)。心包发炎可导致心包积液和胸痛,严重情况下可导致心包填塞(pericardial tamponade)。

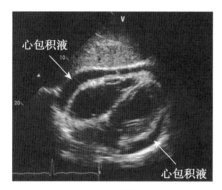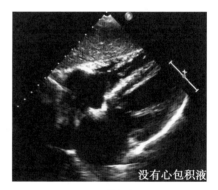

A. 心包积液　　　　　　　　　　B. 正常心包

图53　心包积液与正常心包

- ## 什么原因导致心包积液？

　　心包积液可以由很多原因导致,包括心力衰竭、肿瘤、红斑狼疮、细菌或病毒感染、放射治疗等。

- ## 心包积液有何症状？

　　这视乎心包积液的成因而定。如果因心力衰竭引起,则其症状会像心力衰竭;如果由心包炎导致,便会有胸痛。如积液量非常大,患者可能会因为低血压而头晕眼花,血压低,严重呼吸困难和极度疲劳,甚至休克。如果是因为肺癌侵入心包,则主要症状便可能是肺癌相关的症状。

● **如何诊断心包积液?**

最有效的检查是心脏超声波扫描。心电图可以帮助诊断心包炎,但不能确诊心包积液。当心包积聚大量液体时,患者心电图显示的电压(voltage)可能变得非常细小。

● **如何治疗心包积液?**

由心力衰竭引致的轻微心包积液,当心力衰竭得到适当治疗后,便会自动消除。感染引致的心包积液可能需要做外科手术,排出积液和处方静脉注射抗生素。如果积液是逐步增加的,心脏功能还没有受损,便可以先找出潜在的病因而对症下药。

当心包内积聚了大量液体时,便需要进行心包穿刺术以排出积液。该手术是用针和导管将心包膜的积液排出,而抽出的积液会送到实验室,检验有否感染或含有癌细胞。

有时心包穿刺术会在紧急情况下施行,以治疗心包填塞。心包填塞可以在短时间内致命,因为如果心包积液流速非常迅速的话,流液压迫心脏,会大大减弱心脏的泵血功能,导致血压严重降低。

● **心包积液的预后情况怎样?**

这视乎导致心包积液的潜在病因而定。细菌引致的心包积液,如果可以经手术排出和处方抗生素治疗并有效杀死细菌,其预后情况良好。病毒心包炎可以处方非甾体类抗炎药(non-steroidal anti-inflammatory drug, NSAID)及秋水仙碱(colchicine)医治。晚期癌症扩散至心包的个案,其预后会非常差。

14. 心肌病

心肌病

• 引言

　　因心肌发生病变而引起心脏功能衰退的疾病,统称为心肌病(cardiomyopathy)。有许多病因可以导致心肌损伤及功能衰退。有些心肌病会导致心肌变薄及左心室扩大(扩张型心肌病,dilated cardiomyopathy),有些则会使心肌变得肥厚(肥厚型心肌病,hypertrophic cardiomyopathy),另有些令心肌变得僵硬(限制型心肌病,restrictive cardiomyopathy),但其共通点都是心肌不能正常或有效地泵血(图54)。

• 心肌病有哪几种？病因为何？

　　心肌病有不同的种类,由许多不同的原因所导致。

扩张型心肌病

　　扩张型心肌病(dilated cardiomyopathy)是心肌减弱、心室变大的病症,通常从左心室开始。当左心室变得越来越大,它就不能有效地泵血。严重者会导致心力衰竭。

　　病因可以是心肌炎的后遗症,但亦有很多个案是过往完全没有心肌炎的迹象或病史。心肌炎可以因心肌受感染或免疫系统失调而引起。不同的病毒、细菌或寄生虫感染都可以引起心肌炎,包括柯萨奇病

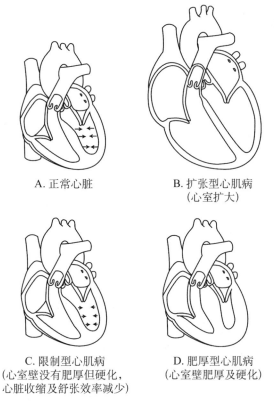

A. 正常心脏

B. 扩张型心肌病
(心室扩大)

C. 限制型心肌病
(心室壁没有肥厚但硬化,
心脏收缩及舒张效率减少)

D. 肥厚型心肌病
(心室壁肥厚及硬化)

图54　不同种类的心肌病

毒 B 型(Coxsackie B)及埃可病毒(Echoviruses)这两种。艾滋病病毒、莱姆病(Lyme 病,一种 Lyme 病螺旋感染引起)及某种寄生虫 *Trypanosoma cruzi* 都会令人体的免疫系统失调而引起心肌炎。其他非感染性的炎症,包括红斑狼疮或心脏移植手术后,新心脏受到排斥,心肌炎都可以是临床表现之一。

　　酒精亦会毒害心肌,因此酗酒人士亦有可能患上酒精性心肌病(alcoholic cardiomyopathy)。严重酒精性心肌病的临床表现,与末期原发性扩张型心肌病相似。

　　严重冠心病亦可导致心肌功能衰退,引起扩张型心肌病。心肌梗死会使心肌坏死,如坏死的范围广泛,心肌功能便会严重衰退。就算没有患心肌梗死者,亦有可能因为心脏血管阻塞,使心肌严重广泛缺氧,而呈现功能衰退。因此,大部分患者须接受心导管检查或计算机断层扫描血管造影确诊,从而决定是否需要接受冠状动脉介入治疗。

肥厚型心肌病

肥厚型心肌病(hypertrophic cardiomyopathy)是另一种心肌病,患者的心肌无故肥厚,导致左心室内腔血流严重阻塞。年轻人在做运动时猝死的个案中,有些其实与原发性心肌肥厚有关。部分心肌肥厚症是遗传性的,亦有患者完全没有遗传因素也可患此病,但病因不明。此外,长期没有接受适当治疗的高血压、主动脉瓣狭窄,都可以引起心肌肥厚,但肥厚程度多数远不及遗传性肥厚的个案。

限制型心肌病

限制型心肌病(restrictive cardiomyopathy)不如扩张型或肥厚型心肌病普遍。多数病例是继发性的,即由另一种可识别的疾病而引起,有些病例则没有明确的原因。继发性心肌病的相关病因有多种,包括心肌肥厚、心肌纤维化、硬皮病、淀粉样病变(amyloidosis)或结节病(sarcoidosis)、过去的放射治疗(radiation therapy)、癌细胞侵占,上述疾病均可能导致心室腔变小及心肌硬化,心室由于不能有效地充分舒张,造成静脉系统出现拥塞的情况。

● 心肌病有什么症状?

扩张型心肌病初期可以是完全没有症状的,患者可能在胸肺 X 线检查或进行心脏超声波扫描时,发现心脏异常扩大才被发觉。症状开始出现时,患者通常会出现心力衰竭的征兆,包括容易气喘及倦怠,严重者在平地步行也会出现气喘,以及下肢水肿。

部分严重肥厚型心肌病患者在运动时感到胸痛、气喘及眩晕,少数患者更会猝死。如果是心肌病引发的心律不齐,患者可能会觉得心跳无故加速及容易头晕。

限制型心肌病可以在任何年龄出现,症状包括气促、腹胀、疲倦、肝大及下肢水肿。

● **怎样诊断心肌病?**

医生除了为患者进行详细的体检外,最主要是进行心脏超声波扫描,亦会为患者进行胸肺 X 线及心电图检查。

小部分个案中,医生会为患者进行心肌活检(endomyocardial biopsy)。将一条导管插入患者颈部静脉内,然后通过 X 线透视观察将导管引入右心室,通过导管尖的金属仪器,抽取部分心肌进行活检,但大部分心肌病患者不需要接受活检。心脏血管造影可以帮助评估患者是否有冠心病。

心脏磁共振扫描可帮助诊断或排除限制型心肌病的各种病因。CT冠状动脉造影可以提供关于扩张型心肌病患者是否患有严重冠心病的信息。

心脏超声波有助于评估肥厚型心肌病的严重程度,室间隔(interventricular septum)越厚,心室内血流阻塞就越严重。所有患者均应进行运动检查,尤其是运动前后进行心脏超声波检查,部分患者静止时没有出现心内血流阻塞,运动后则明显观察到心内血流阻塞出现。

● **怎样治疗心肌病?**

诊断心肌病之后,查出病因可帮助治疗,并对症下药。

扩张型心肌病:同时患有扩张型心肌病和心力衰竭的患者,需要用药物治疗心力衰竭,部分患者可能只有极轻微或完全没有症状,但医生仍可能开始选择药物治疗,主要使用血管扩张剂(vasodilators)来减低心脏的工作量及负荷。由慢性心肌炎引发的扩张型心肌病,治疗方法与一般心力衰竭无异。如果是因为短期酗酒而致病,患者需要完全戒酒。长期酗酒引起心肌功能衰退的个案,有可能于戒酒后病情仍然继续恶化。如果 CT 冠状动脉造影证实属于严重冠心病的话,治疗方法则可能有很大的差异,因为这类患者会受益于冠状动脉血运重建。不管病因为何,所有扩张型心肌病患者到末期都可能需要考虑心脏移植,以延长生存率和提高生活质量。由于心脏捐献者有限,较年轻患者通常会得到优先考虑。

肥厚型心肌病:肥厚型心肌病患者在运动时引起的胸痛或气喘,虽然可服用药物来控制，但患者仍然不应过分剧烈运动，要适可而止。如果心肌肥厚情况严重，部分晚期患者更需要接受心脏起搏器植入手术来帮助调整心肌功能（心脏再同步治疗，cardiac resynchronization therapy）。有些患者则可能要手术切除肥厚的心肌以减少心室内血流阻塞的严重性，但懂得这种手术的心脏外科医生不多。有肥厚型心肌病家族史的人士应该接受心脏超声波扫描，以检查自己有没有心肌肥厚的遗传因素。因为有猝死的危险，个别高危患者须考虑接受植入式除颤器，尤其是有家族性猝死倾向者。

如果肥厚型心肌病患者有室性心动过速的问题，这是猝死的警示，需要进行预防性治疗；有些患者需要服用抗心率失常药物，其他患者则需要接受 ICD 植入。

限制型心肌病：现时并没有特定的治疗方法医治原发性限制型心肌病。反之，治疗某些导致限制型心肌病的潜在疾病，如结节病（sarcoidosis）、血色病（hemochromatosis），都有助减少限制型心肌病的症状。

● 心肌病与心力衰竭之间的关系及治疗

很多心肌病患者最终会患有心力衰竭。治疗心力衰竭的最重要基础是让患者卧床休息，使其心脏功能得以恢复。心力衰竭很多时候会使身体积聚盐和水分而导致水肿，因此限制盐分摄取量很重要。在严重心力衰竭个案中，可能限制患者每日只能摄取 2 克盐分。治疗心力衰竭的标准药物是利尿剂，利尿剂不仅有助身体排出盐分、缓和充血，亦可减轻腿部肿胀及肺积水。其他重要的药物是 ACE 抑制剂和 A2 拮抗剂，这两种是类似但不同的药物，均可减轻心脏的工作量。有调查显示，它们能提高患者的存活率和改善生活质量，减少入院概率。不过大多中国患者服用 ACE 抑制剂后会出现咳嗽，因此很多医生偏向以 A2 拮抗剂代替。一般来说，ACE 抑制剂与 A2 拮抗剂的药性相似。

β-受体阻滞剂一样可改善患者的存活率，同时亦可与 A2 拮抗剂结合使用。

某些患者可能需要等候进行心脏移植手术。详情请参阅《心脏移植》一文(第 135 页)。

部分患者可以考虑植入人工心脏(artificial heart)代替衰竭的心脏。人工心脏主要用于过渡性帮助垂危的患者等待心脏移植,或者在不可能心脏移植的情况下,永久替换衰竭的心脏。

某些患者可能受惠于特别的起搏器治疗法,称为心脏再同步治疗。简单而言,一些心力衰竭患者的左右心室协调能力较差,起搏器可更有效协调两个心室间的泵血动作。然而并非所有患者均能采用这治疗法,主要适用于下列 3 项都有的患者:①左心室射血分数(LV ejection fraction)≤35%;②左束支传导阻滞(LBBB)伴随 QRS≥150 毫秒;③纽约心脏协会第三或四级心力衰竭症状。详情请参阅《心脏再同步治疗》一文(第 137 页)。

严重心力衰竭患者可能需要入院,接受静脉注射药物改善心脏功能,很多患者病情可获得改善,但出院后仍需长期服用多种治疗心力衰竭的药物。

● **心肌病的预后如何?**

预后情况要视乎哪一种心肌病和病情的严重程度而定。心力衰竭情况越严重,预后便越差。心脏越大,预后也会越差。一些患者最终可能需要接受心脏移植,或植入人工心脏。急性酒精性心肌病患者在戒酒后,心肌功能可能会恢复正常。但如果患者曾长期酗酒 >5 年,而每日饮酒量 >5 杯,酒精毒害心肌而造成的损坏可能是永久性的。

心肌炎

心脏主要部分由厚厚的肌肉层组成,而心肌炎(myocarditis)就是心肌发炎。最常见的心肌炎可以由过滤性病毒(virus)感染引起,任何年纪的人均有可能发病,但一般以男性较女性为多。

● **什么原因导致心肌炎?**

心肌炎可能由多种病因引起,其中许多是传染性的。在很多年前,链球菌感染引起的风湿热(rheumatic fever)是心肌炎的常见病因。但时至今日,随着经济及居住环境改善,大部分心肌炎由其他潜在感染原因导致,如病毒、细菌、真菌或寄生虫。取决于区域,病毒的类型可能有所不同,例如发达国家与发展中国家的病毒就可以有很大的差异。此外,如有以下情况亦会引发心肌炎:

- 某些化学物质,包括砒霜和碳氢化合物等;
- 导致过敏或中毒反应的药物;
- 结缔组织性疾病(connective tissue disease),包括红斑狼疮(systemic lupus erythematosus)、血管炎(vasculitis)和其他炎症。

● 心肌炎有何症状?

心肌炎的症状可以很多变化,视乎其成因和相关疾病的严重性。常见的症状包括:

- 胸痛;
- 心跳加速或心律不齐;
- 呼吸困难,尤其是在活动时;
- 水肿,如小腿及足踝肿胀;
- 关节疼痛;
- 发热;
- 疲劳。

另有一些症状也可偶尔出现,例如:

- 头晕或突然失去知觉,这可能与恶性危及生命的心律失常有关;
- 尿量减少;
- 其他与病毒感染有关的症状,如头痛、身体肌肉关节痛、发热和喉咙痛。

心肌炎可伴随心包炎出现,胸部会出现剧烈痛楚。如果心肌炎病情轻微,患者可能没有显著的症状,而只有一般病毒感染的不适,不会意识到是心脏受感染。部分患者甚至不曾求医,而在毫不知情的情况下身体也会自行痊愈。严重心肌炎可导致心力衰竭,亦可触发心内壁血栓形成,导致脑卒中(中风)或心脏病发。心肌炎患者可能有严重的心律不齐,偶尔导致猝死。

● 如何诊断心肌炎?

如果患者在出现上述心肌炎症状的 6 周内检验出有病毒或其他类型的感染,医生便需要考虑心肌炎的可能性。要确定诊断,医生会询问患者的病史和进行体检,用听诊器检查心脏有否异常心律或心包摩擦杂音。医生会安排患者进行一种或以上的测试,以确定诊断及其严重性:

- **心电图检查**:这是基本检查,但其结果并不一定可以帮助诊断心肌炎;
- **胸肺 X 线检查**:可显示心脏的大小、形状,以及肺部是否有积液;
- **心脏超声波扫描**:可显示心肌是否扩大、泵血功能是否正常、有否心包积液;
- **血液检查**:检验红细胞和白细胞,以及某些可显示心脏受损的酶水平(CPK、troponin),亦可测出病毒抗体或其他可导致心肌炎的相关抗体。
- **PCR**:目前的技术更可以允许进行快速 PCR 心包积液及痰液检查以分析细菌、真菌和病毒感染。

小部分个案中,医生有可能安排心肌活检,抽出心肌组织检查,以判断是否感染。

● 如何治疗心肌炎?

治疗心肌炎,主要是针对潜在的病因进行治疗。在轻微的发炎个案,医生可能建议患者休息和处方药物,击退潜在感染。如病因是细菌感染,便需要处方抗生素。对于病毒感染,只有缓和痛楚和进行其他针对症状的治疗,部分个案可处方抗病毒药物。某些罕见类别的病毒性心肌炎,类固醇药物或其他免疫抑制剂可能有效。其他个案治疗是针对潜在结缔组织病,如红斑狼疮,通常这种治疗需要风湿病学家的参与。

当心肌炎的临床表现严重时,医生或会处方类固醇药物以降低发炎反应,患者亦需住院。如果患者的临床症状指向心力衰竭,医生可能会处方药物加强心脏泵血功能(inotropes),减少心脏负荷或帮助减少积液。绝大部分患者不应处方非甾体类抗炎药物(non-steroidal anti-inflammatory drug，NSAID），在患病期间不可酗酒，亦不能做运动。

● **心肌炎的预后情况怎样？**

很多患者可以完全康复。即使患有严重充血性心力衰竭，也可在数天内戏剧性地得到改善。不过部分病情严重的患者仍需要积极接受治疗，包括使用特别仪器帮助心脏泵血，最严重的患者甚至需要心脏移植（cardiac transplantation）。

部分患者的心肌即使表面上恢复过来，但后遗症仍然可能包括慢性和不可逆转的损害，需要终生服药。疾病的多变性使医生难以预测个别患者的病情如何发展，因此所有患者都要长期随访，包括定期心脏超声波扫描。

● **如何预防心肌炎？**

大部分心肌炎并不容易预防，不过仍可采取以下步骤，减少风险：
- 避免接触患有病毒或流感相似疾病的患者，直至其完全康复；
- 保持良好的卫生习惯，定期洗手可预防疾病散播；
- 避免高风险的行为，进行安全的性行为和静脉注射药物，减少接触艾滋病病毒引起相关心肌炎的风险。

15. 肺与心脏

肺心病

● 什么是肺心病(cor pulmonale)？

肺心病是指肺病引起肺动脉高血压，导致右心室呈现病变、扩张及功能衰退，因而不能有效地将血液泵入肺部。通常早期肺心病患者的左心室仍能维持正常功能。

● 肺心病的病因是什么？

肺心病通常是由慢性肺病，如慢性支气管炎(chronic bronchitis)或肺气肿(emphysema)等引起，亦可以是原发性肺动脉高血压(primary pulmonary hypertension)引起的后遗症。长期吸烟导致肺气肿及慢性支气管炎、肺气泡及血管因而受损，使身体吸收氧气量减少，而造成低血氧；肺血管收缩，使血管内的血压上升，右心室负荷加重；长时间如此右心便会过劳，久而久之右心扩大，最终右心变得衰弱。另外一个罕见的病因是原发性肺动脉高血压，大部分患者是年轻女性。某类减肥药也可引致肺动脉高血压。因深层静脉栓塞(deep vein thrombosis)导致的复发性肺栓塞(recurrent pulmonary embolism)亦可导致肺心病，以前在中国人中比较少见，但现在确诊的病例肯定较以前多(应与诊断技术的改进有关)。

● 肺心病有何症状？

肺心病的症状是由肺动脉高压直接引起的，包括在体力过劳时呼吸困难、疲倦、昏睡、胸痛和晕厥。

　　右心室的心肌收缩力减弱,导致肺部呼吸循环系统缺血及血液循环系统的静脉积聚瘀血,其症状包括下肢出现水肿,严重者会出现肝大(长期肝大可导致肝硬化)。

● **怎样诊断肺心病?**

　　通常医生经由临床检查,胸肺 X 线、肺功能测试及超声波扫描可以确诊肺心病,而血管多普勒超声波(Doppler ultrasound)扫描是一种特别有效、非侵入性评估肺动脉高血压严重性的检查。

　　在某些个案中,可能需要进行右心导管检查和肺组织活检(lung biopsy)。

● **怎样治疗肺心病?**

　　治疗方法通常是针对潜在的肺病,如一些因吸烟导致肺病的患者(肺气肿或慢性支气管炎),需要戒烟以预防病情进一步恶化;部分患者更要服用气管扩张药(bronchodilator),或利用抗生素来减少气管炎症。患者出现脚肿情况,可服用利尿剂帮助消肿。如果患者同时患有左心心力衰竭及心房颤动,服用强心药如地高辛(digoxin),可以调理心率及增加心肌收缩功能。但纯粹患右心心力衰竭的患者,一般未能借着服用此药而得益;如要服用此药,必须就诊,因为可能有不良反应。有一点值得提出:一些抗阳痿的血管扩张药物包括西地那非(sildenafil)及他达拉非(tadalafil)在个别患者中可以有治疗肺动脉高血压的功效。

　　医生亦可能会处方一些抗增殖血管扩张剂(antiproliferative vasodilator)给患严重肺动脉高压且对其他传统治疗无效的患者,但一般来说处理较复杂及病情严重的患者,都应该转介至有经验的胸肺内科专家或肺心病治疗中心,因为所有这类新药都需要具有专门知识的医生才能安全地使用。

　　医治肺心病的最主要方法是确保血液含氧量充足,因此医生可能要求患者在家中装置供应氧气的仪器,帮助增加肺部的含氧量,以减低右心房的负荷。

　　此外,还有一个特殊情况:严重睡眠窒息症患者也有可能有肺心病。使用正气压机(CPAP)在临床上会有一定的帮助。

● 肺心病预后情况怎样?

要视乎肺动脉高压的水平、右心室扩大程度和功能,以及潜在肺病的严重性而定。肺病越严重,肺动脉高压病情越严峻,预后便越差。例如,在慢性阻塞性肺疾病中,肺动脉高压伴有水肿的患者,其5年存活率可能只有30%。

肺栓塞

撰文: 彭志刚医生(英国剑桥大学医学博士,英国剑桥大学内
　　　外全科医学士,英国皇家内科医学院院士,英国伦敦皇
　　　家内科医学院荣授院士,香港医学专科学院院士〔内
　　　科〕,香港内科医学院院士,呼吸系统科专科医生)、罗
　　　鹰瑞医生

● 引言

肺栓塞(pulmonary embolism)在西方十分普遍,在亚洲则较少见,部分原因是不同种族背景的静脉血栓形成倾向有所不同;但与从前比较,近年已有更多中国香港地区医生注意此病,令诊断的个案增加,与诊断技术的改进也应该有关。尽管如此,中国人患此症的普遍程度仍较白种人为低。

● 什么是肺栓塞? 病因是什么?

肺栓塞是由于凝结了的血块经静脉系统流入肺部血管,引致肺血管阻塞。血凝块多数是在腿部或盆腔的静脉内形成,部分或全块血栓脱落,从血管壁分离,然后经下肢静脉游走到上下腔静脉,输送到肺部血管。若血栓体积大,后果可能十分严重,因为血块可堵塞肺部的主要血管,阻碍血液循环引起严重缺氧,引致死亡;若血块细小,则后果较轻

微,但亦可能因为阻塞较细的血管,引致肺部的氧化功能出现障碍。

诱发肺栓塞的因素包括活动不足、长期卧床的患者例如脑卒中(中风)后、刚接受大手术后,或刚分娩的产妇,患肺栓塞的概率较大。骨科创伤(如撞车或从高处坠下)患者需要长时间卧床休息而且不能移动,亦是很重要的危险因素。某些癌症患者亦属高风险。高同型半胱氨酸血症(hyperhomocysteinemia)和其他凝血疾病,均属血栓形成的高危因素。搭乘长途飞机需要长时间屈膝而坐,伴有其他危险因素的患者出现肺栓塞的风险亦提升(经济舱综合征,economy class syndrome)。由于坐经济舱乘客的双腿总是在膝盖处弯曲,如果不经常离开坐位起来走动,下肢血液循环会因此变得缓慢,血栓较容易在静脉内形成。除活动不足外,在统计上,男性、过胖者、吸烟者、严重心脏病及呼吸系统疾病患者、癌症患者和长期服食避孕药的女士也较容易发生肺栓塞。

● 肺栓塞的症状是什么?

严重的肺栓塞会引致低血压、气促、头晕、昏迷,甚至猝死,这是由于大血栓阻塞肺部的主血管,令血液循环出现严重障碍。细小的血栓虽没前者那么严重,但患者仍可能会感气促、胸痛和咳血。

● 怎样诊断肺栓塞?

初步诊断的方法包括胸肺 X 线,心电图,测量动脉血内酸性、氧气和二氧化碳的含量。进行血液检查 D-二聚体(D-dimer)水平有助诊断,也是很普遍的方法;如果 D-二聚体水平结果正常,则可以排除患者患有肺栓塞。医生亦可能安排患者做腿部和盆骨内静脉的超声波扫描,以观察是否有肺栓塞的源头。进一步的检查方法包括计算机断层扫描肺动脉造影(CT pulmonary angiogram),这项技术越来越有用,亦日渐变成诊断肺栓塞的测试标准。磁共振扫描亦可以帮助诊断,但有限制:例如肺部因呼吸引致位置移动,可以对影像造成干扰,而检查时间(30 分钟以上)亦较计算机断层扫描肺动脉造影长。若上述检查仍未能证实有肺栓塞或是静脉栓塞,但仍怀疑肺栓塞的话,便需考虑进行导管肺动脉造影。这是最标准的检查,但大多数患者不需要进行,因为是侵入性检查,有一定的手术风险。

● **怎样治疗肺栓塞？**

肺栓塞或静脉栓塞患者,治疗肺栓塞与深层静脉栓塞的方法相似,详情请参阅《深静脉血栓形成》一文(第221页)。初期需接受静脉或皮下注射抗凝血药,如低分子肝素(low molecular weight heparin),随后可改为口服抗凝血药。至于严重肺栓塞的患者(呼吸困难,血压低及不稳定,血氧饱和度非常低),可以用溶栓药来溶化血块。如果使用口服抗凝血药,首个疗程为3~6个月,但若引发肺栓塞的因素已经消失(如在手术后已经康复,并可随意活动),医生可考虑提早停用抗凝血药。服用华法林的患者须定期验血以判断药量是否适当。最近几年,有数种新型口服抗凝血药面世(利伐沙班,rivaroxaban;达比加群酯,dabigatran;阿哌沙班,apixaban),功效与传统抗凝血药无异,优点是不需要定期验血,详情请参阅《新一代抗凝药》一文(第150页)。

● **肺栓塞的痊愈概率如何？**

肺栓塞患者痊愈的概率视乎引致肺栓塞的因素和临床严重性而定。如果患者已经患上严重的心脏病、呼吸系统疾病或癌症,发生并发症的概率便较大,危险性也增加。如果患者是因为手术或分娩引致活动不足而诱发肺栓塞,若能术后早些时候开始走动,并及时接受适当的诊断和治疗,脱离危险期和痊愈的概率都较大。

● **怎么预防肺栓塞？**

肺栓塞大多是由于下肢静脉血液循环缓慢引起,所以预防的方法包括增加活动性,如手术后早些起床,或早些接受物理治疗。腿部的运动尤其重要,穿上有弹力的袜子增加腿部深层静脉血液流通,减少滞塞,也是极有效的方法。若手术前发现患者有诱发肺栓塞的因素,医生会考虑为患者在手术前后期间注射皮下抗凝药(低分子肝素),这是一种十分有效的预防方法。现今搭乘飞机的人越来越多,搭乘飞机时活动减少,有些肺栓塞个案便是在飞机上发生。要预防这种情形,搭乘飞机的患者应该多做腿部活动(例如起身步行)和多喝流质,但避免饮用大量酒精,防止水分流失,因为缺乏水分会减少血液循环,间接诱发肺栓塞。

16. 血压问题

高血压

● 什么是高血压（hypertension）？

测量血压通常涉及两个数字指针，上压称为收缩压（systolic pressure），下压称为舒张压（diastolic pressure）。2017 年 11 月最新的美国心脏病学院及美国心脏协会发表的联合声明中的高血压标准指南，将以往的标准略作修改。新标准中所定下的高血压分类标准为：

- 正常血压：收缩压＜120 mmHg 及 舒张压＜80 mmHg；
- 血压偏高（elevated blood pressure）：收缩压 120～129 mmHg 及舒张压＜80 mmHg；
- 第一阶段高血压（hypertension stage 1）：收缩压 130～139 mmHg 或舒张压 80～89 mmHg；
- 第二阶段高血压（hypertension stage 2）：收缩压＞140 mmHg 或舒张压＞90 mmHg；
- 高血压急症（hypertensive emergency）：患者出现严重高血压［收缩压≥180 mmHg 及（或）舒张压≥120 mmHg］，并伴随症状（如急性胸痛或剧烈头痛），及对身体某些器官已造成损害（end - organ damage），例如脑卒中（中风）。在前述的情况下，便应诊断为高血压急症（hypertensive emergency），需要在重症监护室留医诊治。但有些患者血压显著升高，即使其水平高达至 180/120 mmHg的水平，仍然可以没有任何症状及没有任何器官因严重高血压而受损。

血压会随着年龄渐长而上升,患上高血压的人亦会因而增加。如在美国 Framingham 心脏研究计划中,55 岁血压正常的人士,其中有九成日后会患上高血压(血压 ≥140/90 mmHg)。有些研究指出心肌梗死、脑卒中和其他动脉疾病的死亡率,会随高血压水平上升而增加,即使血压基线水平只有 115/75 mmHg,但在长期随访期间,每增加 20/10 mmHg 血压水平,心血管病死亡率的风险便会增加一倍。另有研究指出,收缩压 120 ~ 129 mmHg/舒张压 80 ~ 84 mmHg,相对 < 120/80 mmHg 的血压,心血管并发症的风险为 1.1 ~ 1.5 倍。而收缩压 130 ~ 139/舒张压 85 ~ 89 mmHg,风险则上升至 1.5 ~ 2.0 倍。

● 什么原因引起高血压?

原因不明的高血压称为原发性高血压(primary/essential hypertension)或本能高血压,基本上是与血管动脉硬化/老化有关。但有一小部分高血压患者的高血压是另有原因导致的,而这类高血压称为继发性高血压(secondary hypertension)。年轻人士如 20 多岁便患病的,不少属于继发性高血压个案:而 50 岁以上的患者则绝大部分患原发性高血压,统计上来说,年长人士患继发性高血压的概率非常低。

继发性高血压有多种原因,包括:

肾病性高血压:例如肾炎或肾衰竭引起的。肾血管狭窄也可以导致高血压;

肾上腺肿瘤:这种高血压,是因为肾上腺分泌过量激素引起的;

其他激素失调:如甲状腺功能亢进症;

先天性血管疾病:主动脉狭窄;

药物不良反应:皮质类固醇,口服避孕药,非甾体类抗炎药,某些抗抑郁药等等。

上述药物均有可能使高血压恶化,甚至引起高血压。

高血压的危险因素包括下列各项:

遗传:如父母均患有高血压,子女患高血压的概率便提高;

情绪:情绪激动、愤怒或兴奋过度,均可能使高血压恶化;

营养:盐分消耗量高的国家,其人口患有高血压的比例也较高;

酒精:过量的酒精摄入与高血压的发展也有关;

肥胖:肥胖和体重增加是高血压的主要危险因素;

种族:例如美国黑种人患有高血压,便较白种人严重;

年龄:高血压可以发生在任何年龄的人身上,但通常是在中年之后才常见;

运动:缺乏运动会增加高血压的风险,运动是降低血压的有效方法。

● 高血压会不会导致血管粥样硬化?

长期高血压会增加血管硬化的速度。高血压除了增加心脏的负荷,所引起的血管硬化亦会使血液供应减少,增加日后心脏病突发的概率。

● 高血压有什么症状?

大部分高血压患者都没有症状。跟其他很多严重病症一样,高血压在初期很多时候是没有症状的。由于高血压可能多年来均没有症状,唯一可以及早发现高血压的方法,就是进行定期体检。但如果患者有症状的话,最常见的症状是头痛、眩晕的感觉。通常患者因高血压而伴有头痛的症状,血压水平可能已非常高。如高血压患者有严重的头痛,甚至有呕吐的感觉和神志不清,属紧急情况,必须立即送医院治疗,以免脑出血(严重长期高血压并发症之一)。

● 长期患高血压有什么并发症?

心脏损坏:长期高血压会引起心脏和血管的病变。如患有高血压,心脏的负荷便会较重,心脏需要使用较大力量把血液泵进周围的血管,久而久之,心肌厚度便会增加。如果长期对高血压没有适当的治疗,多年后可能发展为心力衰竭。

肾脏损坏:高血压除影响心脏外,亦会影响肾脏功能,令肾血管硬化和狭窄。当肾的血液供应减少,身体会制造一种称为肾素(renin)的激素,这种激素会使血管更加收缩,导致恶性循环,即高血压引起肾病变,而肾病变又再使高血压恶化。

血管瘤(aneurysm):高血压亦会增加患血管瘤的风险,这种瘤并不是我们通常认识的肿瘤,而是血管因高血压而慢慢胀大,当胀大至某程度时,严重者可能爆裂。详情请参阅《主动脉瘤》一文(第210页)。

脑卒中(中风):高血压引起脑血管硬化和狭窄,如果血管闭塞,便会引起缺血性中风。高血压亦可能引致出血性中风(俗称"脑溢血")。脑卒中不论是缺血性的还是出血性的,都可能引致严重后果,如半身不遂等。如有其他风险因素如糖尿病、吸烟、高胆固醇血症或有心脏病家族史,高血压患者患心脏病或脑卒中(中风)的概率便会大大提高。

● 如何诊断高血压?

诊断高血压并不困难,较为标准的是用于手臂上的血压计(图55)。患者首次发现有高血压时,医生通常会建议在另外两天再分别测量两次,以证实是否存在持续性高血压问题,然后才开始治疗。但如果血压在首次求诊时已严重升高,医生可能会选择立即治疗。

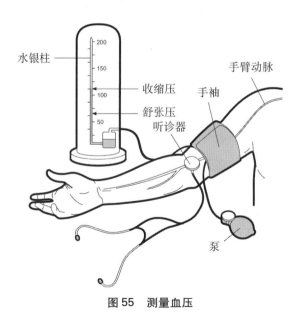

图55　测量血压

高血压的初步检查包括血常规、尿常规、胸肺 X 线检查及心电图,部分患者需接受其他器官的检查,包括肾脏或肾上腺、主动脉等,以排除继发性高血压(此种高血压有可能根治)。

● 如何治疗高血压?

原发性高血压患者应首先采取以下措施:①减少进食高盐分食物;②肥胖者须减肥,务求达至理想体重水平;③定期做有氧运动,包括慢跑、游泳等,其他如太极、瑜伽,均可以帮助放松和舒缓精神压力;④工作繁忙时,需有定期休息时间。

● 哪些患者需要药物治疗高血压?

患者是否需要接受血压治疗取决于多种因素,尤其是心血管病风险因素的存在与否,风险因素越多,治疗需求就越高。有超过 1 个风险因素和血压 130/80 mmHg 或以上的患者通常需要药物治疗。没有风险因素的患者,但血压在 130/80 mmHg 或以上,药物治疗应该也是合理的。患有糖尿病或慢性肾病的人士,目标血压水平为收缩压 < 120 mmHg,舒张压 <80 mmHg。在治疗期间,理想目标血压也在乎年龄而定,年长的患者通常不需要把血压减至跟年轻人一样那么低,换句话说,对于一个 75 岁的人来说,140/90 mmHg 的血压已经可以接受,但对于 40 岁的人来说,120/80 mmHg 的血压更合乎需要。

药物治疗方面,通常选用最少不良反应的药物。医生可尝试处方几种降压药,达到多种药物相辅相成的效果,但每种药物尽可能不用高剂量,以免在降压的同时引起其他不良反应。由于不同的高血压患者有不同的需求,所以并不是每个患者都服用同一种降压药或同一组合,一种药可能对某患者最有效,但对另一患者就可能引起严重不良反应,所以详情应向医生查询。

最常用的药物包括:

- 钙离子阻滞剂,如氨氯地平(amlodipine)、硝苯地平(nifedipine)和维拉帕米(verapamil);
- β-受体阻滞剂,如美托洛尔(metoprolol)、阿替洛尔(atenolol)、比索洛尔(bisoprolol)、奈必洛尔(nebivolol);
- α-受体阻滞剂,如特拉唑嗪(terazosin)、多沙唑嗪(doxazosin)和哌唑嗪(prazosin);

- 血管紧张素转化酶抑制剂，简称 ACE 抑制剂，如依那普利（enalapril）、赖诺普利（lisinopril）和卡托普利（captopril）；
- 血管紧张素 Ⅱ 受体拮抗剂，如厄贝沙坦（irbesartan）、洛沙坦（losartan）和奥美沙坦（olmesartan）；
- 利尿剂，如氢氯噻嗪（hydrochlorthiazide）或呋塞米（furosemide）。

以上各种药物可以单独使用或者混合使用。其他药物如甲基多巴（methyldopa）、可乐宝（clonidine）和利血平（reserpine）均是有效的药物，但其多方面的不良反应限制了使用，因此大部分已被淘汰。

● 如何预防高血压？

- 尽量避免过胖；
- 定期运动；
- 控制精神压力；
- 生活协调；
- 切勿进食高盐食物；
- 定期体检，可以及早诊治高血压，减低高血压引起的慢性并发症。

有大型调查显示，女性从食物和补充剂中大量摄取叶酸，可降低患高血压的危险。这项调查共有 15 万名女性参加，统计学的依据十分强。但研究员同时指出，需要进一步研究才能作出定论，以决定女性是否需要增加叶酸摄取量。另一项研究显示，中国学者在 2015 年发表一项包括并分析了 2 万人以上的大型调查，发现如果高血压患者每日服食 0.8 mg 叶酸，可以降低高血压患者脑卒中（中风）的风险。

● 高血压的预后如何？是否可以根治？

对于原发性高血压，预后情况视乎年龄和高血压的严重程度，以及是否已经患过脑卒中（中风）、肾脏损害或心脏肥大等并发症而定。控制血压是很重要的，控制不良则会增加患心血管病并发症的风险，理想的血压控制会有更佳的长远预后。

在 2003 年，一项涉及 >10 000 名患者的大型研究被发表。这项研究中，在高血压患者中添加他汀类药物可显著降低 3.3 年随访期间的脑卒中风险。因此,大多数 40 ~ 80 岁高血压患者,尤其是那些患有多种心血管病危险因素的人士,除血压治疗外,还应同时接受他汀类药物治疗(除非有不良反应)。

原发性高血压通常并不能根治。反之,如继发性高血压患者诊断明确了有关病因,根治的成功率便可大大提高。例如,肾上腺肿瘤导致的高血压可以通过手术切除肿瘤得到根治。如原发性高血压患者的情况属于轻微,并且是体重过胖、缺乏运动的话,通过减肥、定期运动及舒缓精神压力,不排除血压可以恢复正常水平的可能。所以,少数高血压病患者不一定需要终生服药,有时通过非药物治疗亦可降低血压水平。

症状性低血压

年长人士患高血压十分常见,患严重症状性低血压(symptomatic hypotension)的病例则少见。有部分健康人士(尤其是年轻女士)血压长期介于 85 ~ 90/50 mmHg,但完全没有症状,低血压也就不成问题;但如果以前正常血压是 120/80 mmHg,而现在血压 <80/40 mmHg,并有相关头晕眼花或虚弱症状,则多数有病因,需要调查。

● 什么情况会导致低血压?

低血压的现象可以是暂时性的,例如运动后身体流汗,但又没有补充足够水分,因而造成脱水导致低血压。有些人缺乏运动,腿部肌肉松弛,从屈膝或卧下的姿势站起来时,血压会下降得很快。这是由于在正常的情况下,腿部的血管会收缩来支持身体的血压,如果收缩得不够快,站起来时血液便会积聚在下肢,流回心脏及脑部的血少了,因而产生眩晕的感觉。此外,年长的患者服食降压药,有时也会引起眩晕和低血压的现象。有一些患者本身已有自主神经系统失调的毛病,若同时患有高血压,而又正在服用降压药物,每当站起来时,血压便可能骤跌,这个症状称为体位性低血压(postural/orthostatic hypotension)。肾上腺功能减退(adrenal insufficiency)以及严重心力衰竭(heart failure)也可以导致低血压。明显地,高血压患者如服用过量降压药,或降压药剂量过高,均可能出现低血压情况。再者,有些患者即使每日服用降压药,但为了减少尿频次数(譬如乘坐长途旅游巴士)而减少饮水。在这种情况下,血压可能会下降到非常低的水平,导致头晕,甚至晕厥。

● 什么情况下需要看医生?

如果经常站起来感到眩晕,或是完全失去知觉,便应立即看医生。如测量血压后发现 < 90/50 mmHg,或每当站起来时收缩压下降 > 20 mmHg(即出现起立性低血压),都需要求医。

● 怎样治疗低血压?

对于因为服食药物而导致低血压的问题,可以调整药物的剂量。但若是因缺水而导致的,便应补充水分。如果是自主神经系统失调而引起的体位性低血压问题,可首先平卧,然后坐起来,半分钟至一分钟后才靠着桌椅站起,这样可减少血压降低引起的眩晕。如果在夏天进行运动,就必须补充足够的水分,而水分中最好含有足够的钾和钠(盐)。肾上腺皮质功能减退患者,需要补充肾上腺激素。如低血压是由于严重心力衰竭引起,患者便需要入院,医生可能处方静脉注射强心药物以维持血压。其实,对心力衰竭患者而言,低血压可减低心脏负荷,若患者不感觉头晕,则低血压(如 90/60 mmHg)不仅可以接受,甚至有可能是理想范围内的水平。

● 低血压的预后如何?

低血压的康复视乎患者的年龄以及是否患有其他疾病。因药物而导致的低血压,患者只需转换药物便可。对于脱水而引起的低血压,患者通常在补充水分后便问题不大。肾上腺功能减退,是因为缺乏肾上腺皮质激素所致,补充肾上腺皮质激素可使低血压情况好转。

17. 性生活与心脏病

心脏病患者可以有正常性生活

● 引言

　　患有心脏病、心脏病发作或接受心脏手术后,并不代表心脏病患者从此不能再有性生活;在完成首阶段的康复期后,患者可以重新投入性生活中。重新开始性生活,亦能帮助患者在康复期间增加伴侣间的安全感和沟通。

性交时人体生理变化

- 当开始有性冲动时,呼吸速度会逐渐增加,皮肤会泛红,心跳和血压都会轻微上升;
- 在性兴奋时,心跳和血压都会继续上升,这阶段可称为"性紧张"(sexual tension);
- 在性高潮(orgasm)时,抑制的"性紧张"会被释放,心跳增加,脉搏每分钟跳动 90～145 次,平均每分钟 115 次,而血压上升 30～45 mmHg,而在 10～15 秒后,心跳和血压会急速下降;
- 性高潮后,心跳、血压和呼吸都会回复正常水平。

　　以上都是性交时身体的正常反应,在性交过程中并不会注意到。而心脏病患者和心脏手术后,患者的性生理反应应该大致相同。

● 心脏病患者在心脏病发作或心脏手术后,可以有性生活吗?

坊间有许多关于心脏病与性生活的传说,最常见的是指性行为可能会使心脏病发作,甚至死亡。其实,只要患者的身体状况许可,便可以进行适量性行为。

心脏病发作后,患者大多会较为注意自己的心跳和呼吸,这都是正常的,而温和的性行为也是无害及健康的。

拥抱和爱抚所需的能量较少,所以患者在离院初期,可以采用这些方式来表达伴侣间的爱,然后才慢慢恢复以前的正常性生活。这可让患者身体及情绪更健康,又能感受爱与安全感,对康复进展有帮助。

性交会消耗较多的能量,因此医生会建议患者要在体力能够支持下才重新开始性生活。一般来说,心肌梗死病发后 3 ~ 4 周,或开胸心脏手术出院后 4 ~ 6 周,便可考虑开始性生活。经皮冠状动脉介入手术的康复期比冠状动脉搭桥手术快得多,所以接受前一种手术的患者恢复正常性生活也会较容易。整体来说,个体情况不同,患者宜先咨询医生意见。

● 心理因素如何影响性爱?

最常见的心理因素是抑郁(depression),患者担心自己的性表现大不如前,而减低对性的兴趣及性能力。有些患者在康复期间,可能会失眠或嗜睡,食欲大增或大减导致体重骤升或骤降,对生活失去兴趣及失去性欲等。患者也会较易发怒,以及经常在活动后感到疲倦。

心脏病发作后,偶尔经历轻微抑郁是正常的现象,但会降低患者的性欲,或对性交表现恐惧,令性生活停止数月甚至数年。约有八成半患者的抑郁症状在 3 个月内消失,但如果抑郁症状持续超过 3 个月,患者便应寻求心理辅导。一般来说,患者的抑郁症状越早消除,就越早能重新享受性生活。

● 年龄会否影响性爱?

评估心脏病患者的性能力,主要有两个因素:身体状况和年龄。年龄越大,性生活也会越少,但若身体健康的话,很多年长者对性事仍会继续有兴趣。

年龄往往会影响男性勃起的能力。相比年轻人,年龄大的男性需要更长的时间和更强的刺激才能勃起,这通常会使他们对自己的性能力产生忧虑。其实任何疾病,特别是心脏病,都会减少性欲和性能力。

● 药物会否影响性爱?

许多治疗心脏病的药物都可能影响性欲和性能力。男性的性功能问题包括不能达到或保持勃起(即阳痿),或不能控制射精(即早泄)。而女性的性问题包括不能感受到性刺激(即性冷感)和未能达到性高潮,而性欲也可能减少。

不同的药物可能影响性欲、勃起能力和性高潮。性能力若出现任何突然或不明的改变,都可能是药物影响的结果。如果出现上述情况,应立即询问医生意见,通常转换药物或改变剂量便可以解决问题。

● 恢复性生活前,应做什么准备?

在恢复性生活前,心脏病患者及其伴侣可以做下列准备:

保持和改善身体健康状况:患者可以建立一个有规律的健康生活习惯,有健康的饮食,做适量的运动,按时服药和停止吸烟。这可以仿效住院时的饮食作息时间,回家后同样应用实行。医生会建议正确的运动帮助患者提升心肺功能,改善整体的健康状况,令患者恢复自信。一些有氧运动,如步行、缓步跑、游泳或踏单车,均能改善心脏功能和一般身体状况。但医生可能会要求患者先做运动负荷心电图测试,然后决定其是否适合做运动。

控制情绪:心脏病发作、手术后和住院后,患者及其伴侣都可能感觉到心情低落,情绪难以平衡或急剧转变,但这些情绪波动多是暂时的。

改变对性的期望:即使心脏病发作前患者及其伴侣有良好的性关系,但在心脏病发作后,也有可能会对恢复性生活存有恐惧,需要面对情绪和生理上的反应,以及其他潜在的问题和转变,这些都是正常的。克服这些问题可能并非易事,但应避免刻意证明自己的性能力已完全恢复正常。若患者及其伴侣在未有完全准备的情况下强迫自己恢复性生活,恐惧感并不会消失,甚至可能会制造更多的问题,因此患者和伴侣在恢复性生活初期最好不要抱太大期望。每个患者在心脏病发作或心脏手术后,在性生活的调节上都会出现问题,顺其自然即可。

● 伴侣同心应付困难

　　心脏病不仅影响心脏病患者,其伴侣也可能会感到忧虑、抑郁或伴有其他精神问题,这会令双方的关系更加紧张。许多时候,伴侣往往难以在保护和帮助之间找到平衡。许多伴侣因为缺乏对心脏病的知识和抱有错误的观念,担心感情和性关系在心脏病后受到影响而感到恐惧。伴侣又可能被迫成为家庭的经济支柱,或增加做家务的压力。

　　如果在心脏病发作之前,伴侣之间已有性问题存在,那么在病发之后,性问题可能变得更关键。一般的主诉包括伴侣选择在不方便的时候行房、不能轻松地进行、缺乏兴趣或太少前戏。

　　若伴侣在病发前已经常对性事表达不满,在病发后性交的次数大多便会减少。其实,感情的协调不在于性表现如何或次数有多频繁,而是在于大家在心脏病发作前后对性关系质量的看法。双方坦诚讨论问题是有帮助的,若肯主动讨论性的需要,在日后出现任何性问题时,会更容易应付。

(资料来源:本文部分内容资料修订自美国心脏协会的出版物)

心脏病患者恢复行房的指南

　　以下的指南可以帮助伴侣双方准备重新投入性生活时,减少心脏病患者心脏和心理的负荷,增加性生活的乐趣和满足感。

- 应选择轻松、安静的时间进行,抛开一切日常工作带来的压力,最理想是经过一晚充足睡眠后的早晨,或周末日间午睡后。
- 最好在进餐后2~3小时进行性行为,让食物可以消化,因为消化食物时需要增加血液量,进行性行为前切勿吃得太饱。
- 应尝试选择熟悉、平静和没有干扰的环境,尽可能维持同一个性伴侣和避免过分刺激。

- 在性活动前,患者应服食经医生处方的药物。在心脏科医生严格监督下,才可服用西地那非(sildenafil)或类似的抗阳痿药物,亦不应在 24 小时内同时服用西地那非或硝酸盐,同时服用的话,可能导致严重低血压,甚至在罕有情况下死亡。
- 在心脏病发作或心脏手术后,大多数患者仍会采用以往的前戏和位置,很少情况需要改变性交的位置。但是,接受心脏手术后的患者,伤口可能会有少许不适,因此需侧躺面对伴侣,或躺于伴侣的前面或后面,这些位置对胸壁造成的压力较小,使呼吸较为顺畅。若患者在平卧时感到呼吸困难,二人可以面对面坐在椅上,最好选择皮面和较矮的椅子,让腿部可以平放在地上休息。

● 患者在性交时出现症状,怎么办?

每个人在性交时,心跳均会较休息时快和大力,呼吸也会较急促和用力,皮肤会发红和潮湿,这些都是正常的身体反应,不属于心脏负荷过重的症状。

显示心脏负荷过重的症状包括:心绞痛;颈、颌、手臂、胸口或胃有受压或不适的感觉;显著的气喘,或心跳过快和不规则。如果患者在性交时有这些症状,应立即告诉伴侣、尽快休息和服食医生处方的药物。很多患者成功接受搭桥手术或经皮冠状动脉介入手术,在性行为时没有症状出现。如果进行上述手术,也接受了药物治疗,但症状仍未能舒缓,又或在恢复性交后症状再度出现,患者应寻求医生诊治,让医生评估再做手术的可行性。若患者在性交后感到极度疲倦,亦应与医生讨论,因为可能需要改变日常生活习惯或转换药物。

● 如果性表现大不如前,怎么办?

随着年龄的增长,性欲减少,缺乏引起性刺激和反应的能力是很普遍的,性能力并不一定受心脏病或其他疾病影响。许多因素可以引致这些问题,包括酗酒、药物不良反应,以及在医院或康复期间感受到的压力。

伴侣在感情或性角色方面缺乏安全感,又或这些角色出现了变化,也会出现性问题;恐惧、婚姻冲突、家庭、经济或法律上的问题、抑郁和其他压力都可以使问题恶化。当这些问题得到解决,性问题便会改善或逐渐消失;假若这些问题未能解决,性方面的问题便可能持续。

关于性生活,伴侣之间应互相分享对方的感受,正视问题,共同寻求解决方法,避免将自己的感受放在心内,或假装没有问题,只等待问题自动消失。

(资料来源:本文部分内容资料修订自美国心脏协会的出版物)

传言及错误观念

坊间有许多关于性与心脏病的错误观念,这些传言虽然不会对患者的康复造成太大影响,但会使他们产生不必要的恐惧而延迟康复的进度。

传言:同龄的男性和女性对性的欲望和强烈程度相同。

事实:男性对性的欲望和强烈程度一般在 17、18 岁时达到顶峰,然后开始缓慢减退,直到 50～60 岁,便停留在该水平。女性的性欲及强烈程度的顶峰是 27～30 岁,并稳定停留在某水平直至闭经,之后便慢慢降低。

传言:男性和女性到了 50 岁,会出现性功能障碍;随着心脏病的出现,阳痿和性欲下降也会出现。

事实:虽然年长的男性需要较长的时间勃起,但在控制射精方面可能较年轻人好。女性方面,一般在停经后仍可以得到性满足。在一些个案中,因为毋须担心怀孕,反而会得到更大的性欢愉。

传言:心脏病发作后的性活动,是导致猝死的主要原因。

事实:如果患者有心肌梗死后的心绞痛,便应该与心脏科医生商讨,是否有需要进行经皮冠状动脉介入手术,因为这项手术在治疗和预防心绞痛方面都有很高的成效,所以大部分有显著冠状动脉狭窄的人士应接受这项治疗。性活动时猝死的冠心病患者常涉及婚外性行为,这些婚外性行为与夫妻间的不同,因为通常在不熟悉的环境中进行,而面对新的性伴侣往往需要有更好的表现。其他因性行为而猝死的危险因素,包括性交前吃得太饱、酗酒等。

传言:酒精可以帮助提高性表现。

事实:在一些个案中,少量的酒精可以帮助减少紧张、恐惧和罪恶感,因而增加性表现和乐趣;但过量饮酒会抑制性功能,长期酗酒对身体功能更会造成损害。因长期酗酒而导致阳痿的男士,就算在停止饮酒后,阳痿情况也不一定能康复。

传言:药物可以增加男性的性刺激。

事实:在许多个案中,当男性雄激素(testosterone)水平衰退,服用雄激素药物能够增加性刺激和性能力,但对具正常雄激素水平的男性则没有增加性刺激的效用。

传言:雌激素能帮助已停经或雌激素不足的女性改善对性的反应。

事实:没有医学研究证明服用雌激素(estrogen)可以改善女性的性反应,但一些包含激素的乳膏可能会增加阴道的润滑程度,令阴茎能较容易进入。另外,一些雄激素类型药物可能对提高女性的性欲有帮助,但有一定的不良反应,不应胡乱服用。

传言:心脏病患者在病发后,性欲及性功能都会减退,这是因为心脏没有能力对性的需求作出反应。

事实:除了小部分患有严重心脏病和心力衰竭的患者外,一般患者在心脏病发作后,其性欲和性能力的问题主要来自心理因素多于生理因素。另一方面,勃起功能障碍(erectile dysfunction)和冠心病有着相同的危险因素,因此很多冠心病患者最终亦有勃起性功能障碍。

传言:患者性交时出现心绞痛,表示他在病发后应完全禁止性生活。

事实:现时经皮冠状动脉介入手术治疗非常成功,很多患者在接受治疗后已完全没有心绞痛。患者应咨询医生意见,讨论应否做心导管检查。如果患者已接受经皮冠状动脉介入手术或冠状动脉搭桥手术而在性交时出现心绞痛,医生可能会建议

患者在性交前 15～20 分钟,先在舌下含服一粒硝酸甘油
(nitroglycerin),以预防心绞痛发生。但对于进行经皮冠状动
脉介入手术后仍有心绞痛的患者,出现急性并发症的风险相
对较高,患者最好只维持温和的性行为,并应咨询医生是否
需要考虑任何其他治疗。

(资料来源:本文部分内容资料修订自美国心脏协会的出版物)

勃起功能障碍药物治疗(PDE5 抑制剂与冠心病)

● PDE5 抑制剂(phosphodiesterase type 5 inhibitor)

　　PDE5 抑制剂是用于治疗男性阳痿的药物,可增加男士在进行性行
为时勃起的能力和持久性;冠心病患者如果要服用,必须特别小心。市
场上有数种 PDE5 抑制剂,包括西地那非(sildenafil)、伐地那非
(vardenafil)和他达拉非(tadalafil)。在中国香港地区,西地那非就是众
所周知的威而钢(Viagra),伐地那非是立威大(Levitra),他达拉非则是
犀利士(Cialis)。FDA 在 2012 年最后批准的一种 PDE5 抑制剂是阿伐
那非(avanafil)。这种药物的起效时间早于其他 PDE5 抑制剂,可在 15
分钟内有效。

● 冠心患者服用 PDE5 抑制剂的安全性

　　研究认为,一些患有稳定型冠心病的男士,若运动时没有局部心肌
缺氧,或运动不会导致更多的心绞痛或心律不齐,而又没有服用硝酸
盐,则服用 PDE5 抑制剂应属安全。但如果病情不稳定者,即使没有服
用 PDE5 抑制剂,过度激烈的性行为都可能有害。因此不论何时,冠心
病患者若想服用 PDE5 抑制剂,必须先向心脏科医生咨询。

　　一般患有心绞痛的冠心病患者在考虑服用 PDE5 抑制剂之前,应该
先评估是否需要进行经皮冠状动脉介入手术。必须明白这种手术的成
功率可达95%～98%,预防心绞痛十分有效。如果患者已经进行冠状
动脉介入治疗,劳动时没有任何心绞痛,则可安全服用 PDE5 抑制剂,然

后进行性行为。

需要指出,关于 PDE5 抑制剂,一种罕见的不良反应是急性听力损失,但暂时还没有确定的因果关系。其他不良反应包括背痛、鼻窦炎、视觉障碍(包括急性视力丧失)等。

● 小心药物的相互作用

冠心病患者要注意:如果考虑服用 PDE5 抑制剂,便不能同时服用硝酸甘油类的药物及硝酸盐,包括单硝酸异山梨酯(isosorbide mononitrate)等等。一般而言,服用硝酸盐后 24 小时内,不能使用西地那非(sildenafil)和伐地那非(vardenafil)等 PDE5 抑制剂。如果同时服用硝酸甘油和 PDE5 抑制剂,则可能使患者血压严重下降,甚至有致命的危险。同样地,在服用 PDE5 抑制剂后 24 小时内,也不能服用硝酸甘油类的药物。至于他达拉非(tadalafil)因药效较长,可延至 2 ~ 3 天,故与硝酸盐同时服用会出现危险的持续时间为 48 小时,而非 24 小时。

此外,亦有其他药物是在服用 PDE5 抑制剂后需要小心使用的,包括 α-受体阻滞剂,如特拉唑嗪(terazosin)、多沙唑嗪(doxazosin)等,同时服用可导致血压下降,但不会像服用硝酸甘油般严重。特拉唑嗪类药是治疗高血压的药物,亦会用于有前列腺疾病症状的患者。虽然其他降压药物一般可与 PDE5 抑制剂同时使用而不会有问题,但一般都应先咨询医生意见。

冠心病患者假若能留意以上事项,服用 PDE5 抑制剂大致上应该安全。研究显示,在监管情况下,稳定型冠心病患者服用 PDE5 抑制剂并不会较一般人危险。

18. 肥胖、运动与心脏

肥胖的问题

撰文：岑杨毓湄博士(加拿大注册营养师)、罗鹰瑞医生

● 何谓肥胖(obesity)？

"肥胖"的定义很抽象,尤其现今女性喜欢"减肥",体态稍为丰满便嚷着要减肥。不过,原来所谓"理想体重"的标准是基于 1959 年医疗保险公司对死亡率与体重的统计。这些年来,医学界也基于体重与非传染性疾病(如心血管病、癌症、糖尿病等)发生的关联,转换成另一统计指标,名为"体质指数"(body mass index, BMI),计算方法为:

$$\frac{体重(kg)}{身高(m)^2} = 体质指数$$

理想"体质指数"以病发率作为衡量准则。BMI 过高,在统计学上,患慢性疾病如冠心病、糖尿病等的概率亦相对提高。根据世界卫生组织,肥胖的分界点为 BMI≥25。然而,由于同一 BMI 可能在不同人群中有不同程度的体脂,因此 BMI 肥胖的分界点在亚太地区(包括中国香港地区)作出修订。详情请参阅《身体体质指数》一文(第 267 页)。

研究已经指出,人体的腰围也可用于评估肥胖。最近的中国人口研究得出结论认为,评估肥胖的腰围指标分界点为:男性 85 cm 和女性 80 cm。

● 肥胖的原因是什么?

肥胖的原因既简单又复杂。所谓简单,就是当人们进食时,所摄取的能量超过人体所消耗的能量,就会导致肥胖;而所谓复杂,就是现代环境上有多个因素会导致过度摄取食物能量。这些因素包括:

(1)食品行业:食品工业生产现代化,是食品供应充足的一个直接结果。进食过多加工食品和增加外出餐饮消费,会导致个人摄入更多的游离糖、精制谷类食物、脂肪和能量。

(2)生活和活动方式:在饮食增加的情况下,现代人的体力活动却无相应增加。

● 肥胖与遗传的关系

有关双胞胎、被领养者和家庭成员的研究均显示,肥胖问题是受遗传因素影响的。肥胖的遗传率在双胞胎研究中很高,因此常会看到同一家庭中同时有许多肥胖人士。现代遗传理论相信,当接触肥胖的环境中(如食物摄取量过多),遗传因子会改变而令个别胎儿和少年更容易产生肥胖。当然,遗传并不是造成肥胖的绝对因素。即使一家的成员都是"肥胖一族",除遗传因素外,他们的同一生活方式及文化背景也是考虑因素。

● 肥胖与社会经济状况的关系

从现代的观察所得,社会的经济因素与肥胖有莫大关系。传统中国人皆认为肥胖只会出现在富裕家庭。与古代社会和低收入国家不同,在现今富裕国家,社会的弱势群体反而有更多超重和肥胖人士。近年美国及芬兰就有报道,肥胖人士多数出现于低收入群体中。另外,根据1991年芬兰的研究报道,肥胖人士通常是教育水平低、患有慢性疾病、活动范围小、酗酒及曾吸烟的群体。有很多学者曾尝试解释这个现象,认为可能是贫穷导致更少饮食知识和不恰当的购买行为,而廉价食品多是高脂肪和高能量食物。因此,低收入人士较多吃高脂肪食物,并且不懂得或无法取得营养丰富而低能量的新鲜食物。

● **肥胖对健康有什么影响?**

　　寿命:不论男女,成年人肥胖与平均寿命减少一定有关联。在 Framingham 研究的 3 457 名参与者中,40 岁而 BMI ≥30 的肥胖者,较 BMI ≤24.9 的同龄人士寿命减少 6 ~ 7 年;40 岁而 BMI 25 ~ 29.9 的过重人士,较 BMI ≤24.9 的人士寿命减少 3 年。而肥胖的吸烟者较正常体重的非吸烟人士寿命,则减少 13 ~ 14 年。

　　癌症:不论男女,BMI 的增加与一些癌症的死亡率有关,包括食管癌、结直肠癌、肝癌、胆囊癌、胰腺癌、肾癌、非霍奇金淋巴瘤(non-Hodgkin's lymphoma)、多样骨髓癌(multiple myeloma)。

　　肥胖男性死于胃癌和前列腺癌的危险会增加,肥胖女性死于乳腺癌、子宫癌、子宫颈癌和卵巢癌的风险亦比较高。

　　糖尿病:肥胖令人对体内的胰岛素产生抵抗(insulin resistance),影响胰岛素的正常运作,以致身体血清血糖值过高,因此比较容易演变成 2 型糖尿病。成功减肥有助减低糖尿病的发病率以及舒缓糖尿病的病情。

　　心血管病:向心性肥胖(central obesity)即腹部肥胖的人患心血管病的风险,比没有向心性肥胖者高。减肥可使血压水平下降。

　　肥胖可以使人的血清 LDL-C 值和三酰甘油值上升,HDL-C 值则减少,因而增加冠心病、心力衰竭及心血管病死亡的风险。

　　脑卒中(中风):男性的 BMI 增加,与缺血性脑卒中和出血性脑卒中有直接关联;对女性而言,则只会增加缺血性脑卒中的危险。

　　呼吸系统疾病:过肥会影响肺部正常功能,亦是患睡眠窒息症的一项主要危险因素。

　　关节与骨骼问题:肥胖人士容易患关节炎,这与过重有关。关节炎问题常出现在膝盖和足踝,因为膝盖和足踝经常要承受过重的体重,容易造成创伤,引起关节炎。相反,减轻体重可减少日后年老时患关节炎的风险。

　　痛风症:肥胖会增加患痛风症的危险。

　　胆病:超重 20% 的人士患胆病如胆结石的概率双倍提升。患胆结石的风险增加,可能是胆固醇生产过多及胆汁内胆固醇含量增加之故。

　　妇科病:肥胖可能影响女性正常的排卵能力,导致经期提早或不规律,甚至停经及不育等情况。肥胖的女性在妊娠期亦容易患高血压及糖尿病,甚至会增加小产危险。

痴呆:肥胖可能增加晚年患痴呆症的风险。

肾结石:成年期的肥胖和体重增加亦会增加患肾结石的危险。

● 肥胖与身体脂肪分布有何关系?

除了理想的 BMI 之外,身体脂肪分布亦是衡量个人健康的一项准则。医学界将人体的脂肪分布分为两种类型:苹果型与梨型。

苹果型即是脂肪集中于腰部位置,而梨型就是脂肪集中在臀部及大腿位置。苹果型人士比梨型人士更容易患心脏病、糖尿病、脑卒中(中风)及高胆固醇血症等疾病。

男性倾向苹果型的概率比女性高。女性在更年期后容易患心脏病,与其腹部脂肪集中相关。

● 什么是正确的减肥方法?

正确的减肥方法就是能够消耗体内多余的脂肪,同时又能够维持恰当的营养摄取量,包括现时认识的 40 多种营养素。当食物能量减少,或人体能量的消耗量增加,而能量的总吸收量低于总消耗量,就能达到减肥的目的。

从营养学的角度看,减肥的第一个步骤是先咨询医生,确定身体健康,可以多做运动,以及制订一套适当的减肥方法。医生亦会建议减肥者约见注册营养师,分析减肥者的饮食行为和情况,并设计一套适合减肥者的营养餐单,务求令减肥的方法安全可靠,并配合实际要求。

减肥者亦可利用日记形式,记录平日的饮食时间表及食物分量,以帮助评估饮食习惯的问题。

另外,减肥者应谨慎检讨自己采用的减肥方法有多可靠,如果所依赖的减肥方法是某一本书或一家减肥中心的建议,那便需要了解清楚这些方法是否恰当及有效,以免造成不必要的身体损害及金钱损失。美国 2017 年有报告指出,美国人每年花在减肥方面的费用高达数百亿美元,而且大部分更是花在不必要甚至有误导性的产品上。所以,减肥前最好先咨询医生及营养师的专业意见。

● **如何分辨一份好的减肥餐单**？

- 假如餐单的每日热量＜1 000卡(calories)，就必须经医生或营养师的批准及指导方可使用。
- 餐单有否标榜什么神奇减肥配方？有的话，那么它的可信性便很成疑了。医学界至今仍未发现任何迅速帮助减肥的方法，这些所谓"神奇配方"对医学界来说，简直匪夷所思！
- 推荐用某种减肥餐单的人是否值得你信赖？如果推荐人有推销产品的背景，就必须留意此人向你推荐减肥餐单的用意。
- 餐单或减肥理论是否与现时医学或科学观点完全不同？大家要明白，科学的知识是点滴累积而成，没有一个人可以突然发明一种方法去完全推翻科学理论！
- 餐单有否考虑个人选择饮食的自由？假如餐单缺乏选择的弹性，硬性规定饮食的内容及时间，那么能够坚持使用此餐单的能力则成疑。
- 餐单有否标榜由什么出名的专家、大学或医院提供？有的话，便必须确定餐单内容是否真的出自他们的专业意见。因为市面上有不少产品在未经专业人士或机构同意下便擅自借势宣传，这实在有误导消费者之嫌。

其实，无论是标榜低油或低碳水化合物的餐单，只要能够帮助减肥者减少摄取卡路里或食物能量，便能达到减肥目的。不过，餐单的内容如果与减肥者的个人饮食习惯不同，而其又不能掌握或学习均衡饮食的原则，那么很快便会重蹈饮食不当的覆辙，令体重打回原形。

● **健康饮食的重点是什么**？

- 没有一种食物能提供个人全部的营养需求。均衡饮食应包括基本食物组别，如蔬菜、水果、奶或高钙食物、肉类、豆类或高蛋白食物，以及五谷类。
- 食物的分量要恰当。健康食品的分量过多，同样会导致摄取过多热量。
- 三餐进食的时间编排要稳定。如果经常不吃正餐，容易导致其他时间进食分量太多,最终形成肥胖。

- 尽量避免饮太多酒,因为酒精含有不少能量。

● 有什么基本的健康饮食方法?

- 减少脂肪摄取量,不论是肉类脂肪或植物油,都应少吃。
- 减少添加糖的摄取量,如砂糖、蜜糖、黄糖、果汁等。
- 减少盐分的摄取量,多吃抗氧化功能的食物,如蔬菜、水果、果仁、全谷物等。
- 减少进食精制碳水化合物,例如白面包、白饭、白面粉制成的面食等。多吃含丰富纤维素的全谷物、豆类、根茎蔬菜及生果。

● 什么是功能食物?

中国人的传统观念相信食物有预防及医治疾病的功能,而现代西方医学界亦确立一系列的"功能食物"或营养素:

叶酸:维生素 B 的一种,功能是预防孕妇生产脊椎有问题(神经管缺陷,包括脊柱裂)的婴儿。在美国,平均每年有 2 500 名婴儿患脊柱裂(spina bifida),当中并不包括流产及死亡的婴儿在内。所以,医学界建议婚后妇女应增加叶酸的摄取量,而孕妇更须服食补充剂,以补充额外的叶酸需求量。

叶酸亦有其他功能,例如维持红细胞的正常生长;若缺乏叶酸,人体内的红细胞数量便下降,引起巨幼红细胞性贫血病。另外,2015 年一项大型研究显示叶酸可预防脑卒中(中风),但预防大肠癌及心脏病的成效则存疑。美国更于 1998 年开始在五谷类产品中加入叶酸,可见叶酸对人体健康的重要性。食物方面,绿叶蔬菜、肝脏、干豆类、牛油果、花生及橙等,均含有丰富的叶酸。

有调查显示,每日补充叶酸、维生素 B6 和维生素 B12 可以降低血清同型半胱氨酸值,从而减少患心血管病的危险,但随机对照试验暂时未有数据支持必定要补充上述的维生素 B。

麦片:1997 年,美国 FDA 批准麦片生产商可在产品成分表内列出麦片中所含的高水溶性纤维(soluble fiber),配合低脂肪及低胆固醇的饮食,有助预防心脏病。1999 年,当局更批准生产商可在成分表内列出高纤维的五谷食品(如麦片)有助预防癌症的字句。根据一项研究,一碗麦片含有3.5克水溶性纤维,对预防因高脂肪饮食而产生血管壁肥厚有帮助。另外,专家指出,麦片可在胃内减缓消化速度,令人维持长时间饱腹的感觉,对控制体重或减肥人士有一定帮助。

纤维: 纤维是结构复杂的碳水化合物,只来自植物,而不会在鱼、肉、蛋等动物类食物中得到。其化学结构主要分为水溶性纤维(soluble fiber)和非水溶性纤维(insoluble fiber)两种。这两种纤维可在同一种食物中并存。含有丰富纤维的食物包括全谷类的五谷(如红米)、干豆、蔬菜及生果等。纤维对人体的功能主要是帮助肠蠕动,减少与大肠相关的疾病。要从饮食中摄取足够的纤维,便需依据食物金字塔的原则,即每日吃2~3个水果,而在3~4碗五谷类食物中应有一半为全谷类食品。若要增加高纤维食物的摄取量,应循序渐进,进食纤维的同时多摄取水分,以帮助身体适应高纤维的食物。基本上,成年人每日平均摄取25克纤维,而3~18岁的组别,将其年岁再加5,便是该儿童或青年每日所需的纤维量。例如一名3岁儿童,每日建议所需的纤维份量便是3+5=8克。

各种食物所含的纤维素,简列如下(表3):

表3   各种食物所含的纤维素

蔬菜类	纤维素(g)	水果类	纤维素(g)
绿豌豆煮1杯 ··············	约9	中型梨连皮1个 ··············	约6
抱子甘蓝煮1杯	约4	黑莓1/4杯 ··············	约5
甜玉米,煮1杯 ··············	约4	白葡萄12粒	约5
西兰花1杯 ··············	约4	红草莓1/2杯	约5
中型红萝卜1个	约2	西梅1/2杯	约5
熟椰菜1/2杯	约2	杏桃5粒	约4
中型蕃茄1个	约2	苹果连皮(中)1个 ··············	约4
生椰菜花1杯	约2	香蕉(中)1只	约3
萝卜2/3杯	约2	中型橙1个	约3
马铃薯中型连皮1个	约2	中型桃1个	约2
生西芹1/2杯	约1	大草莓10粒	约2
小型洋葱1个	约1	中型梅子2粒	约2
熟椰菜花1/2杯	约1	大型橘子1个	约2
熟芦笋4条	约1	樱桃15粒	约2
		鲜菠萝1/2杯 ··············	约1

（续表）

谷物、麦片和面食类	纤维素（g）	豆类、坚果和种子类	纤维素（g）
全麦意大利面，煮 1 杯 ……	约 6	豌豆，煮 1 杯 ………………	约 16
燕麦麸皮松饼 1 个（中）	约 5	扁豆，煮 1 杯 ………………	约 15
全谷麦 1/3 杯 …………	约 5	黑豆，煮 1 杯 ………………	约 15
燕麦片（即食），煮熟 1 杯	约 4	烤豆，素食，罐头，煮 1 杯 ……	约 10
爆米花 3 杯	约 4	杏仁 23 粒	约 4
糙米，煮熟 1 杯	约 3	新鲜或罐头豌豆 1/2 杯 ……	约 4
黑麦饼干 4 块	约 3	西梅干 3 粒 ………………	约 4
玉米片 1 杯 …………	约 3	无花果干（中）2 粒 ………	约 2
麦麸粉 1 茶匙	约 2	花生 12 粒	约 1
黑麦面包 1 片 ………	约 2		
全麦面包 1 片 ………	约 2		

身体体质指数

● **什么是身体体质指数？**

　　身体体质指数即 body mass index（BMI），是一种用以评估体重是否标准的指标。如果你想知道自己是否过重，便可以按照这个指标计算，方法是：

$$\frac{体重（kg）}{身高（m）^2} = 体质指数$$

　　根据世界卫生组织在 2000 年为亚洲人订出的体质指数，BMI < 18.5 属于过轻，介于 18.5 ～ 22.9 属于正常，≥23 属过重，≥25 则为肥胖。传统的西方肥胖指标定义是 30，但世界卫生组织将亚洲人的标准降至 25，因为流行病学的研究显示，亚洲人在较低的 BMI 数值中体脂较高，并已有肥胖相关的问题及并发症的可能。

　　此外，表 4 亦清楚列出与不同身高、体重相对应的 BMI 数值。以一个身高 1.65 米（5 英尺 5 英寸）、体重 54.5 千克（120 磅）的人为例，按图表，其 BMI 数值是 20，属正常水平；但对一个同一高度、体重达 72.6 千克（160 磅）的人而言，其 BMI 数值是 27，已经属于肥胖了。

表4 不同身高、体重相对应的 BMI 数值

身高（英尺-英寸）	体重（磅）										
	100	110	120	130	140	150	160	170	180	190	200
5 - 0	20	21	23	25	27	29	31	33	35	37	39
5 - 1	19	21	23	25	26	28	30	32	34	36	38
5 - 2	18	20	22	24	26	27	29	31	33	35	37
5 - 3	18	19	21	23	25	27	28	30	32	34	35
5 - 4	17	19	21	22	24	26	27	29	31	33	34
5 - 5	17	18	20	22	23	25	27	28	30	32	33
5 - 6	16	18	19	21	23	24	26	27	29	31	32
5 - 7	16	17	19	20	22	23	25	27	28	30	31
5 - 8	15	17	18	20	21	23	24	26	27	29	30
5 - 9	15	16	18	19	21	22	24	25	27	28	30
5 - 10	14	16	17	19	20	22	23	24	26	27	29
5 - 11	14	15	17	18	20	21	22	24	25	26	28
6 - 0	14	15	16	18	19	20	22	23	24	26	27
6 - 1	13	15	16	17	18	20	21	22	24	25	26
6 - 2	13	14	15	17	18	19	21	22	23	24	26
6 - 3	12	14	15	16	17	19	20	21	22	24	25
6 - 4	12	13	15	16	17	18	19	21	22	23	24

注:1 磅 =0.454 千克;1 英尺 =0.3 米,1 英寸 =0.03 米。

不过,单从表4的数值来决定体重是否属于理想并不足够。对一个患有心血管病及高胆固醇血症的人士而言,即使体重属于正常范围内,但腰围及身体脂肪比例仍然在偏高的位置,那么这个指标仍然不可接受,患者应该减肥。相反,对一个肌肉结实及腰围正常的运动员来说,纵使 BMI 已高于正常范围,并不一定表示其过胖。

由此可见,个人是否属于过重或肥胖,是由许多因素决定的。若有任何疑问,应该与医生详细讨论。

减肥秘诀

减肥瘦身在中国香港地区已蔚然成风,各式各样的减肥方法在坊

间大行其道,但大部分人因为在缺乏周详的计划之下便盲目跟风,最终未能收到预期效果而大失所望。大部分希望减肥的过胖人士会认为减肥很困难,主要是因为时间限制和不良饮食习惯所致。当社会变得富裕,工作量越繁重,也就越没有时间做运动。在中国人社会中,大部分人都以享受美食为一大乐趣,很多肥胖人士亦会觉得食物难以抗拒。因此,一个减肥计划得以成功,要靠获取正确知识、意志力、决心和家人支持。

● **减肥要有何准备**?

　● **利用内在动力**

写下个人需要减肥的原因,清晰的目标可以帮助集中力量;诚恳地面对问题更有助评估减肥计划的成功概率。一般而言,内在的动力(如要改善健康等)可导致长远的成功,外在的动力(如减肥是为穿着某件漂亮的衣服)作用较大,但时效短暂。特定的动机可以是强大的诱因,例如一名喜欢打网球的青年,因为体重增加令表现差强人意,于是希望赢得学校的网球赛便会成为他减肥的动力。渴望求变,可使理想实现。

　● **亲友的支持**

减肥固然是个人的事情,但获得身边的人支持,事情便会变得容易。决定减肥后,不妨将意愿告诉亲友,认真宣布自己要过新生活方式的决心,并感谢他们的支持。朋友间亦可以互相鼓励,一同做健身运动等。亦有一些人会选择参加体重控制课程,借着付出金钱,加强付诸实行的动力。

● **如何实行减肥计划**?

　● **逐步改变**

只有逐步改变生活及饮食习惯,减肥的效果才可以长久。先订下长远目标,当中应包括达到和维持某一体重;同时可将目标细分,以求较容易达到。例如长远目标是在一年内减去9.08千克(20磅),便可以把它细分为每3个月减去2.27千克(5磅),然后再计划减少卡路里摄取量和增加活动量来达到目标。如果已经很长时间没有做运动,便不要一开始便每周做 3 次、每次 30 分钟的运动,这样对于一些年纪大又长时间没有运动的人士来说可能要求过高,亦会增加关节或肌肉受伤的危险。较合理的做法应该是逐步增加运动量。预备新的餐单时,也不一定要一开始便将食物分为"肥"和"不肥",而是减少进食无营养加工食物。逐渐改变口味习惯,如先喝低脂奶,然后慢慢转变为对血脂和卡路里好些的脱脂奶。当然,如果减肥者的意志力十分坚定,可立即将"不好"的食物戒掉,亦未尝不可。

- **定期运动**

运动可以燃烧卡路里和令人感觉轻松,亦可以建立自信,因此应将运动成为生活的一部分。事实上,很多定期做运动的人如果有一日不能抽空做运动,便可能感到若有所失。但其实他们可以通过其他方式累积活动量,例如以步行上班代替乘搭出租车,或以走楼梯代替搭乘电梯。都市生活可以非常忙乱,很多人因而未能抽出足够时间做运动,但仍可以早点起床,或在午间做运动。

- **认识食物的卡路里含量**

要有效减肥,便需减少卡路里的摄取量。减肥人士或者会因为吃得不足而有饥饿的感觉;其实只要选择食物得宜,进食量也不一定减少很多,肚子也不会觉得饥饿。

一般零食的分量应该含 100~150 卡。但即使一件 100 克的芝士饼也有 320 卡,或某些品牌的曲奇可能含有 350 卡,远远超过一般零食的卡路里含量。以蔬果作为零食,既可满足食欲,又不会摄取过多的卡路里,在饮食中加入苹果、芹菜、甘笋等食物,不仅有益健康,更可填饱肚子;肚子饱了,吃高卡路里食物的食欲相应减低。不过,两个大苹果亦含有 150 卡,因此即使是健康的食物,若进食量过多,亦会拖延减肥的进度。因此,最重要的是知道不同种类零食的卡路里含量。

每当感到真正肚饿时,可以吃一些零食,但不要养成习惯或感到无聊时便吃。在吃任何零食前,可先喝一杯水,产生饱腹感。对于患十二指肠溃疡的人,零食亦可帮助缓和胃痛。这些患者在晚饭前或午夜时会因腹内食物已消化掉、胃酸分泌而胃痛,因此需要经常进食以减少痛楚。其实他们最要紧的是治疗溃疡,以避免进食不必要的零食。

哪种减肥餐单是最有效的?

撰文：岑杨毓湄博士(加拿大注册营养师)、罗鹰瑞医生

　　低碳水化合物饮食法(low carbohydrate diet)已广泛流传数十年。以前其中一个最受欢迎的是阿特金斯减肥法(Atkins diet, 又称极低碳水化合物饮食法),但经常被医学界批评,因为其餐单容许进食的碳水化合物份量极低(每日 <50 g),又容许无限量进食动物来源的食物(如肉类),因此容易导致摄取过量饱和脂肪,会对心血管健康产生负面影响。阿特金斯减肥法目前也在不断演变,有些过去的初步建议已被修改了。阿特金斯减肥法一般不适宜作为长期减肥的方法。研究显示低碳水化合物饮食(35% ~40% 膳食热量)对血脂的新陈代谢是安全的,亦可以更有效地在短时间内减轻体重。此外,低碳水化合物饮食在 2 型糖尿病、冠心病和部分癌症方面,亦有其他益处。

　　与所有减肥饮食法一样,长期坚持极低碳水化合物饮食是很困难的。有医学研究比较 4 种不同的饮食法:极低碳水化合物但没有脂肪限制(Atkins diet)、平衡控制饮食(Zone diet)、限制卡路里摄取的饮食(Weight Watchers)、非常低脂饮食(Ornish diet)。结果显示,在一年内停用极低碳水化合物饮食和低脂饮食的比例,分别是 48% 和 50% ,较其他饮食法的 35% 为高。在一年内平均减轻 4 ~7 千克的比例,则 4 个饮食法没有区别,减轻体重的中位数亦相似。除了阿特金斯减肥法(Atkins diet)采用者外,以其余饮食方法减肥者的 LDL-C 均显著减少;除了采用非常低脂饮食(Ornish diet)的人外,以其余方法减肥者的 HDL-C 均有增加;采用 4 种饮食法的人 LDL-C/HDL-C 的比例均有显著减少。因此,很多不同的饮食减肥法均能帮助减轻体重,但对这类减肥餐单的坚持率都偏低。

　　因此,如选择较低碳水化合物饮食,亦不可随便进食过多肉类和饱和脂肪,应该选择健康的单元和多元不饱和脂肪(mono- and poly-unsaturated fats)食物,减少反式脂肪的摄入,增加进食蛋白质食物,如

鱼、果仁、豆类和家禽,因为摄取饱和脂肪及反式脂肪会增加心脑血管病风险。

以上资料显示,没有一种特定的减肥餐单较其他好;更确切地说,减肥饮食的重点应在于减少摄取总能量,但必须有均衡饮食和适当摄取必需营养的附带条件。

● 小结

减轻 5% ~7% 的体重作为初步减肥目标,对于大多数人来说是可行的。

许多类型的减肥餐单都能适度地减轻体重。选项包括平衡低能量、低脂、低碳水化合物饮食和地中海饮食等等。不论减肥餐单如何,膳食依从性是体重减轻的重要预测因素。

笔者建议制订一种减肥餐单,只要其摄入能量(卡路里)低于个人的消耗能量,就能够实现目标,而不是盲目地操纵饮食中的脂肪或碳水化合物比例,但需要强调:不应该忽视个人饮食喜好。

行为改变(behavioural modification)的策略,对于改善任何类型减肥餐单的依从性(adherence)至关重要。

如果选择低碳水化合物饮食,应鼓励健康脂肪(单一和多元不饱和脂肪)和蛋白质(鱼、坚果、豆类和家禽)的选择。如果选择低脂肪饮食,脂肪减少应伴随着健康碳水化合物(水果、蔬菜、全谷物)增加。

减肥与运动

随着现代生活环境和食物营养日益改善,肥胖的人越来越多。很多人都希望减肥,女士减肥可能是为了保持身材苗条,有些人减肥则为了控制糖尿病或降低血胆固醇。很多人都知道减肥并不容易,最健康和最有效的减肥方法是多运动和管住嘴减少进食。身体肥胖通常是因为进食过量和运动量不足所致。如果要保持体重稳定,每日摄取的能量必须相等于日常活动所消耗的能量。如果食物的能量多于每日所消耗的能量,能量便会转变为脂肪,储藏于身体内。

● 运动有什么好处？

适当的运动除了能帮助减肥外，还有其他好处，例如提升心肺功能、减少腰酸背痛、增强身体抵抗力，更有助松弛精神。有调查显示，运动松弛功能跟一些非常有效的镇静剂具有差不多的功效。理由很简单：当一个人运动时，便会易于忘记生活中的不快和忧虑，而在 30 分钟的运动中，只是集中在毋须动脑筋的某些动作，因此可以令人放松。

● 什么运动最好？ 哪些运动较适合都市人？

做运动有助消耗能量，很多人以为在花园散步便算做了足够运动，但如果所做的运动不能令人心跳加快、出汗或稍感疲倦的话，这些运动便无助减肥。对于较为年轻，即 <50 岁的人士，最好的运动是游泳，因为这种运动不会有弄伤脚筋或膝盖的危险，而且是全身的运动，耗氧量极高。另一种运动是跑步或急行，选择这种运动的人士可绕着公园跑步或急行半小时，如果有健身房可供使用，则可以在跑步机上做至少 20～30 分钟的运动。很多健身中心均有配有四肢并用的椭圆运转机（cross-trainer），对于膝盖不适和跑步时下肢出现痛楚的人士亦很适合。笔者本身也定期使用椭圆运转机（cross-trainer）来做运动。

运动的目标是令心跳达到最高心跳的 85% 左右，这里的最高心跳是根据运动者的年龄作出的估算。计算方法如下：假如年龄为 50 岁，则根据年龄估计的最高心跳便是 170 次（最高心跳率 220 减年龄 50），因此运动者的目标是要使心跳达到此数字的 80%～85%，即 135～145 次。运动者毋须在 30 分钟内均保持每分钟 140 次心跳，而是可以有快有慢。

有一点十分重要：运动者在第一次做运动时不可过于剧烈，因为可能会令筋骨损伤。年纪大的人士所需运动量较年轻人为低，即对于年逾 70 岁的人来说，在公园散步或急行已足够，特别是患有退行性关节炎的人士，可能只可以靠步行来保持健康。但对于较年轻的人，例如一位 30～40 岁的男士来说，便需跑步直至出汗才能达到做运动的效果。要改善心肺功能，一些有氧、使用大肌肉的运动，如跑步和游泳均是必须的；如果能做到高强度水平，则大肌肉运动可有效燃烧身体能量。

要注意,运动前后必须做热身运动,并要选择合适的运动,量力而为,才能减少运动创伤。

● **开始做运动之前,是否需要先做身体检查以确保安全**?

有病的人士必须在医生的指示下才能做适量运动,心脏病患者更须特别小心,必须经医生检查评估后才能做较剧烈的运动。35~40岁以上的人士如果从来没有做运动的习惯,而想开始做运动的话,便须在做运动前进行检查,包括运动负荷心电图检查和基本的体检,证实没有什么大问题后,才考虑做较为剧烈的运动。

有氧运动初学者10周计划

要知道个别运动的剧烈程度,可参考感知力评级表(表5),这是由6~20的数字评级。第6级是休息,如躺在床上、收看电视等;第20级是极之费力的活动,如在陡峭的山坡上跑步。

表5　感知力评级表

评级	说明	评级	说明
6	休息	13	稍微困难
7	非常非常轻松	14	稍微困难
8	非常非常轻松	15	困难
9	非常轻松	16	困难
10	非常轻松	17	非常困难
11	轻松	18	非常困难
12	轻松	19	非常非常困难
		20	最大的努力

主要的有氧运动应该属于第13~16级以上。运动者可依据本身的呼吸度、心跳、出汗、腿部的疲倦情况,决定身体处于何种级别。在运动中加入评级,可让运动者知道本身的运动情况。如在同一段路程中

跑步,先前运动感觉较剧烈,但现在跑步时十分轻松,便表示运动量不足。

运动者也可以使用以下运动强度分类:

容易 ＝ 感知力评级表第 10 级或以下

平稳 ＝ 感知力评级表第 10 ～ 14 级

活跃轻快 ＝ 感知力评级表第 14 级或以上

这里所指的"容易""平稳"和"活跃轻快"的运动,主要视乎运动者本身的年龄和体适能而定。例如对于一个 35 岁的运动者而言,慢走十分容易,慢跑属于平稳,而赛跑便属于活跃轻快的运动;但对于一个 70 岁的长者,慢走十分容易,急步行属于平稳,而慢跑已属于活跃轻快的运动了。

如果你想开始一个训练计划,但未曾做过任何正规的训练,应该采取渐进的方式,让身体适应某种程度训练的量及时间后,才逐渐增加训练强度。开首应该是"容易""平稳",2 ～ 3 周后可达到"平稳""活跃轻快"水平。即最初,每次只做 20 分钟的"容易"或"平稳"有氧运动。1 周后,可每次增加至 25 分钟,每周逐渐增加,最终达到每次 40 分钟,并每周 4 次。

有氧运动初学者其实可以由简短的练习开始,逐步增加至时间较长的运动。大约到第 10 周,练习者每次会进行 45 分钟的游泳、步行、踏单车或其他有氧运动,每周做 4 次。计划中亦可包括选择性的第五天练习。

须谨记,每次运动前应先做 5 分钟缓步练习做热身,当运动完结后,亦应做 5 分钟的缓步,防止血液集中在腿部。

如果运动者 >40 岁或患有慢性疾病,在开始运动前应先与医生讨论。

当身体的肌肉和关节未适应较大运动量时,若做一些剧烈运动,可能会令这些部位容易受伤。只要跟随上述的运动计划,便可降低运动受伤的风险,亦可享受运动的乐趣,运动后也不至于筋疲力尽。

部分经常坐办公室、缺乏运动的人士在开始跑步时,尤其是年长者,可能会有膝盖痛的问题,可考虑用椭圆运转机(cross-trainer)。这种运动机器通过拉和踏的动作,可同时运动使用者的手臂和双腿,对膝盖的创伤亦较缓步跑或跑步低。一般的游泳亦是伤害性最低的运动。

如何评估减肥计划是否安全?

撰文:吴希素(美国注册营养师)、罗鹰瑞医生

在美国,平均每3个人便有1人受肥胖问题困扰,其中超过一半人会采取控制体重的饮食法。至于中国香港地区和很多亚洲国家,随着经济不断发展,生活模式改变,肥胖亦逐渐成为一大问题。

减肥并非易事,因此很多人会到专业或商业减肥机构求助,而市面上也有很多减肥疗程广泛宣传,部分更是价格高昂。消费者必须清楚了解这些疗程的内容、价格、有否额外收费(如营养补充剂收费)和成效根据,才能作出选择。

如何选择合适而安全的减肥计划? 以下是有效减肥计划必须符合的准则:

(1) 安全:必须确保减肥计划能提供人体每日所需各种不同的营养素,例如维生素、矿物质和蛋白质。减肥餐单的重点不单是减少每日进食量,在降低总能量(卡路里)及脂肪摄入的同时,还要确保参与者有足够的饱腹感。

(2) 缓慢但稳定地降低体重:除非医生认为患者需要快速减轻体重,否则每周减 0.454~0.908 千克(1~2 磅)已经足够。如果在首 2 周限制大量的卡路里吸收,身体的水分便会迅速流失,当回复正常的卡路里摄取量时,体重便会回复原状。减肥太快亦可以触发其他健康问题。减肥亦必须有耐性和恒心,举例来说,如果要在 1 周内减去 0.454 千克(1 磅),每日要消耗的能量便起码要比进食所摄取的多 500 卡。

(3) 医生的同意:健康有问题或定期服用药物的人士若想减肥,应先由医生进行评估,并建议减掉的合理体重,再由专业营养师设计餐单,确保减肥餐单的安全。如计划采取非常低卡路里的饮食法,又或者

所设计的餐单只有流质,会存在某种程度的危险性。因此,应由医生检查减肥者的身体和监测其情况。

(4) 减肥维持计划:理想的减肥计划应附有一个减肥维持计划,即是在减肥后,要有方法使体重不会回升。要保持减肥后的体重很困难,亦可能与先前的减肥计划有所不同。减肥维持计划应包括永久改变以往的饮食习惯和生活方式(如定期做有氧运动),其中以增加每日身体的活动量最为重要。肥胖是慢性疾病,但很多时候会被认为是短期的问题,只需艰苦地控制饮食,便可于数个月之间解决。然而,大部分超重人士均知道,控制体重应视作终生努力的目标。为了安全和有效起见,减肥人士在采用任何减肥计划前应考虑其长久性,否则只会浪费金钱和时间。

(5) 药物:减肥药可免则免,可以的话,亦应避免服用食欲抑制药,以免产生不良反应。除非减肥人士患有甲状腺功能减退问题,否则甲状腺激素不应列入减肥计划之中,非处方减肥药物更不应随便服用。医学研究显示,某些减肥药可能会影响心瓣或心脏。减肥药的主要目的是降低食欲,但如果减肥人士的意志力强,便应尽量避免服用减肥药。新一代减肥药的主要功能是减低身体吸收脂肪的能力,短期来看,这些减肥药对肥胖人士确实有些帮助;但长远来看,现时还未能肯定这些减肥药对肠胃或肝脏是否有严重而未知的不良反应,所以减肥的最佳方法仍然是运动和改变饮食习惯。另一方面,部分非常肥胖的患者可能需要用药物帮助减肥,特别是一些通过饮食和运动仍未能达到减肥目标的人。最常用的一种药名称为奥利司他(orlistat),研究显示其减肥功效肯定较安慰剂高,但很多患者在服用期间都主诉大便有轻微失禁(油脂因无法被吸收,导致在不受控的情况下经肛门流出);此药物除帮助减肥外,亦有助降低胆固醇、血压及血糖,但维生素 A、维生素 D、维生素 E、维生素 K 的吸收会受影响,所以长期服用的话,便需要补充上述维生素。

2012 年,美国 FDA 批准一种名为盐酸氯卡色林(lorcaserin)的减食欲剂,减肥功效与奥利司他(orlistat)相似,不良反应包括头痛、上呼吸道感染、眩晕、恶心等,长期服用的安全性仍未肯定。苯丁胺(phentermine)是美国最常用于减肥的药物之一,但不良反应包括对心脏及高血压有不良的影响，不建议长期使用，心脏病患者需要加倍小心。

在糖尿病患者中，一类称为SGLT抑制剂的新药不仅可以帮助降低血糖，且同时对帮助糖尿病患者减肥非常有效。在伴有糖尿病和冠心病的患者中，一项大型研究表明其中一种SGLT抑制剂（名为empagliflozin）还可以降低心血管病死亡风险并减缓肾脏恶化的概率；不良反应包括泌尿生殖器感染。是否所有其他SGLT抑制剂都具有相同的益处还有待观察。详情请咨询医生。

同样，在2型糖尿病和心血管病患者中，有研究表明，另一种名为利拉鲁肽（GLP-1激动剂，liraglutide）的药物可以帮助治疗糖尿病并减轻体重，但是，有胃肠道不良反应（如恶心、呕吐），每日需要注射和成本可能会限制这种药物的使用。

最重要的是，减肥药物需要由医生建议和处方，以确保安全。

运动与心脏病

● 运动对预防冠心病有什么作用？

缺乏运动是心脑血管病的风险因素之一。事实上，没有运动的人较经常运动的人容易患心脑血管病，因为运动对高血压病、糖尿病、血胆固醇过高和身体过胖都有帮助。对于患有轻微高血压的人士，运动可以帮助降低血压。在4周内定期做运动，如缓步跑2 km或踏单车45分钟，可降低高血压病患者的血压5~15 mmHg。不过，对严重高血压患者来说，倘若未经治疗以控制血压，并不适宜进行运动，尤其是剧烈运动。

运动不仅有助于糖尿病患者的血糖消耗，使糖化血红蛋白值降低，还可增强胰岛素维持血糖水平正常的功效。运动也有助于降低三酰甘油，减少血内低密度脂蛋白胆固醇，对患高胆固醇血症者有莫大裨益，也可帮助增加高密度脂蛋白胆固醇，这种良性的胆固醇对心脏有保护作用。

对身体过胖者而言,运动毫无疑问是减肥的重要因素。理想的减肥计划应主要在于减少体脂的百分比,并利用脂肪作为主要能源;持续高强度运动>20分钟,脂肪便会成为主要的供能物质。因此,时间长的运动可有效减少身体脂肪的比重,达到减肥的目的。但饮食必须配合,因对一般个人而言,运动始终不能消耗极大的能量。

生活紧张的人也较容易患心脑血管病,血管狭窄的程度也更厉害。多做运动可松弛神经,减少精神紧张,间接帮助预防心脑血管病。一项2002年发表的流行病学研究显示,长时间定期做运动可减少患心脑血管病的危险,举例如下:

- 每周跑步≥1小时,发病率减少42%;
- 举重≥30分钟,发病率减少23%;
- 划船≥1小时,发病率减少18%;
- 每日急步行≥30分钟,发病率减少18%。

● 冠心病(心肌梗死)的康复处理:运动的角色

四五十年前,医学界仍未肯定运动对治疗心脏病的正面功效,担心运动会使病情恶化,因此医生通常建议患者避免运动,尤其是心脏病发作(心肌梗死)后的患者,更需卧床休息一段长时间。然而,后来的研究显示,卧床休息的时间太长,反而会引起心肺功能降低、骨质疏松、肺栓塞、关节灵活性下降及便秘等不良后果。

20世纪50年代初期,美国的心脏专家已对长时间卧床休息的疗法提出质疑。许多医学研究结果均显示,心肌梗死病发后应尽快开始康复活动,例如在病发后的第二或第三天便下床,进行一些轻松、低强度的活动,而无并发症的患者更可在5~7天后出院,部分患者甚至可在3~5天后出院。当然,所有患者不尽相同,应以主诊医生意见为依据。

患者出院后,应以运动为心脏康复计划的主要活动,目的是提高心肺功能水平,增强体质,使患者在静止或运动时的心跳降低,从而降低心脏负荷及心肌耗氧量,提高神经系统和肌肉的协调,增加关节的活动和身体的柔韧度。这些康复治疗更可降低患者对疾病的恐惧,帮助重获信心及投入工作。

● 运动与心脏病：注意事项

有研究发现,偶尔做一次运动的人比惯性做运动的人较容易出现心肌梗死或猝死的情况。因此,如果平日甚少运动的人偶尔做高强度体能练习的话,反而会影响心脏健康。

一般来说,一些带动整体肌肉活动的有氧运动,如步行、固定单车运动、游泳和自由体操等,均适合有心脏病的人士。时间短而剧烈的运动,如举重、过度急促的跑和跳,会导致血压上升,骨骼和肌肉受伤,并不适合心脏病患者。

许多冠心病患者比较年长,与年轻人比较,需要进行较长时间的运动才能获得成效,所以强度低的运动较为适合。步行是很好的运动,心脏病患者可按照自己体能的进展,逐渐增加步行的距离和速度。无论在运动过程中或运动后,心脏病患者都必须经常留意自己的心跳速度,若有气喘或不适、心跳异常或过速的感觉,便应立即停止运动,咨询医生。

总括来说,心脏病除了可以利用药物来治疗,通过改善饮食习惯和停止吸烟来辅助治疗以外,更可借着运动来调理。只要方法正确,运动绝对是有利于心脏病患者的。

19. 心脏病与药物

利尿剂(diuretics):包括氢氯噻嗪(hydrochlorothiazide)及氯噻酮(chlorthalidone)。医学文献显示,高血压患者服用利尿剂可以减轻脑卒中(中风)和心脏病的危险性,而且价钱便宜,每日只需服一次,比较方便。不良反应包括小便次数增加、钾离子流失、低钠血症,偶尔会影响男性性功能;部分患者长期服用可能会提高血清尿酸值而增加痛风的风险,亦可能增加血清血糖值,甚或使糖尿病恶化。

β-受体阻滞剂(beta blockers):包括阿替洛尔(atenolol)、纳多洛尔(nadolol)、美托洛尔(metoprolol)、醋丁洛尔(acebutolol)、普萘洛尔(propranolol)、拉贝洛尔(labetalol)、奈必洛尔(nebivolol),大部分能非常有效地治疗高血压。对冠心病患者而言,β-受体阻滞剂可降低心肌梗死或猝死的风险。药物价钱便宜,每日服1~2次。不良反应包括影响睡眠质量、倦怠,亦可能引起抑郁,但不常见。对于有哮喘倾向的患者,这类药物有可能引起气管收缩,令哮喘症状恶化,部分心力衰竭患者症状亦可能恶化,且可能影响男性性功能(但在这方面,不是所有β-受体阻滞剂都一样)。因此,这类药物非首选,但与其他高血压药并用则颇为普遍,亦相当有效。

ACE抑制剂(ACE inhibitors):包括卡托普利(captopril)、依那普利(enalapril)、赖洛普利(lisinopril),治疗高血压非常有效,对严重心肌梗死后导致心力衰竭的患者更有保护心脏的功能。对于糖尿病或肾衰竭患者,则有保护肾脏的功能。不良反应是会引起咳嗽,尤其对中国人而言。如患肾血管狭窄者服用此药,有可能导致肾功能急剧衰退。其他不良反应包括头晕及男性性功能减退,怀孕妇女不宜服用。通常每日服用1~2次。

血管紧张素Ⅱ受体阻滞剂(angiotensin Ⅱ receptor blockers):常用药物包括氯沙坦(losartan)、厄贝沙坦(irbesartan)、缬沙坦(valsartan)。血管紧张素Ⅱ受体阻滞剂有效治疗高血压,功能与ACE抑制剂相同,但不会引起咳嗽。这种药也是对严重心肌梗死后导致心衰的患者有保护心脏的功能。对于糖尿病患者或肾衰竭患者,亦具有保护肾脏的功能,并减少肾退化的速度。不良反应不多,但有可能引起高钾血症、头晕、倦怠。一般每日服用1~2次。

钙离子通道阻滞剂(calcium channel blockers):包括维拉帕米(verapamil)、地尔硫卓(diltiazem)、硝苯地平(nifedipine)、非洛地平(felodipine)、氨氯地平(amlodipine),有效治疗高血压,亦可帮助冠心病患者预防心绞痛。不良反应包括头痛、头晕、倦怠、便秘、脚肿。除了氨氯地平(amlodipine),大部分不适合心力衰竭患者服用。在罕有情况下,男性服用后可能会有性功能问题。

α-受体阻滞剂(alpha blockers):包括哌唑嗪(prazosin)、特拉唑嗪(terazosin)、多沙唑嗪(doxazosin)。这类药物通常不是治疗高血压的首选,但具有辅助降压的功效。年纪较大的男性,若因前列腺增生而引起小便困难,这类药物亦同时可以帮助小便畅通。不良反应包括头痛、头晕,少数患者初次服用可能有严重眩晕问题,甚至引起休克。

甲基多巴(methyldopa):是一种旧式治疗高血压的药物,已使用数十年。优点是孕妇可以安全服用,不会对胎儿引起严重的不良反应。不良反应包括影响老人的思想能力、男性性无能等。虽然它仍然是高血压妊娠患者使用的重要药物,但在高血压的常规治疗中,这种药物基本上已被淘汰,因为经常会出现不良反应,大部分医生宁可用其他较少不良反应的药物。

肼苯哒嗪(hydralazine):首要治疗高血压,亦可治疗心力衰竭,但非首选,优点是比较便宜。这药需要每日服用数次,并不方便。不良反应包括红斑狼疮等综合征(lupus like syndrome),亦可能引起男性性功能问题。目前大多数医生宁可使用其他更有效的药物。

　　利血平（reserpine）：是一种很老的降压药物，好处是非常便宜，口服，每日1次。不良反应包括鼻塞、抑郁、男性性功能问题。因为太多不良反应，现今基本上没有医生会使用此药。

　　硝酸甘油、硝酸盐（nitroglycerin、nitrates）：常用的药物包括硝酸异山梨醇酯（isosorbide dinitrate）或单硝酸异山梨酯（mononitrate）。舌底用的硝酸甘油主要用于治疗及舒缓突发性心绞痛，而定期口服制剂则用于预防心绞痛复发（尤其是长效型制剂）。不良反应是引起头痛，最好选用只需每日服用一次的长效型，因长期服用，每日3次（早、午、晚）会很快减低药效（tachyphylaxis）。

如何选择治疗心脏病和高血压的药物？

　　有许多药物可以医治高血压，但在不同的情况下，应用不同的降压药物。某些高血压药适合某种患者，但没有一种适合所有的患者。下列疾病的患者用药时，要特别小心：

　　哮喘或慢性阻塞性肺疾病：患有哮喘或慢性阻塞性肺疾病（chronic obstructive pulmonary disease）的人，要特别避免使用β-受体阻滞剂，因为这类药物会令肺病恶化。另外，尤其对中国人而言，ACE抑制剂经常引起咳嗽。如肺病患者本来已经常咳嗽，服用这种药可能会令症状恶化，也导致症状分析更加困难。

　　性无能：β-受体阻滞剂、利尿剂都可能会导致性无能，若患者本身已有这个问题，尽量不要使用上述两种药物。其他药物包括ACE抑制剂、血管紧张素Ⅱ受体阻滞剂、钙离子通道阻滞剂、α-受体阻滞剂都可以服用，这4类降压药虽然也可能引起性无能，但概率不高。

　　怀孕：怀孕妇女如需要服降压药，可以考虑甲基多巴（methyldopa），其是众多降压药中最安全的一种，以往是大多数妇产科医生的第一选择，因为大部分其他药可能会影响胎儿的正常生长，但此药也有一些恼人的不良反应。其他可以放心服用的药包括拉贝洛尔（labetalol），是现在很多妇产科医生的首选，不良反应也比甲基多巴（methyldopa）少。

　　痛风症：若痛风症患者的血清尿酸值过高，便应避免使用利尿剂，因某些利尿剂如氢氯噻嗪(hydrochlorothiazide)会使血清尿酸值提升,从而增加痛风发作的风险。但其他降压药都可以让痛风症患者放心使用。

糖尿病:ACE抑制剂和血管紧张素Ⅱ受体阻滞剂可以减慢糖尿病引起的肾衰竭,因此在糖尿病患者中,此类药物是首选之一。糖尿病患者亦要慎用氢氯噻嗪(hydrochlorothiazide)类的利尿剂,因为这类药物可能使糖尿病恶化。如果糖尿病引起周围血管病变(peripheral vascular disease),就要避免服用β-受体阻滞剂,因其可能会使患者四肢的血液循环恶化。

心力衰竭:可以用ACE抑制剂、血管紧张素Ⅱ受体阻滞剂以及利尿剂。如果心力衰竭伴有高血压,一些钙离子通道阻滞剂如氨氯地平(amlodipine),在医生指导下,也可能有良好的降压效果。但不是所有钙离子通道阻滞剂都可以在心力衰竭患者中使用,例如维拉帕米(verapamil)及地尔硫卓(diltiazem)会令心力衰竭恶化。一些钙离子通道阻滞剂如氨氯地平(amlodipine)和硝苯地平(nifedipine)的不良反应包括足踝肿胀,而这种药物相关的肿胀可以在没有心力衰竭的情况下出现。由于下肢肿胀是心力衰竭的症状表现之一,心力衰竭患者使用这些药物可能会引起诊断上的混乱。

心绞痛:患有心绞痛的人士,可以选用β-受体阻滞剂,但如有哮喘或其他慢性阻塞性肺疾病,则可以选用一些长效型(药物效力较长)的钙离子通道阻滞剂,例如氨氯地平。

心肌梗死后:可选用β-受体阻滞剂、ACE抑制剂或血管紧张素Ⅱ受体阻滞剂。医学文献显示,在心肌梗死后处方这几种药,可以降低心脏病复发率和增加病发后生存率,但不是所有冠心病患者都可以或需要同时服用上述几种药物。

只有高血压而没有其他病症:基本上,任何药物都可以尝试。从费用衡量,利尿剂和β-受体阻滞剂最便宜,但利尿剂可能会引起低钾,也可能提高血清尿酸值,使痛风症恶化,亦有可能使血糖增加,甚至达到糖尿病的水平。β-受体阻滞剂可能会导致性无能,少数患者可能会失眠或患抑郁症。ACE抑制剂治疗血压通常十分有效,但超过一半服用这种药的中国人会有咳嗽的不良反应,部分晚上咳嗽厉害得不能入睡,停药之后数周或数月后,咳嗽才会消失。如果没有咳嗽的不良反应,这种药算是最为有效的降压药之一。血管紧张素Ⅱ受体阻滞剂的药效与ACE抑制剂相同,但没有咳嗽的不良反应。钙离子通道阻滞剂也很有效,但使用时不应使用普通短暂型(药物效力较短),应多用长效型(药物效力较长)的一种。

他汀类药物的潜在不良反应

他汀类药物(statins)是非常有效降低 LDL-C 的药物,减少幅度可达 30% ~ 63%。这类药物早在 20 年前已被接受为冠心病治疗和预防的重大突破之一,经常被医生处方予患者使用,全球数以千万计的患者定期服用。然而,他汀类药物并非全无不良反应,以下列出一些他汀类药物须留意服用时的潜在不良反应。

市面出售的他汀类药物包括:

- 洛伐他汀(lovastatin, Mevacor)
- 氟伐他汀(fluvastatin, Lescol)
- 阿托伐他汀(atorvastatin, Lipitor)
- 普伐他汀(pravastatin, Pravachol)
- 辛伐他汀(simvastatin, Zocor)
- 罗素伐他汀(rosuvastatin, Crestor)

● **他汀类药物会有哪些潜在的不良反应?**

与其他药物一样,他汀类药物亦可能会有不良反应,不过大部分人长期服用并没有严重的不良反应,在患者中被接受程度颇高。他汀类药物可见的不良反应包括:

肝功能异常:所有他汀类药物均会影响肝脏功能,以控制胆固醇的生产和分泌。有时他汀类药物可导致血清肝酶水平(例如 SGPT、SGOT)上升。如果上升幅度轻微,患者仍可继续服用他汀类药物;但如果升幅严重,便可能需要停服。一般因服用他汀类药物而导致的肝功能异常,在停药后便会改善。少于 1% 的患者服用他汀类药物会令肝酶较正常上升 3 倍。其他一些降胆固醇药,如吉非罗齐(gemfibrozil)和烟酸类药物,若与他汀类药物一同服用,会增加肝功能异常的危险。因为他汀类药物引起的肝脏问题可能没有任何症状,服用他汀类药物的人士可以考虑定期检查肝功能。专家建议一些丙氨酸氨基转移酶水平(SGPT)高于正常标准上限3倍的患者,应改用其他药物或降低他汀类药物的剂量。

肌肉问题:另一项主要的不良反应是肌肉问题。他汀类药物可能导致肌肉疼痛(myalgia),在最严重的个案,是横纹肌溶解(rhabdomyolysis),并流出肌红蛋白(myoglobin)入血液中。在此情况下,肌红蛋白若大量经尿液排出体外(myoglobinuria),会损害肾功能和导致肾衰竭。开始服用他汀类药物而引起的肌肉症状通常会在数周至4个月内出现。停药后数天至4周,肌肉痛、虚弱和血内肌酸磷酸激酶(CPK)浓度便会回复正常。

服用他汀类药物出现肌肉疼痛的发生率为2%～11%,严重肌炎(myositis)为0.5%,而横纹肌溶解(rhabdomyolysis)则<0.1%。其中西立伐他汀(cerivastatin)因为引起严重肌肉并发症而需要全面回收,幸而绝大部分他汀类药物仍属安全。以下药物若与他汀类药物一同服用,便有可能增加横纹肌溶解的危险:

- 烟酸(niacin);
- 吉非罗齐(gemfibrozil);
- 红霉素(erythromycin)和克拉霉素(clarithromycin)(抗生素);
- 酮康唑(ketoconazole)和伊曲康唑(itraconazole)(抗真菌药);
- 环孢素(cyclosporine)(免疫抑制剂,广泛应用于器官移植)等等。

CPK值可通过血液检查诊断得知。在服用他汀类药物的患者中,轻微的CPK上升是常见的,但上升程度通常轻微,并不会引起任何问题。需要指出,许多患者即使没有服用他汀类药物,没有明显原因而轻微的CPK上升也是常见的。有些患者的CPK上升没有症状或肌肉疼痛;反之,有些虽有肌肉疼痛,但CPK没有上升。如果正服用他汀类药物并有新发现的肌肉疼痛,便应向医生查询。同时应避免饮用西柚汁,因为西柚汁会改变(通常增加)血清他汀类药的血药浓度。由于人体在晚上制造胆固醇,医生一般建议患者晚饭后才服用他汀类药物。但某些他汀类药物可在任何时间服用。

普伐他汀(pravastatin)和氟伐他汀(fluvastatin)应该较其他他汀类药物[例如阿托伐他汀(atorvastatin)和罗素伐他汀(rosuvastatin)]较少导致肌肉问题。也就是说,如果阿托伐他汀(atorvastatin)引起肌肉酸痛,可以用普伐他汀(pravastatin)替代。然而,以每毫克(mg)计算,前两种(如普伐他汀)比后两种(如阿托伐他汀)的降胆固醇功效低。

一些小型研究报道辅酶 Q10(CoQ10)可以帮助减轻他汀类药物引起的相关肌肉疼痛,但文献荟萃分析(meta-analysis)显示辅酶 Q10 在这方面通常是无效的(笔者同意)。

他汀类药物以外的降胆固醇药物

对大部分 LDL-C 过高的患者来说,他汀类药物是首选,但其他有效降低 LDL-C 的药亦可考虑,尤其是如果服用他汀类药物出现不良反应的。

(1) PCSK9 抑制剂:调查显示,其可以降低血清胆固醇值60% ~ 70%。在 2007 年,一项涉及 >27 000 例冠心病患者的大型研究表明,在包含他汀药的医疗方案中添加 evolocumab(一种 PCSK9 抑制剂),可降低随访期间心血管并发症的风险。

在2008 年,另一项涉及 >18 000 例患者的大型试验也显示称为 alirocumab(另一种 PCSK9 抑制剂)有效降低了全因死亡率(all-cause mortality),并减少了在随访期间冠状动脉血运重建的重复需要。此两种药物在美国已经得到 FDA 批准,并开始处方给予冠心病患者。此药最大的问题是需要通过注射,因此患者接受 PCSK9 抑制剂的程度未必很高。暂时还有很多其他正在进行的研究,当更多临床数据陆续面世的时候,医生可以再评估这类药物的有效性及安全性等。此外,这种药物非常昂贵,在中国香港地区,每年药物费用便需数万元港币。

(2) 烟酸(nicotinic acid,niacin):一般来说,如果烟酸与他汀类药物以组合形式处方给予冠心病患者,便需要特别谨慎,因为烟酸虽然可以提升 HDL-C,但没有数据肯定显示添加烟酸可以进一步改善治疗冠心病的临床结果。而且在与他汀类药物并用的情形下,不良反应可能会增加,包括肝功能异常及肌肉问题,再者烟酸也可能会增加血糖水平,使糖尿病恶化。如果冠心病患者属于非常高危一族,又因为不良反应而不可服用他汀类药物或者其他降胆固醇药物的话,医生仍然可考虑处方烟酸。其他烟酸的不良反应包括面红、瘙痒、皮肤感觉异常、恶心等,经常令部分患者难以接受。但必要的话,如果先处方300~600毫克阿司匹林口服,并于30分钟之前先服用,可以减低烟酸的不良反应。

(3)胆固醇吸收抑制剂(cholesterol absorption inhibitor):药物如依泽麦布(ezetimibe),其主要功能是降低小肠吸收胆固醇的功能。依泽麦布除了可以帮助降低LDL-C,无论是单一治疗(monotherapy)或是与他汀类药物以组合形式服用(combination therapy),对一些急性冠状动脉综合征(acute coronary syndrome)患者(包括不稳定型心绞痛或急性心肌梗死),处方依泽麦布可以提供少许、有限度的临床益处。

(4)胆汁酸隔绝剂(bile acid sequestrants):包括考来烯胺(cholestyramine)、考来替泊(colestipol)、考来维仑(colesevelam),也能降低LDL-C,作用是积聚肠道中含有胆固醇的胆汁酸(bile acid),然后经粪便带走。少量的胆汁酸隔绝剂足以清除体内1~2成血清LDL-C。此类药物个别已有30年以上历史,不是直接被肠胃吸收,长期服用也安全,但与任何其他药物同时服用,则可能会影响其他药物的正常吸收。这些胆汁酸隔绝剂虽然可以减低血清LDL-C,但仅有限的临床数据证实这些药物对减低冠心病并发症有显著功效。肠胃的不良反应也经常降低其可接受性,很多患者不愿意接受因服用此类药物而引起的胃胀、胃痉挛、恶心等的不良反应。

各类药物的功效各异、不良反应和注意事项,见表6。

表6　各类药物的功效、不良反应和注意事项

药物种类	属类和品牌名称*	功效	不良反应和注意事项
他汀类(statins)	atorvastatin(Lipitor)、fluvastatin(Lescol)、lovastatin(Mevacor)、pravastatin(Pravachol)、rosuvastatin(Crestor)、simvastatin(Zocor)	降低血清LDL-C值,功效高。大量文献显示,他汀类药物可减低脑卒中及心肌梗死危险,高危人士及冠心病患者长期服用,可延长寿命	少数患者可能有肌肉疼痛和虚弱、CPK升高、肝功能异常。在饮用西柚汁后,他汀类药物在血液中的浓度会增加。少数可能有反胃、胃气、便秘、腹部疼痛,但不常见

（续表）

药物种类	属类和品牌名称*	功效	不良反应和注意事项
胆汁酸隔绝剂（bile acid sequestrants）	cholestyramine（Questran），colestipol（Colestid）	降低血清 LDL-C 值，功效一般，用途通常仅是辅助性的	便秘、肚胀、恶心和胃气
胆固醇吸收抑制剂（cholesterol absorption inhibitors）	ezetimibe（Zetia, Ezetrol）	降低血清 LDL-C 值，但不应该是首选。可考虑与他汀类药物并用	少数有胃痛、疲劳，但不常见
Fibrates	fenofibrate（Lipanthyl），gemfibrozil（Lopid）	降低血清三酰甘油（TG），增加血清 HDL-C，但降低血清 LDL-C 的疗效不高	少数有肠胃不适、增加患胆结石风险。非诺贝特（fenofibrate）可能引起肾功能指标肌酐（creatinine）不正常，但应该不会影响真正肾脏的排泄功能
烟酸（niacin, nicotinic acid）	niacin（Niaspan）多种处方或非处方药物，可分为短效型或长效型	显著增加血清 HDL-C、降低血清 LDL-C 和 TG 值，但文献没有肯定长期服用烟酸可减低心肌梗死或中风的危险	不少患者每次服药后，面部和颈部发热、皮肤瘙痒，比较少见的包括恶心、呕吐、腹泻、痛风、高血糖、消化性溃疡。高剂量烟酸不应在没有医生的指示下自行服用
PCSK9 抑制剂	evolucumab（Repatha），alirocumab（Praluent）	降低血清胆固醇值60%～70%。如果冠心病患者已经服用他汀类药物，添加 PCSK9 抑制剂可以进一步降低心血管病并发症	缺点是需要通过注射，因此被接受的程度未必很高，而且价钱非常昂贵

*:括号内的名字为常见的品牌名称,但由于可能有多于一家生产商,故市场上亦可能有其他品牌的名称。

20. 动脉粥样硬化性心脏疾病的另类疗法

激光治疗

激光治疗分两大类。一类属于经皮冠状动脉介入性球囊成形术的一种辅助性治疗,效用不大,甚少专家采用。另一类是用激光能量在心肌制造多条微细管道,达到血管重建,主要有两种方法:①通过外科手术,切开患者胸腔,直接将激光能量射向心肌患处,激光心肌血运重建(transmyocardial laser revascularization, TMLR);②经皮导管式,由腹股沟进入,慢慢推进到患处,提供激光能量,经皮激光心肌血运重建术(percutaneous transmyocardial laser revascularization, PTMLR)。TMLR 或 PTMLR 的手术适应证,多数是患有严重冠心病但又不适合接受搭桥或经皮冠状动脉介入治疗。TMLR 可以帮助部分患者增加体适能,但没有研究数据显示可以提高生存率,几乎所有心脏科专家相信绝大多数患者不需要接受激光治疗。

体外反搏治疗

心绞痛是身体发出心脏缺氧的警告讯号,通常是由冠状动脉变窄或阻塞引起的。有些患者身体会自行在心脏附近的血管开辟新的小分支,增加流向心肌的血液供应,这些微小血管分支网络称为"心脏动脉附属管道"(coronary collaterals)。冠状动脉闭塞后,这些心脏动脉附属管道的形成非常重要,因其肩负了为心脏提供血液、维持心脏运行的重任。但是,不是每个患者都可以自然形成附属管道去舒缓心绞痛,而体外反搏治疗或可以帮助刺激严重阻塞的冠状动脉周围的附属管道扩张。

● 体外反搏治疗(enhanced external counterpulsation, EECP)的运作原理是怎样的?

体外反搏治疗(EECP)是无创伤性治疗的一种。体外反搏系统会压紧患者下肢,从而增加流向心脏的血液。每次施压的频率由体外反搏的电子仪器计算,加压袖会卷在患者的腿部,在患者心脏早期舒张时使用压缩空气连续加压(300 mmHg),以推动血液反流心脏;当心脏泵血时,体外反搏仪的压力会降低,以减少血管内的阻力,让血液更容易流出心脏,减轻心肌的负荷。

● EECP 治疗有什么临床好处?

调查显示,冠心病患者接受 EECP 后:

- 体外反搏似乎没有限制性的不良反应;
- 提升运动体适能,让患者在运动负荷心电图检查中,可步行较长时间才会出现心肌局部缺血;
- 出现心绞痛的次数减少,虽然少数患者的心绞痛增加。

在 2014 年,美国心脏协会就有关慢性稳定型心绞痛的指南指出,EECP 可以在个别病例中使用,尤其是冠状动脉介入治疗后仍然未能舒缓心绞痛的患者。但什么原因导致 EECP 产生临床好处,目前还未完全清楚。但医生认为在治疗中,心脏舒张压力的重复及增加搏动,会增加或促进心脏动脉系统的附属管道张开,从而增加心肌局部缺血地方的灌流。

跟进研究资料显示,透过放射性核素扫描测试,可以看到有些接受 EECP 治疗的患者,其局部心肌缺氧问题在起初以及持续 3 年得到改善,间接显示可能是因为冠状动脉附属管道的建立及增多,但也可能有其他仍未能解释的运行构成长久的好处。

● 什么患者可以考虑选择采用 EECP 治疗?

EECP 治疗适用于下列患者:

- 稳定型心绞痛患者,但不适宜做经皮冠状动脉介入治疗或搭桥手术;
- 接受冠状动脉介入治疗后,用尽所有药物治疗均未能改善症状的患者;
- 拒绝接受经皮冠状动脉介入治疗或搭桥手术的患者。

● EECP 治疗有什么不良反应?

EECP 治疗常见的不良反应包括:在治疗后首小时可能感到轻微头痛及眩晕,在治疗首 1~2 周持续疲倦,肌肉疼痛。不良反应通常会在治疗期间逐渐舒缓。由于 EECP 治疗是无创伤性的,如没有其他健康问题,则相关的危险很少,主要的问题是腿部皮肤过敏或溃疡。若有其他健康问题,接受 EECP 治疗可能会出现其他并发症。

● 什么患者不适宜接受 EECP 治疗?

不是所有冠心病患者均可以接受 EECP 治疗。若有下列情况,便不适宜进行:

- 心力衰竭;
- 严重肺病;
- 心房颤动;
- 严重主动脉瓣关闭不全;
- 周围血管疾病,包括髂与股动脉栓塞;
- 有出血性倾向或正在服用抗凝药物的患者;
- 孕妇,或没有采取适当避孕措施的育龄妇女;
- 曾患血栓性静脉炎(thrombophlebitis),因为 EECP 可能导致血栓转移或肺栓塞;
- 不受控制的高血压,血压 > 180/110 mmHg 或心跳每分钟 > 120 次的患者,情况应在开始进行 EECP 治疗前受到控制。

若治疗进行中,心脏科医生判断患者有不稳定型心绞痛,可以中断治疗。EECP 早在 1995 年已得到美国 FDA 认可,美国心脏学院 2014 年所发表的临床指南大致与上述讨论相同。

螯合疗法

　　螯合疗法(chelation therapy)在中国香港地区俗称"洗血",现时还没有足够证据肯定这种疗法可广泛推荐用来治疗动脉硬化症,一切仍在研究阶段。

● **什么是螯合疗法?**

　　螯合疗法是使用人造的氨基酸(ethylene diamine tetra-acetic acid, EDTA)注射入静脉。EDTA 常用于治疗重金属中毒症,因其可在血内抓住或结合金属,制造为新的混合物后,经尿液排出体外。

　　除了结合重金属,EDTA 亦可与钙结合成螯合物,钙是动脉粥样硬化血小板的成分之一。早在 20 世纪 60 年代,便有人推论 EDTA 或许可以移除钙质在动脉的沉淀,其假设是钙质若可通过定期的 EDTA 治疗移除,余下的斑块便会崩解和清除,狭窄的动脉血管便可恢复原状。基于以上想法,螯合疗法被提议治疗动脉硬化症。

　　美国心脏协会在认真审查所有可用的文献后,总结认为螯合疗法声称可达到的益处并未完全经科学证据证明。

　　在 2013 年,一项随机对照试验(RCT)显示螯合疗法对降低冠心病并发症表面有统计上的益处;虽然如此,该 RCT 的首席研究员仍然决定不推荐螯合疗法作为一种常规广泛应用的心脏病疗法,主要原因是此 RCT 中,有 18% 的患者失去联络或没有接受随访,很多患者亦中途离开,而接受螯合疗法组的患者离开的数目较安慰剂组多 50%。因此,从统计学角度,该 RCT 的结论应该不可信赖,也存在很多争议。

● **螯合疗法会否有危险?**

　　EDTA 并非百分之百安全的药物,治疗后有引致低血钙、肾衰竭的危险。EDTA 亦可以导致发热、头痛、恶心、呕吐、骨髓功能降低、休克、过敏反应,甚至死亡。

　　在 2014 年,关于稳定型冠心病的治疗,美国心脏学院及美国心脏协会发出的联合声明指出:虽然螯合物 EDTA 治疗获得美国 FDA 批准在某些内科疾病中使用,但一直没有批准应用于预防或治疗心血管病。治疗动脉硬化的心脏或血管疾病,其结论是:并没有科学证据肯定证明此种疗法对处理心脏病有无可置疑的效用。再者,如果医生推荐使用这种未经证实为有效的治疗,可能会间接夺走患者接受其他已广泛被公认及接受为更有效治疗的概率。因此,美国心脏学院冠心病治疗指南认为,螯合疗法在治疗心脏病的效用方面,仍然充满争议性。

21. 随机对照试验及安慰剂效应

中国香港地区医疗制度内有西医,亦有传统中医或其他另类治疗方法。西医治病的主流出发点强调基于证据(evidence-based)的医学研究。有足够科学数据支持的治疗,便是主流医学可以推荐的治疗。反之,没有科学数据,只凭个人经验,而不属于统计学上的医学证据,便不可以广泛地、随意地向患者推荐;除非是在科学上已经重复验证,并且被广泛接受为持续有效的治疗,否则单凭医生的个人经验未必可以尽信。

中国香港地区有很多坊间治疗,其实没有任何科学根据。譬如,草药 A 闻说可以帮助提高患者免疫力,但从来没有以 A 作出任何比较研究,以提供科学证据来支持处方 A 于患者会有治疗价值。如果要做一个比较的科学研究证实 A 有效与否,随机对照研究(randomized controlled trials,RCT)就是首选(见下文),主要目的就是要决定 A 是否较安慰剂(placebo)更有效提高身体免疫力。这是因为许多患者的症状会因为只服用安慰剂就已经感觉有改善(安慰剂效应,placebo effect),但在研究还未进行或有结论前,就不应该相信 A 可以提高患者免疫力。既然不肯定 A 具有疗效,那么买 A 的金钱或许就白费了;再者,草药 A 的潜在不良反应在未有详细毒理学(toxicology)方面的研究之前,更加不应胡乱处方。

作为西医,我们经常接触一些患者求诊的个案,例如肌肉酸痛,很多时可能是因为过劳、姿势不良或运动创伤所引起。这些肌肉不适的症状大部分在正常的休息情况下,不需要任何药物治疗,也可以在短期内自行痊愈或康复。如果医生处方一些药物予患者,作用只不过是充当"安慰剂"而已,因为无论处方与否,患者的肌肉酸痛也会在短期内因充分休息而消除。

因此,要证实草药 A 是否真的可以提高免疫力,研究目标就要比较两组患者,一组处方草药 A,另一组处方安慰剂,以比较草药 A 与安慰剂的临床药物效应。如果草药 A 未能在研究中显示其功效较安慰剂优胜,那么坊间的流传则可当作道听途说或不尽不实的赚钱方法而已。

● 随机对照试验(RCT)

RCT 是以最严格的方法,决定某一种治疗的功效及其有否影响病情或预后的因果关系(cause-effect relationship)。RCT 有以下主要特征:①患者群组的分配,可以多于两组或以上,而分配入某个治疗群组的患者均是随机的(randomized);②所有接受治疗的群组,应该从人口统计学上(年龄、性别等)以及群组内潜在附带的患者都应该普遍相同(不可以群组 A 的患者 7 成有糖尿病,而群组 B 的只有 2 成);③所有接受治疗的群组都应该接受相等的对待(不能群组 A 的患者得到医生特别悉心料理,群组 B 的患者则没有);④如果是关于比较药物相对于安慰剂的有效性,更要遵守双盲测试原则(double-blind)。关于双盲测试,其目的是避免测试的对象或进行测试的研究人员的主观偏向,使测试结果受到影响。随机对照加上遵守双盲原则,所得出的结果会更严谨、更可靠。

调查数据分析的焦点在于评估不同治疗对病情的影响,它们的治疗目标与终结点(endpoints)是预先定义的(例如服用他汀类药物是否可以降低脑卒中、心肌梗死及死亡率)。因此,各种不同治疗的功效就在这几个预定治疗目标及终结点之下,来进行统计学的分析及决定哪一种治疗最有临床功效。心肌梗死及死亡率都是十分明确的终结点。另一方面,一种药草可以提高身体免疫力和改善精神,这两个终结点比较难以定义,因此用这些相对模糊的终结点进行研究,会出现一定困难。

当然,RCT 是最强力的医学分析,但在某些情况下可能会因道德观或实际运作上的考虑而受到局限。例如比较两种不同的治疗 X 跟 Y,其中 X 虽然没有绝对的医学调查数据显示有效,但大多数专家根据以往的经验(虽然还未有 RCT 的支持)显示 X 应该是有效,那么为了要用最高层次的科学证据支持处方 X 的话,进行此 RCT 就有一个道德上的局限,因为当中接受 X 治疗的患者死亡率有可能低过接受 Y 治疗的群组。RCT 结果报道后,Y 群组的患者可能会采取法律诉讼。

　　另外一个情况:RCT 就算合乎道德考虑,但运作上可能不切实际。例如治疗 X 虽然还没有科学根据确定是持续有效,但已经广泛地被医生推荐,在这种情况下可能很难说服医生或患者参与 RCT。

　　再者,RCT 经常面对的问题就是研究费用通常非常昂贵,且所需经费往往极为庞大。

　　所以总体来说,虽然 RCT 是最高层次的医学证据调查,但亦有很多局限与考虑。

　　但无论如何,RCT 提供的医学数据通常是最可靠及最具权威性的,因此大部分高质量的 RCT 可以在最负盛名的医学期刊发表。

鸣　谢

本书能够顺利出版,搜集图片期间得到以下机构协助,谨此致谢:

- Hong Kong Sanatorium & Hospital
- Medtronic International Limited
- St. Jude Medical（Hong Kong）Limited
- Boston Scientific Hong Kong Limited

中英文词汇对照表

中文名称	英文名称	参考页码
一画		
C-反应蛋白	C-reactive protein（CRP）	64
二画		
十二指肠溃疡	duodenal ulcer	270
人工心脏起搏器	artificial pacemaker	12，168
三画		
马凡综合征	Marfan syndrome	103，217
（麻烦症候群）		
大动脉炎	Takayasu's arteritis	205
三酰甘油	triglyceride	56，67
四画		
心力衰竭/心衰	heart failure	6，11，131
心内膜炎/心瓣炎	endocarditis	7，103，125
心包炎	pericarditis	10，144，225
心电图检查	electrocardiogram（ECG）	11，16
24小时心电图监测	24-hour Holter monitor	20
运动负荷心电图	exercise ECG stress test	14，16
静态心电图	resting ECG	14，16
心包穿刺术	pericardiocentesis	226，228
心包渗液/心包积液	pericardial effusion	194
心电流传导隔断	heart block	4
心包填塞	cardiac tamponade	227，228
心动过速	tachycardia	15，53

（续表）

中文名称	英文名称	参考页码
室上性心动过速	supraventricular tachycardia (SVT)	140, 156
室性心动过速	ventricular tachycardia (VT)	147, 59
窦性心动过速	sinus tachycardia	140, 142
心肌炎	myocarditis	128, 234
心肌性肌酸磷酸激酶	CPK－MB	11, 52
心肌病	cardiomyopathy	26, 133, 229
扩张型心肌病	dilated cardiomyopathy	182, 229, 230
肥厚型心肌病	hypertrophic cardiomyopathy	26, 180, 231
限制型心肌病	restrictive cardiomyopathy	26, 229, 231
心因性猝死	sudden cardiac death	163, 180
心肌梗死	myocardial infarction, heart attack	8, 39
心肌梗死后的心绞痛	postinfarction angina	256
心导管检查	cardiac catheterization	11, 27
心肺复苏法	cardiopulmonary resuscitation (CPR)	186, 187
心律不齐/心律不整	arrhythmia, irregular heart beats	12, 51, 140
心房扑动	atrial flutter	140, 154
心房颤动	atrial fibrillation (AF)	112, 144
心室颤动	ventricular fibrillation (VF)	140, 161
室性早搏	ventricular premature beat (VPB)	141, 142
期前收缩(早搏)	premature beat, extrasystole	7, 141
心绞痛	angina pectoris	38, 45
不稳定型心绞痛	unstable angina	8, 10, 39
稳定型心绞痛	stable angina	8, 10, 39
心脏再同步治疗	cardiac resynchronization therapy (CRT)	134, 137
心脏杂音	heart murmur	16, 104
收缩期杂音	systolic murmur	16
连续性杂音	continuous murmur	16
舒张期杂音	diastolic murmur	16
心脏动脉附属管道	coronary collaterals	290
心脏肌钙蛋白	cardiac troponin, troponin-I	11, 52
心脏肥大	cardiomegaly	197, 248
右心室肥大	right ventricular hypertrophy	201, 207
心脏移植	cardiac transplantation	135, 136
心悸	palpitations	5, 157

（续表）

中文名称	英文名称	参考页码
心漏症	septal defect	196，199
心震荡	commotio cordis	183
心瓣	valve	
二叶主动脉瓣	bicuspid aortic valve	109，110，189
二尖瓣关闭不全	mitral regurgitation	26，112
二尖瓣脱垂	mitral prolapse	9，115
二尖瓣狭窄	mitral stenosis	16，112
人造机械心瓣	mechanical valve	108，118
三尖瓣关闭不全	tricuspid regurgitation	117，118
三尖瓣狭窄	tricuspid stenosis	117，121
心瓣膜性心脏病	valvular heart disease	36，121
水肿	edema	13，132
巨细胞动脉炎	giant cell arteritis	64
风湿性多肌痛	polymyalgia rheumatica	64，65
风湿热	rheumatic fever	103，127
链球菌	streptococcus	103，128
内置心脏除颤器	implantable cardioverter defibrillator（ICD）	172，173

五画

左心耳堵塞术	left atrial appendage occlusion	151，152
可卡因	cocaine	184
主动脉	aorta	21，26
升主动脉瘤	ascending thoracic aortic aneurysm	212，213
主动脉夹层（撕裂）	aortic dissection	161，213
主动脉狭窄	aortic coarctation	191，204
主动脉瘤	aortic aneurysm	107，210
主动脉瘤撕裂	dissecting aortic aneurysm	218
降主动脉瘤	descending thoracic aortic aneurysm	212，213
胸主动脉瘤	thoracic aortic aneurysm	210，212
腹主动脉瘤	abdominal aortic aneurysm	210，212
主动脉瓣	aortic valve	15，101
主动脉瓣关闭不全	aortic regurgitation	16，105
主动脉瓣狭窄	aortic stenosis	4，105
甲状腺功能亢进	hyperthyroid	4，15

（续表）

中文名称	英文名称	参考页码
甲状腺功能减退	hypothyroid	12，13
发绀	cyanotic，cyanosis	119，191
左侧内乳动脉	left internal mammary artery（LIMA）	85，90
生物组织心瓣	bioprosthetic valve	108，118
电流生理学调查	electrophysiology study	163
叶酸	folic acid	44，265

六画

先天性心脏病	congenital heart disease	26，189
大血管转位	transposition of great vessels	191，206
动脉导管未闭	patent ductus arteriosus（PDA）	16，189，199
房间隔缺损	atrial septal defect（ASD）	189，196
房间隔缺损堵塞器	Amplatzer occluder	197
法洛四联症	tetralogy of Fallot（TOF）	191，200
室间隔缺损	ventricular septal defect（VSD）	189，198
多发性关节炎	polyarthritis	129
自主神经系统疾病	autonomic insufficiency	4
关节粘连性脊椎炎	ankylosing spondylitis	107
血压	blood pressure	243
低血压	hypotension	4，249
体位性低血压	postural/orthostatic hypotension	4，249
原发性高血压	primary hypertension	244，247
继发性高血压	secondary hypertension	244，249
高血压	hypertension	243，281
症状性低血压	symptomatic hypotension	224，249
血色病	hemochromatosis	233
自身免疫系统疾病	autoimmune disease	103，225
肉状瘤病	sarcoidosis	184
肋软骨关节炎	costochondritis	9
红细胞沉降率	erythrocyte sedimentation rate（ESR）	65
同型半胱氨酸	homocysteine（HCY）	60
高同型半胱氨酸血症	hyperhomocysteinemia	38，56
有氧运动	aerobic exercise	89，274
纤维	fiber	266
阳痿	erectile dysfunction，impotence	253，258

（续表）

中文名称	英文名称	参考页码
交感神经切除术	sympathectomy	185
血管炎	vasculitis	235
肌酸磷酸激酶	CPK	11，52
安慰剂效应	placebo effect	295

七画

体外反搏治疗	enhanced external counterpulsation（EECP）	290
附加电路	accessory pathway	157，162
预激综合征	WPW syndrome	162
运动心脏超声波扫描	exercise echocardiography	33
医学组织/学院	medical association/college	
加拿大心血管学会	Canadian Cardiovascular Society	45，46
欧洲心脏学会	European Society of Cardiology	117，196
美国心脏协会	American Heart Association	45，63
美国心脏学院	American College of Cardiology	97，104
吸烟	smoking	19，37
二手烟	second-hand smoke	62，63
尼古丁	nicotine	6，62
主流烟	mainstream smoke	62
佛萨瓦压力均衡法	Valsalva maneuver	157
抗凝血药（薄血药）	anticoagulants	88，146
华法林	warfarin	109，115，124
低分子肝素	low molecular weight heparin	223，242
肝素	heparin	223，242
新一代抗凝药	novel oral anticoagulant, direct oral anticoagulants	125，150

八画

肺心病	cor pulmonale	131，238
慢性阻塞性肺疾病	chronic obstructive pulmonary disease（COPD）	12，283
经皮血管缝合术	percutaneous vascular closure	29
经皮冠状动脉介入治疗	percutaneous coronary intervention（PCI）	41，53，71
经皮球囊心脏瓣膜成形术	percutaneous balloon valvuloplasty	111，121

（续表）

中文名称	英文名称	参考页码
贫血	anemia	5, 143
肺血阻塞(栓塞)	pulmonary embolism	155
D-二聚体	D-dimer	222, 241
肺动脉瓣关闭不全	pulmonic regurgitation	119, 120
肺动脉瓣狭窄	pulmonic stenosis	101, 119
呼吸困难	dyspnea, shortness of breath	9, 11
周围血管病变	peripheral vascular disease	26, 215
适应证	indication	81, 123
国际标准化比率	international normalized ratio (INR)	109
杵状指(发绀性先天性心脏病)	clubbing (cyanotic congenital heart disease)	202
房间隔缺损	atrial septal defect (ASD)	189, 196
房间隔缺损堵塞器	Amplatzer occluder	197
非甾体类抗炎药物	non-steroidal anti-inflammatory drugs (NSAIDs)	220, 236
房室结	atrioventricular node (AV node)	148, 154
肥胖	obesity	38, 260
能量(卡路里)	calorie	272, 276
减肥餐单	weight loss diets	264, 271
直流电电复律	direct current cardioversion	163, 178
性紧张	sexual tension	251
放射性核素扫描	isotope scan	22, 40

九画

中文名称	英文名称	参考页码
冠心病与女性	CAD and women	66
冠心病与酒	CAD and wine	56
冠心病/冠状动脉性心脏病	coronary artery disease (CAD), coronary heart disease (CHD), ischemic heart disease (IHD)	36, 71, 93
冠状动脉	coronary artery	36
左主动脉	left main coronary artery (LMCA)	36, 91
左回旋支动脉	left circumflex artery (LCX)	36, 41
右冠状动脉	right coronary artery (RCA)	36, 41
左前降支动脉	left anterior descending artery (LAD)	36, 41

（续表）

中文名称	英文名称	参考页码
冠状动脉支架	coronary stent	133
可吸收生物血管支架	bioresorbable vascular scaffold (BVS)	80
支架再狭窄	stent restenosis (renarrowing)	79
支架血栓塞	stent thrombosis	90
涂药性支架	drug-eluting stent	42，79
裸金属支架	bare metal stent	78，79
冠状动脉血管造影	coronary angiography	26，27
冠状动脉搭桥手术	coronary artery bypass graft surgery (CABG)	41，83
室间隔缺损	ventricular septal defect (VSD)	189，196
药物	medications	95，147，281
β-受体阻滞剂	beta blocker	53，59，247
α-受体阻滞剂	alpha blocker	247，282
PCSK9 抑制剂	PCSK9 inhibitor	287，289
PDE5 抑制剂	phosphodiesterase type 5 inhibitor	258
他汀类药物	statin	41，285，287
血小板抑制剂	platelet inhibitor	41，90
华法林	warfarin	109，115，124
阳痿药物	impotence drugs	255
血管扩张剂	vasodilator	134，232
血管紧张素 II 受体阻滞剂	angiotensin II receptor blocker (ARB)	282，283
血管紧张素转化酶抑制剂	ACE inhibitor	248
抗心律不齐药	antiarrhythmic drugs	6，146，161
阿司匹林	aspirin	59，78
拟交感神经药物	sympathomimetics	6
利尿剂	diuretic	13，59，134
抗组胺药	antihistamine	184
抗凝药（稀血药）	anticoagulant (blood thinner)	108，115，124
降胆固醇药物	cholesterol lowering drugs	43，287
胆汁酸隔绝剂	bile acid sequestrants	95，288
钙离子通道阻滞剂	calcium channel blocker	59，282
硝酸甘油	nitroglycerin (TNG，NTG)	10，20
硝酸盐	nitrates	78，255
溶解血栓药	thrombolytic drugs	224

（续表）

中文名称	英文名称	参考页码
胆固醇	cholesterol	57，93
低密度脂蛋白胆固醇	low-density lipoprotein cholesterol（LDL－C）	48，59，93
降胆固醇药物	cholesterol lowering drug	43，96，287
高胆固醇血症	hypercholesterolemia	94，97，246
高密度脂蛋白胆固醇	high-density lipoprotein cholesterol（HDL－C）	55，56，93
胆结石	gallstone	8，262
胃食管反流	gastroesophageal reflux	9
胃溃疡	stomach ulcer	8
胆囊炎	cholecystitis	8
十画		
换气过度	hyperventilation	4，8
胰岛素抵抗	insulin resistance	58，59，68
烧灼器	electrocautery	177
脂肪	fat	68，271
反式脂肪	trans-fat	60，94
多元不饱和脂肪	polyunsaturated fat	94，271
单元不饱和脂肪	monounsaturated fat	271，272
饱和脂肪	saturated fat	60，94
脑卒中（中风）	stroke	246，262
出血性中风	hemorrhagic stroke	246
缺血性中风	ischemic stroke	246
病态窦房结综合征	sick sinus syndrome	4，164，182
人工心脏起搏器	artificial pacemaker	12，168，169
脂蛋白	lipoprotein	93
脂蛋白（a）	lipoprotein（a），Lp（a）	99
哮喘	asthma	9，12，283
胸痛	chest pain	8，9，116
晕厥	syncope	3，4，104
迷走神经性晕厥	vasovagal syncope	3
排尿性晕厥	micturition syncope	4
射频消融术	radiofrequency ablation（RFA）	166，167，220
胸膜炎	pleuritis	8，10

（续表）

中文名称	英文名称	参考页码
十一画		
猪心瓣	porcine valve	125
维生素	vitamin	44，56，61
维生素 C	vitamin C	45，57
维生素 E	vitamin E	45，57
维生素 K	vitamin K	151
烟酸（维生素 B3）	vitamin B3，niacin	96
随机对照试验	randomized controlled trial（RCT）	153，265，293
假阴性	false negative	19
假阳性	false positive	19
淀粉样病变	amyloidosis	4，184
清蛋白	albumin	13
深静脉血栓形成	deep vein thrombosis（DVT）	13，60，221
球囊血管成形术	balloon angioplasty	89，205
十二画		
硬化疗法	sclerotherapy	220
超声波	ultrasound	31，108，216
心脏超声波扫描	echocardiogram，echocardiography	31
血管腔内超声波	intravascular ultrasound（IVUS）	81
周围血管超声波	peripheral vascular ultrasound	34
食管心脏超声波扫描	transesophageal echocardiography（TEE）	33
椭圆运转机	cross-trainer	273，275
十三画		
碎石术	lithotripsy	176
新陈代谢综合征	metabolic syndrome	57，60，68
禁忌证	contraindication	122
窦房结	sinus node	12，140，143
病态窦房结综合征	sick sinus syndrome	164，166，182
窦性心动过缓	sinus bradycardia	143，144
感染性心内膜炎	infective endocarditis	107，125
十四画		
磁共振扫描	magnetic resonance imaging（MRI）	14，25，139

（续表）

中文名称	英文名称	参考页码
静脉	vein	1，22
静脉曲张	varicose vein	219，221
雌激素（女性激素）	estrogen（female hormone）	56，67，257

十五画

横纹肌溶解	rhabdomyolysis	286

十六画

激光	laser	220，290
螯合疗法	chelation therapy	293，294
糖尿病	diabetes mellitus（DM）	4，12，38